全国农业高职院校"十二五"规划教材

药理毒理学
Yaoli Duli Xue

杨红梅　主编
高松花　主审

中国轻工业出版社

图书在版编目（CIP）数据

药理毒理学／杨红梅主编．—北京：中国轻工业出版社，2024.1
全国农业高职院校"十二五"规划教材
ISBN 978-7-5019-8843-3

Ⅰ．①药… Ⅱ．①杨… Ⅲ．①药物毒性－高等职业教育－教材 Ⅳ．①R961

中国版本图书馆CIP数据核字（2012）第127567号

责任编辑：江 娟 贺 娜
策划编辑：江 娟 王 玙　　责任终审：张乃東　　版式设计：锋尚设计
封面设计：锋尚设计　　　　　责任校对：晋 洁　　责任监印：张 可

出版发行：中国轻工业出版社（北京鲁谷东街5号，邮编：100040）
印　　刷：北京君升印刷有限公司
经　　销：各地新华书店
版　　次：2024年1月第1版第3次印刷
开　　本：720×1000　1/16　印张：22.75
字　　数：458千字
书　　号：ISBN 978-7-5019-8843-3　定价：46.00元
邮购电话：010－85119873
发行电话：010－85119832　010－85119912
网　　址：http://www.chlip.com.cn
Email：club@chlip.com.cn
版权所有　侵权必究
如发现图书残缺请与我社邮购联系调换
240162J2C103ZBW

全国农业高职院校"十二五"规划教材
制药类系列教材编委会

主　任　　徐建成　黑龙江民族职业学院

副主任　　丁岚峰　黑龙江民族职业学院
　　　　　　梁运霞　黑龙江职业技术学院

委　员　（按姓氏拼音首字母顺序）
　　　　　　边亚娟　黑龙江生物科技职业学院
　　　　　　关　力　黑龙江农业职业技术学院
　　　　　　金　颖　黑龙江生物科技职业学院
　　　　　　乐　涛　重庆师范大学
　　　　　　李宝龙　黑龙江中医药大学
　　　　　　聂振江　黑龙江农垦科技职业学院
　　　　　　钱　航　黑龙江天戈药业有限责任公司
　　　　　　王　伟　黑龙江生物科技职业学院
　　　　　　王喜艳　黑龙江农垦科技职业学院
　　　　　　杨红梅　黑龙江农垦科技职业学院
　　　　　　张　兴　黑龙江省科学院大庆分院
　　　　　　赵春哲　黑龙江农垦科技职业学院
　　　　　　朱艳华　黑龙江中医药大学

顾　问　　傅兴国　河北科技师范学院

本书编委会

主　编　杨红梅（黑龙江农垦科技职业学院）
副主编　刘　华（黑龙江农垦科技职业学院）
　　　　　单毓娟（哈尔滨医科大学公共卫生学院）
参　编　王春花（黑龙江农业经济职业学院）
　　　　　孙　妍（黑龙江生物科技职业学院）
　　　　　杨　晶（黑龙江农业职业技术学院）
主　审　高松花（梧州学院）

前言
FOREWORD

随着我国经济持续快速增长，医药卫生事业也蓬勃发展。据不完全统计，我国目前开设生物制药、临床医学、护理学和公共卫生专业的高校有将近两百所，包括药科大学、医学院校及高职院校。这些院校背景不同，开设课程也不尽相同，但药理学均作为专业必修课程。可是，对于药理学来说，涵盖药物毒理学内容的教材很少，内容比较单一，在研究药理作用的同时，缺乏对毒理的重视。为此，我们编写了这本针对高职高专学生的药理毒理学教材。

药理毒理学属于学生的必修课程，在整个课程体系中起到承上启下的作用，也是指导临床合理用药的重要依据。对于广大相关专业的学生而言，应该深入研究药物的基本作用、特征，掌握药物的药理毒理，为其他课程的学习和将来指导合理用药奠定良好的基础。高职高专类院校主要是培养技能型人才，针对这样的人才培养目标，在教材编写之初，就确定了"薄理论，厚实践"的主题思想。所谓"薄理论"是指减少药理毒理理论的长篇大论，尽量用浅显的语言表达药理毒理理论的精华；"厚实践"是指加大药理毒理实例的比重，并且对每一个设计实例进行说明点评，在理论学习、实例剖析后，引导学生进行设计实践。

本教材共设置八个模块和一个实训部分。模块一为药物基础知识；模块二为传出神经系统药物；模块三为中枢神经系统药物；模块四为心血管系统药物；模块五为消化系统药物；模块六为呼吸系统药物；模块七为激素及内分泌药物；模块八为抗微生物药物；模块九是实训部分。本教材收录大量图片、表格及案例分析，这些资料的应用不仅扩展了知识面，而且有助于提高学生解决实际问题的能力。

本教材虽是针对高职高专学生编写的，但也考虑了学生深造或深入学习的要求，注意了与本科教材的衔接。

本书编写分工如下：模块一的理论和部分实训内容、模块三的理论和部分实训内容由杨红梅编写；模块二的理论和部分实训内容由单毓娟编写；模块四的理论和部分实训内容由杨晶编写；模块五的理论和部分实训内容、模块六的理论与部分实训内容由孙妍编写；模块七的理论与部分实训内容由王春花编写；模块八的理论与部分实训内容由刘华编写。本书由高松花主审。

本教材由于编写时间紧张，加上编者水平有限，不妥之处，请批评指正。

编者
2012年7月

目录 CONTENTS

模块一 药物基础知识 ········ 1

- 项目一　药理毒理概述 ········ 2
- 项目二　药物效应动力学 ········ 6
- 项目三　药物代谢动力学 ········ 14
- 项目四　药物的毒性作用 ········ 28

模块二 传出神经系统药物 ········ 40

- 项目一　传出神经系统药物概论 ········ 41
- 项目二　胆碱受体激动药 ········ 46
- 项目三　胆碱受体阻滞药 ········ 59
- 项目四　肾上腺素受体激动药 ········ 66
- 项目五　肾上腺素受体阻断药 ········ 76

模块三 中枢神经系统药物 ········ 89

- 项目一　麻醉药 ········ 90
- 项目二　镇静催眠药 ········ 94
- 项目三　抗癫痫药 ········ 102
- 项目四　抗精神失常药 ········ 108
- 项目五　抗帕金森病药 ········ 115
- 项目六　镇痛药 ········ 118
- 项目七　中枢兴奋药 ········ 126

- 项目八　解热镇痛抗炎药 …………………………………………… 130

模块四　心血管系统药物 …………………………………… 148

- 项目一　调血脂药 …………………………………………………… 148
- 项目二　抗心绞痛药 ………………………………………………… 152
- 项目三　抗心律失常药 ……………………………………………… 158
- 项目四　抗高血压药 ………………………………………………… 168
- 项目五　抗慢性心功能不全药 ……………………………………… 175
- 项目六　利尿药和脱水药 …………………………………………… 180

模块五　消化系统药物 ……………………………………… 193

- 项目一　抗消化性溃疡药 …………………………………………… 194
- 项目二　助消化药 …………………………………………………… 204
- 项目三　止吐药及胃肠促动药 ……………………………………… 205
- 项目四　泻药和止泻药 ……………………………………………… 208
- 项目五　治疗肝性脑病与肝胆、胰腺疾病辅助治疗药 …………… 213

模块六　呼吸系统药物 ……………………………………… 216

- 项目一　平喘药 ……………………………………………………… 217
- 项目二　镇咳药 ……………………………………………………… 231
- 项目三　祛痰药 ……………………………………………………… 234

模块七　激素及内分泌药物 ………………………………… 240

- 项目一　肾上腺皮质激素类药 ……………………………………… 240
- 项目二　甲状腺激素及抗甲状腺药 ………………………………… 247
- 项目三　胰岛素及口服降糖药 ……………………………………… 252
- 项目四　维生素类药 ………………………………………………… 258

模块八　抗微生物药物 ……………………………………… 273

- 项目一　β-内酰胺类抗生素 ………………………………………… 273
- 项目二　大环内酯类抗生素 ………………………………………… 284

- 项目三　氨基糖苷类抗生素 …… 287
- 项目四　四环素类抗生素及氯霉素 …… 292
- 项目五　抗真菌药 …… 297
- 项目六　抗病毒药 …… 301
- 项目七　人工合成抗菌药 …… 305

模块九　药理毒理实训部分 …… 325

- 【实训一】了解药物的基本作用 …… 325
- 【实训二】不同给药途径对药物作用的影响 …… 326
- 【实训三】毛果芸香碱和阿托品对动物腺体分泌的影响 …… 327
- 【实训四】有机磷酸酯类农药中毒及解救 …… 328
- 【实训五】药物对兔瞳孔的作用 …… 330
- 【实训六】传出神经系统药物对家兔离体肠肌的作用 …… 331
- 【实训七】巴比妥类药物的催眠作用 …… 333
- 【实训八】肾上腺素对局部麻醉药的增效作用 …… 334
- 【实训九】氯丙嗪的镇静降温作用 …… 335
- 【实训十】利多卡因的抗心律失常作用 …… 337
- 【实训十一】卡托普利的降压作用 …… 338
- 【实训十二】硫酸钠的导泻作用（墨汁法） …… 340
- 【实训十三】硫酸镁、液体石蜡导泻原理的分析 …… 341
- 【实训十四】祛痰药对纤毛上皮细胞活动的影响 …… 342
- 【实训十五】糖皮质激素的抗休克作用 …… 343
- 【实训十六】胰岛素对家兔血糖的影响 …… 344
- 【实训十七】胰岛素引起的低血糖反应及解救 …… 345
- 【实训十八】青霉素的过敏反应 …… 346
- 【实训十九】链霉素的毒性反应及钙剂的解救（小白鼠实验法） …… 348
- 【实训二十】链霉素的毒性反应及钙剂的解救（家兔实验法） …… 349

参考文献 …… 351

模块一
药物基础知识

【知识目标】

1. 掌握药理学、毒理学、药效学、药动学的概念。熟悉药理学、毒理学的研究内容和任务，了解药物药理与毒理的关系。
2. 掌握药物治疗作用及不良反应（毒性作用）的类型；熟悉效能、效价强度、治疗指数等概念和药物作用的机制。理解效能和效价的临床意义；了解药物受体的理论及受体调节与药物作用的关系。
3. 掌握药物的体内过程及其影响因素，熟悉药物跨膜转运的主要方式及影响因素；了解药物代谢动力学的相关概念及参数。
4. 掌握毒物及毒性的概念和药物的毒性作用；了解药物中毒的诊断和防治。

【技能目标】

1. 应用药物的基本理论和基本知识，在实际生活中初步认识药物的药理与毒理；重视药品应用时的不良反应。
2. 能根据具体药物说明药物作用的两重性；能根据量-效曲线比较、评价药物。
3. 根据药物代谢的一些具体参数解决药物应用中的一些具体问题。
4. 应用药物毒性作用的基本理论，初步了解药物对身体的毒性作用；养成在应用药物时，除了熟悉药物的治疗作用外，还要重视药物的毒性反应，做到合理用药。

项目一 药理毒理概述

案例导入：

患者：男，45岁，患肺结核1年有余，经链霉素等抗结核药物治疗后，症状好转，但又出现头晕、口唇及肢体麻木等症状。

问：为什么会出现此反应，可能是药物的什么反应？

知识一 药 理 学

一、药理学的性质与任务

药理学是研究药物与机体相互作用规律的学科。其中，研究药物对机体作用的学科称为药物效应动力学，简称药效学。如果我们把药物视为毒物，研究它们的毒性作用及规律就属于毒物效应动力学，简称毒效学，包括药物的作用、作用机制等。研究机体对药物影响的学科称为药物代谢动力学，简称药动学，包括药物的吸收、分布、代谢和排泄过程。药理学是以生理学、生物化学等为基础，是临床各科合理用药提供理论基础的桥梁学科，属于专业基础课范畴，与主要研究药物本身的药学科学，如生物药剂学、药物化学、药剂学、制药学等学科有明显的区别。

药物是指用以预防、治疗及诊断疾病的物质。在理论上，凡能影响机体器官生理功能及（或）细胞代谢活动的化学物质都属于药物范畴。

药理学的学科任务在于阐明药物与机体相互作用的基本规律和作用机制，为临床合理用药提供理论依据，为研究、开发新药提供线索，为阐明生物机体的生物化学和生物物理学现象，推动生命科学发展提供重要资料。药理学的方法是实验性的，即在严格控制的条件下，在整体、器官、组织、细胞和分子水平观察药物的作用及其作用原理。而临床药理学是以临床病人为研究对象研究药物的药效学、药动学和药物的不良反应等，并对药物的疗效和安全性进行评价，以确保合理用药。

二、药理学的发展史

古代人们为了生存，从生产、生活经验中得知某些天然物质可以治疗疾病与伤痛，其中有不少流传至今，例如饮酒止痛、大黄导泻、柳皮退热等。但更多的是将民间医药实践经验的累积和流传集成本草，这在我国及埃及、希腊、印度等均有记载，例如在公元1世纪前后我国的《神农本草经》，埃及的《埃伯斯医药籍》等。明朝李时珍的《本草纲目》在药物发展史上有巨大贡献，是我国传统医学的经典著作，全书共52卷，约190万字，收载药物1892种，插图1160幅，药方 11000 余条，是研究中药的必读书籍，在国际上有 7 种文字译本流传。

在 18 世纪，生理学和化学的发展为药理学的发展奠定了科学的基础。意大利生理学家通过动物实验对千余种药物进行了毒性测试，得出了天然药物都有其活性成分，活性成分选择作用于机体某个部位而引起典型反应的客观结论。这一结论为德国化学家 F. W. Sertumer（1783—1841）所证实，他首先从罂粟中分离提纯吗啡，并在狗身上证明其具有镇痛作用。18 世纪后期，有机化学的发展为药理学提供了物质基础，从植物药中不断提纯其活性成分，得到了纯度较高的药物，如奎宁、士的宁、可卡因等。以后又开始了人工合成新药，如德国微生物学家 P. Ehrlich 从近千种有机砷化合物中筛选出治疗梅毒有效的新胂凡纳明。

1940 年，英国人 H. W. Florey 在青霉菌中提取出了青霉素，1942 年应用于临床。20 世纪中叶，出现了许多前所未有的药理新领域及新药，如抗癌药、抗精神病药、抗高血压药、抗组胺药、抗肾上腺素药等。近年来，随着相关学科的发展，特别是分子生物学、细胞生物学、生物工程的迅猛发展，药理学在深度和广度方面也产生和分化出许多各具特色的分支学科，如分子药理学、神经药理学、遗传药理学、免疫药理学等。

今后，药理学将针对疾病的根本原因，发展病因特异性药物治疗和基因治疗，后者是现代分子生物学技术在临床治疗学领域的一个新进展，虽仍停留在临床试验阶段，但已显示出广阔的前景。

三、新药开发与研究

新药开发是一个非常严格而复杂的过程，各药虽然不尽相同，药理研究却是必不可少的关键步骤。临床有效的药物都具有相应的药理效应，但具有肯定药理效应的药物却不一定都是临床有效的药物。例如抗高血压药都能降低血压，但能降低血压的药并不都是抗高血压药，更不一定是能减少并发症、延长寿命的好药。因此新药开发研究必须有一个逐步选择与淘汰的过程。为了确保药物对病人的疗效和安全，新药开发不仅需要可靠的科学实验结果，各国政府还对新药生产上市的审批与管理制定了法规，对人民健康及工商业经济权益予以法律保障。新药来源包括天然产物、半合成及全合成化学物质。过去选药的主要方法是依靠实践经验，现在可以根据有效药物的植物分类学寻找近亲品种进行药理筛选。近年来对于机体内在抗病物质（蛋白成分）利用 DNA 基因重组技术，即将 DNA 的特异基因区段分离并植入能够迅速生长的细菌或酵母细胞，以获得疗效更好、毒性更小或应用更方便的药物。

新药研究过程大致可分为三步，即临床前研究、临床研究和售后调研。临床前研究除药学研究如工艺路线、理化性质、质量标准、稳定性等之外，也包括用动物进行的系统药理研究及急、慢性毒性观察。对于具有选择性药理效应的药物，在进行临床试验前还需要测定该药物在动物体内的药动学。临床前研究是要弄清新药的作用谱及可能发生的毒性反应。在经过药物管理部门的初步审批后才能进行临床试验，目的在于保证用药安全。新药的临床试验可分为Ⅰ、Ⅱ、Ⅲ期，新药经过此期实验后，方可批准生产、上市；售后调研是新药上市后进行的社会性考查与评价，广泛考察长期使用后的疗效和不良反应。

知识二 毒理学

一、药物毒理学

药物毒理学是研究药物对生物体的损害及其毒性作用机理的一门学科。它研究的内容包括对药物的一般毒性和特殊毒性的研究，通过这些研究为正确评价药物的安全性、危害性提供科学依据，对临床的安全用药具有重要意义。从生物学的观点看，一种药物的毒性是由许多可变因素决定的，并受到多种因素的影响，如药物的理化性质，吸收途径，进入生物体内的转运、转化过程及所产生的毒性反应是否可逆等。此外，毒性反应并不限于一般的反应，在剂量足够大时，几乎所有的药物都产生特殊类型的毒性。例如损害某一特定器官，或某一特殊的酶活性受到影响而引起中毒症状。因此，药物毒理学还要研究药物这些特殊的毒副作用。

二、研究药物毒理学的目的

药物毒理学研究的目的有如下几点：

1. 了解药物的毒性反应

药物用于防病治病，但它有很强的两重性，即药物一方面可以给人们带来福利，造福于人类；另一方面，或多或少地会对用药的人产生一定的有害作用，这种有害作用有赖于药物毒理学工作者加以分析阐述。

2. 确定药物毒性作用的靶组织或靶器官

确定药物毒性作用的靶组织或靶器官，进而确定药物毒性作用的机制。因为药物并不是对所有组织或器官都具有同等强度的作用，尽管这里原因往往并不十分清楚，但靶器官的确定往往有助于分析毒性作用机制。毒性机制的研究是药物毒理学研究的一个中心环节，它不仅对已发现的毒性作用的性质加以确认，同时，也可指导进一步的毒性研究工作，为临床安全用药提供基础。

3. 确定毒性作用的剂量范围

确定毒性作用的剂量范围也可理解为确定治疗的安全范围，这方面的研究意义在于划分毒物与药物的界限即了解"剂量－反应"的关系。药物表现为治疗作用和毒性作用往往是由剂量来决定的，对于药物这一特性的了解在新药开发阶段有助于评价一种药物的开发价值，如果一种新研制出来的化合物其治疗剂量与中毒剂量十分接近，毫无疑问它作为药物开发利用的价值就几乎不存在了；另一方面，对于药物这一特性的了解在临床上有助于临床医生合理地使用药物。临床医生都知道，只有安全的医生而从来就没有安全的药物，而这种安全的医生来源于对药物毒理学这部分知识的了解。具体包括人所能耐受的剂量，不同剂量下产生中毒的症状，这一情况的掌握有助于提醒临床医生注意可能发生的毒副作用。

4. 了解药物的毒性作用是否具有可变性

有些药物在治疗剂量下，其毒性作用会伴随治疗作用一起出现，另一些药物则可能由于误用、滥用或故意超剂量使用（如自杀）而产生某些毒性作用。一种药物的毒性是否可逆，即停药或采取某些治疗后被毒性作用所损害的正常的生理功能是否可以恢复也是至关重要的，在新药的开发中也是决定一种药物命运的重要依据之一。有关药物毒性的可逆性问题近年来也引起了药物研究人员的日益重视。

5. 研究解毒药及药物中毒后的解救措施

这是药物毒理学研究中最为古老的问题，随着科学的发展，也被赋予了新的意义。对这方面知识的了解是基于前述的毒性作用及其机制的基础之上的，同时也依赖于现代医药学知识的综合应用，是现代药物毒理学研究中的一个较高层次的研究领域。

6. 为生命科学提供资料

由于药物毒理学在上述几个方面研究的深入，也可以补充或更新遗传学、分子生物学领域的知识。例如，由于药物对基因的毒性作用导致出现染色体或基因核型的改变，由此带来细胞分化上的差异（致癌）或组织、胚胎发育的异常（致畸），对其中因果关系的研究无疑将丰富分子生物学、遗传学的知识。

7. 开发新药

随着对药物毒性作用的深入了解，从毒理学研究中很有可能"偶然"发现新的治疗作用的药物，例如氯丙嗪、青霉素等。

药物毒理学担负着现有的和新生产的药物对健康影响的安全评价，探讨药物对人体的危害及防止发生危害的安全剂量。没有这门学科人们就无法去认识对人类健康具有潜在危险的药物，例如长期服用吗啡后能引起隐性中毒；孕妇服用反应停后引起胎儿畸形；环磷酰胺既有致突变作用又有致癌作用等。特别是现代新药不断问世的今天，如果没有药物毒理学这门学科对所生产的药物毒性进行全面深入的研究，很多事情是无法解决的。因此，药物毒理学对药物毒性的研究，无论过去、现在和将来对人类的健康仍将起到重要和不可缺少的作用。

【案例分析】

患儿，四个月，咳嗽、哮喘3天，诊断为"支气管炎"。医生给予200mg氨茶碱一次注射，几分钟后，患者出现心悸、口唇发绀、呼吸困难。立即进行急诊抢救，最后抢救无效死亡。

问：该患儿最可能的死亡原因是什么？

项目二 药物效应动力学

案例导入：

患者，女，35岁，每年入秋后，即出现皮肤瘙痒、鼻塞、喷嚏等症状，以清晨起床时较重，医生诊断为过敏性疾病，遂给予口服息斯敏治疗。效果较好，一月后出现抑郁、定向力障碍、恶心与呕吐、月经周期变动、膀胱机能障碍等症。

问：该患者出现一系列不良反应的最可能原因是什么？

知识一 药物作用

一、药物的基本作用

药物作用是指药物对机体细胞间的初始作用，是动因，是分子反应机制，有其特异性。药理效应是药物作用的结果，是机体反应的表现。实际上药理效应是机体器官原有功能水平的改变，功能提高称为兴奋，功能降低称为抑制。

1. 兴奋作用

凡能使机体原有生理、生化功能增强的作用称为兴奋作用。如肾上腺素升高血压，尼可刹米可使呼吸频率加快等。

2. 抑制作用

凡能使机体原有生理、生化功能减弱的作用称为抑制作用。如阿托品抑制腺体分泌，地西泮降低中枢兴奋引起催眠等。

二、药物作用的类型、选择性、两重性

（一）药物作用的类型

1. 局部作用与吸收作用

药物吸收入血以前，在用药局部产生的作用称为局部作用，如抗酸药碳酸氢钠中和胃酸的作用。药物从给药部位吸收入血后，分布到机体各组织器官而产生的作用称为吸收作用或全身作用，如阿司匹林的解热镇痛作用。

2. 直接作用和间接作用

药物直接作用于组织或器官引起的效应称为直接作用；而由直接作用引发的其他效应称为间接作用。如去甲肾上腺素有收缩血管和减慢心率两种作用，其中，前者是激动血管平滑肌上α受体所致，属于直接作用；后者是血压升高引发降压反射的结果，属于间接作用。

（二）药物作用的选择性

药物作用还有其选择性，有些药物可影响机体的多种功能，有些药物只影响少数或某种功能，前者选择性低，后者选择性高。药物作用特异性强并不一定引

起选择性高的药理效应，二者不一定平行。例如阿托品特异性阻断 M 胆碱受体，但药理效应选择性并不高，对心脏、血管、平滑肌、腺体及中枢神经功能都有影响，而且有的兴奋，有的抑制。作用特异性强及（或）效应选择性高的药物应用时针对性较好。反之，效应广泛的药物副反应较多。但广谱药物在多种病因或诊断未明时也有其方便之处，例如广谱抗生素、广谱抗心律失常药等。

（三）药物作用的两重性

药物的作用具有两重性，既可呈现对机体有利的一面，称为治疗作用；又可呈现对机体不利的一面，称为不良反应，也称毒副作用。

1. 治疗作用

治疗作用是指药物作用的结果有利于改变病人的生理、生化功能或病理过程，使患病的机体恢复正常。治疗作用可分为：对因治疗、对症治疗和补充治疗。

（1）对因治疗　用药目的在于消除原发致病因子，彻底治愈疾病，称为对因治疗，或称治本。如抗生素消除体内的致病菌。

（2）对症治疗　用药目的在于改善症状，称为对症治疗，或称治标。如发热患者给予阿司匹林退热。

对症治疗不能根除病因，但在诊断未明或病因未明暂时无法根治的疾病时却是必不可少的。在某些重危急症如休克、惊厥、心力衰竭、高热、剧痛时，严重的症状作为二级病因，可使疾病进一步恶化，如高热引起惊厥，此时对症治疗可能比对因治疗更为迫切。故应急则治标，缓则治本，标本兼治。

（3）补充治疗　补充治疗也称替代治疗，用药目的在于补充营养物质或内源性活性物质（如激素）的不足，可部分地起到对因治疗的作用，但应注意解决引起该物质缺乏的病因。

2. 不良反应（毒副作用）

凡不符合用药目的并为病人带来不适或痛苦的有害反应统称为药物不良反应。

药物进入机体后，对分布的靶组织、器官或全身可发生损害作用，即毒性作用。药物均是通过严格的安全性评价后方可使用，其在一般剂量下并无明显毒性，只有在剂量过大、用药时间过长，或是用药者为过敏体质、遗传异常才会出现毒性作用。

（1）一般副作用　由于药理效应选择性低，涉及多个效应器官，当某一效应用作治疗目的时，其他效应就称为副反应（通常也称副作用）。例如阿托品用于解除胃肠痉挛时，其引起的口干、心悸、便秘等作用就是副反应。副反应是在治疗剂量下发生的，是药物本身固有的作用，多较轻微并可以预料到。

（2）毒性作用　由于药物剂量过大、用药时间过长或药物在体内蓄积过多，药物可对体内靶组织、器官产生危害反应。一般比较严重，但是可以预知也是应该避免发生的不良反应。急性毒性多损害循环、呼吸及神经系统功能，慢性毒性多损害肝、肾、骨髓、内分泌等功能。如镇静催眠药地西泮过量后，可导致中枢抑制和呼吸抑制的急性中毒；而利福平在治疗结核病时，虽然是常用量，但长期应用时，可对肝脏造成慢性损伤。

（3）变态反应　变态反应是一类免疫反应。非肽类药物作为半抗原与机体蛋白结合为抗原后，经过接触10d左右的敏感化过程而发生的反应，也称为过敏反应，常见于过敏体质病人。临床表现各药不同，各人也不同。反应性质与药物原有效应无关，用药理性拮抗药解救无效。反应的严重程度差异很大，与剂量也无关，从轻微的皮疹、发热至造血系统抑制，肝肾功能损害、休克等。可能只有一种症状，也可能多种症状同时出现。停药后反应逐渐消失，再用时可能再发。致敏物质可能是药物本身，也可能是其代谢物，亦可能是药剂中的杂质。

（4）停药反应　指患者长期服用某种药物，一旦突然停药后原有病情恶化。例如长期服用可乐定降血压，停药次日血压将骤然回升。

（5）后遗效应　后遗效应是指停药后血药浓度已降至阈浓度以下时残存的药理效应，例如服用巴比妥类催眠药后，次晨出现的乏力、困倦现象；长期应用肾上腺皮质激素停药后肾上腺皮质功能低下，数月内难以恢复。

（6）特异质反应　少数特异体质病人对某些药物反应特别敏感，反应性质也可能与常人不同，但与药物固有药理作用基本一致，反应严重程度与剂量成比例，药理性拮抗药救治可能有效。这种反应不是免疫反应，故不需预先敏化过程。现在知道这是一类先天遗传异常所致的反应，例如对骨骼肌松弛药琥珀胆碱发生的特异体质反应是由于先天性血浆胆碱酯酶缺乏所致。

（7）三致反应　即致突变、致畸及致癌。药物损伤DNA、干扰DNA复制所引起的基因变异或染色体畸变称为致突变；基因突变发生于胚胎生长细胞可致畸。如沙利度胺曾在西欧广泛用于妇女早期妊娠反应，几年后发现用此药的孕妇娩出的婴儿为四肢短小的"海豹肢"畸形。药物造成DNA或染色体损伤，使抑癌基因失活或原癌基因激活，导致正常细胞转化为癌细胞的作用称为致癌。为了保证安全用药，一些新药的开发研究常要求开展致畸、致突变、致癌等特殊毒性反应的研究，用于评价药物的安全性。

【知识链接】

如何预防药物不良反应

药物不良反应有些是很难避免的，有些是可以避免的，用药时注意下述几点可预防或减少不良反应。

（1）首先应了解患者的过敏史或药物不良反应史，这对有过敏倾向和特异体质的患者十分重要。

（2）老年人病多，用药品种也较多，医师应提醒患者可能出现的不良反应。至于小儿，尤其新生儿，对药物的反应不同于成人，其剂量应按体重或体表面积计算，用药期间应加强观察。

（3）孕妇用药应特别慎重，尤其是妊娠头三个月应避免用任何药物，若用药不当有可能致畸。

（4）由于一些药物可经乳汁进入婴儿体内而引起不良反应，故对哺乳妇女用药应慎重选择。

（5）肝病和肾病患者，除选用对肝肾功能无不良影响的药物外，还应适当减少剂量。

（6）用药品种应合理，应避免不必要的联合用药，还应了解患者自用药品的情况，以免发生药物不良相互作用。

（7）应用新药时，必须掌握有关资料，慎重用药，严密观察。

（8）应用对器官功能有损害的药物时，须按规定检查器官功能，如应用利福平、异烟肼时检查肝功能，应用氨基糖苷类抗生素时检查听力、肾功能，应用氯霉素时检查血象。

（9）用药过程中，应注意发现药物不良反应的早期症状，以便及时停药和处理，防止进一步发展。

（10）应注意药物的迟发反应，这种反应常发生于用药数月或数年后，如药物的致癌、致畸作用。

知识二　药物的构效关系和量效关系

一、药物的构效关系

药物的化学结构与药效之间的关系，简称构效关系。吗啡衍生物的构效关系见表1-1。一般来说，结构类似的药物能与同一受体或酶结合，产生相似的作用或相反的作用。如吗啡、可待因结构相似而具有镇痛作用；烯丙吗啡与吗啡结构相似，但为吗啡拮抗剂。

表1-1　　　　　　　　吗啡衍生物的构效关系

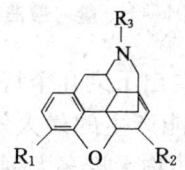

续表

药物	R_1	R_2	R_3	作用特点
吗啡	—OH	—OH	—CH_3	镇静、易成瘾
可待因	—OCH_3	—OH	—CH_3	镇痛、止咳
烯丙吗啡	—OH	—OH	—$CH_2CH=CH_2$	吗啡拮抗剂

二、药物的量-效关系

药物的量-效关系是指药物效应与剂量的关系。一般来说，在一定剂量范围内，药物效应随剂量增大而增强。由于血药浓度取决于药物剂量大小，与药物效应强弱有关，所以量-效关系也常用浓度-效应关系表示。以药物剂量或血药浓度为横坐标，以药物效应为纵坐标作图，可反映两者关系的曲线，即量-效曲线（图1-1）。根据所观察的效应指标不同，可将量-效关系分为量反应和质反应两种类型。

（一）量反应

效应的强弱呈连续增减的变化，可用具体数量或最大反应的百分数表示者称为量反应，例如血压、心率、尿量、血糖浓度等。如将药物剂量或浓度改用对数值作图则呈典型的对称S形曲线，这就是通常称为量反应的量效曲线，如图1-1所示。

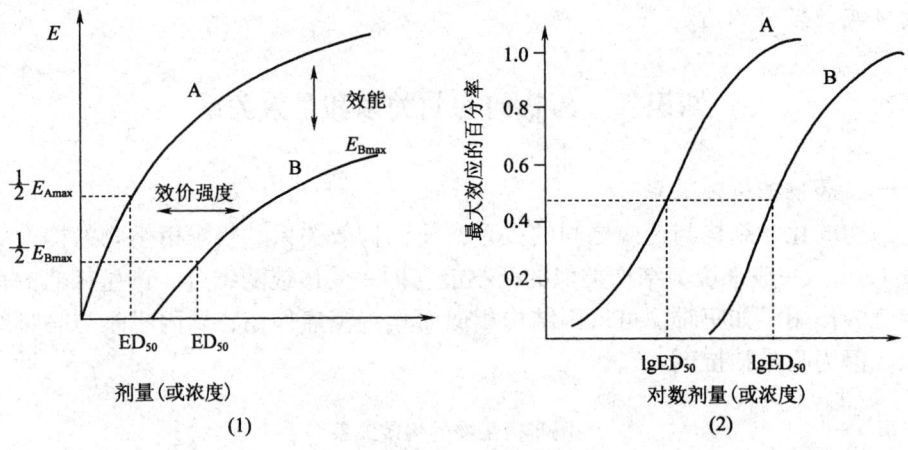

图1-1 量-效曲线

从量反应的量-效曲线可以看出下列几个特定位点：

（1）效能 效能是指药物所能产生的最大效应，反映药物内在活性的大小。高效能药物产生的效能是低效能药物无论多大剂量也无法产生的。

（2）效价 效价是指引起同等效应所需的剂量，该指标反映药物与受体亲和力的大小。效价与剂量成反比，即所需剂量越大，效价越小。

（3）最小有效量　即刚能引起最小效应的最小药量，亦称阈剂量。

（4）半数有效量（ED_{50}）　是指能引起50%最大效应的剂量。如果效应指标为中毒或死亡则可改用半数中毒量（TD_{50}）、半数致死量（LD_{50}）。

（二）质反应

如果药理效应不是随着药物剂量或浓度的增减呈连续性量的变化而表现为反应性质的变化，则称为质反应。质反应以阳性或阴性、全或无的方式表现，如死亡、睡眠、麻醉等。质反应的量－效曲线是以对数剂量为横坐标，反应数为纵坐标，得到的是一条对称型的曲线。

依据质反应的量－效曲线可以看出下列概念。

（1）最小中毒量　是指出现中毒症状的最小剂量。

（2）治疗指数（TI）　是指药物半数致死量与半数有效量的比值，即 TI = LD_{50}/ED_{50}，此数值越大越安全。

（3）安全范围　是指药物的最小有效量和最小中毒量之间的距离，表示药物的安全性，其距离越大越安全。

临床上为了保证用药的安全性，选用药物时应同时考虑治疗指数和安全范围。

知识三　药物的作用机制

一、药物的作用机制

药物的作用机制是药效学研究的重要内容之一，是研究药理效应在何处产生的，如何产生的。由于药物可作用在器官、组织、细胞和分子水平，故药物的作用机制亦可见于不同水平。学习和掌握药物的作用机制，有助于了解药物的治疗作用和不良反应的本质，为指导临床合理用药，新药开发设计和深入认识机体内在生理、生化或病理过程提供帮助。

1. 理化反应

理化反应主要是改变细胞周围环境的理化性质，如抗酸药中和胃酸以治疗溃疡病，甘露醇在肾小管内提升渗透压而利尿等是分别通过简单的化学反应及物理作用而产生的药理效应。

2. 参与或干扰细胞代谢

补充生命代谢物质以治疗相应缺乏症的药物很多，如铁盐补血、胰岛素治疗糖尿病、维生素D治疗佝偻病等，有些药物化学结构与正常代谢物质非常相似，在体内干扰正常物质参与生化代谢过程，如氟尿嘧啶与尿嘧啶结构相似而无尿嘧啶的生理作用，掺入恶性肿瘤细胞的DNA及RNA中干扰蛋白质合成而发挥抗癌作用。

3. 影响自体活性物质

很多无机离子、代谢物、神经递质、激素在体内主动转运需要载体参与。干扰这一环节可以产生明显的药理效应。例如利尿药抑制肾小管 Na^+、K^+、Na^+ - H^+ 交换而发挥排钠利尿作用。

4. 对酶的影响

酶的种类很多，在体内分布极广，参与所有细胞的生命活动，而且极易受各种因素的影响，是药物作用的一类主要对象。多数药物能抑制酶的活性，如新斯的明竞争性抑制胆碱酯酶，奥美拉唑不可逆抑制胃黏膜 $H^+ - K^+ - ATP$ 酶（抑制胃酸分泌），解磷定能使遭受有机磷酸酯类抑制的胆碱酯酶复活，而有些药物本身就是酶，如胃蛋白酶。

5. 作用于细胞膜的离子通道

细胞膜上无机离子通道控制 Na^+、K^+、Cl^- 等离子跨膜转运，药物可以直接对其作用而影响细胞功能。

6. 影响核酸代谢

核酸（DNA 及 RNA）是控制蛋白质合成及细胞分裂的生命物质，许多抗癌药是通过干扰细胞 DNA 或 RNA 代谢过程而发挥疗效的。许多抗生素（包括喹诺酮类）也是作用于细菌核酸代谢而发挥抑菌或杀菌效应的。

7. 非特异性作用

一些药物并无特异性作用机制，如消毒防腐药对蛋白质的变性作用，因此只能用于体外杀菌或防腐，不能内用。一些麻醉催眠药（包括乙醚）扰乱细胞膜脂质结构，因此对各种细胞均有抑制作用，又由于中枢神经系统对此较敏感，所以出现麻醉催眠作用。

8. 受体

二、药物作用的受体机制

（一）受体研究的由来

1878 年 Langley 根据阿托品和毛果芸香碱对猫唾液分泌具有拮抗作用这一现象，提出在神经末梢或腺细胞中可能存在一种能与药物结合的物质。1905 年他在观察烟碱与筒箭毒碱对骨骼肌的兴奋和抑制作用时，认为二药既不影响神经传导，也不作用于骨骼肌细胞，而是作用于神经与效应器之间的某种物质，并将这种物质称为接受物质。1908 年 Ehrlich 首先提出受体概念，指出药物必须与受体进行可逆性和非可逆性结合，方可产生作用。同时也提出了受体应具有两个基本特点：一是特异性识别与之相结合的配体或药物的能力；二是药物-受体复合物可引起生物效应，即类似锁与钥匙的特异性关系。此后，许多学者对受体的特性进行了大量研究，并提出了有关受体与药物相互作用的几种假说，如占领学说、速率学说、二态模型等。1972 年发现环磷酸腺苷及其与肾上腺素受体间的关系，创立了第二信使学说，为研究神经递质、激素等与受体相互作用及信号传导机理开辟了新的途径，填补了药物与受体结合后产生效应之间的空白。近 20 年来，受体的分离纯化及分子克隆技术的发展，大量受体结构被阐明，其结果不仅促进了药理作用机制的研究，推动了新药的研制，而且还推动了生命科学和医学的发展。

（二）受体的概念和特性

1. 受体的概念

受体是存在于细胞膜、细胞浆、细胞核中的大分子物质，能识别并特异性与神经递质、激素、自体活性物质及药物结合，产生特定的生物效应。能与受体特异性结合的物质称为配体，包括神经递质、激素、自体活性物质和化学结构与之相似的药物等。配体与受体结合形成复合物而引起生物效应。各种受体在体内有特定的分布部位和功能，有些组织细胞可同时存在多种受体，如心肌细胞同时存在乙酰胆碱受体、肾上腺素受体和组胺受体等。同一受体可广泛分布在不同细胞而产生不同效应，如 M 胆碱受体可分布在内脏平滑肌、心脏、血管、腺体及虹膜括约肌等。

2. 受体的特性

（1）灵敏性　受体是一类介导细胞信号传导的功能蛋白质，能识别周围环境中某种微量化学物质，首先与之结合，并通过中介的信息放大系统，触发后续的生理反应或药理效应。

（2）特异性　受体对相应的配体有极高的识别能力。受体都有其内源性配体，如神经递质、激素、自体活性物质等。一般受体可由一个或数个亚基组成，其分子上的某些立体构型，具有高度选择性，能准确地识别及结合其配体或化学结构相似的药物。

（3）饱和性　受体和配体的结合具有饱和性，即配体与受体结合后达最大值时，再增加配体浓度，结合不再增加，这可能与受体数目有限有关。

（4）可逆性　受体和配体的结合还具有可逆性，即配体与受体复合物可以解离，也可被其他专一配体置换。

目前，按受体分子结构和功能不同，可将受体分为 G 蛋白偶联受体、门控离子通道型受体、酶活性受体和细胞内受体 4 大类，每类受体又有多种亚型。

（三）药物与受体的相互作用

药物与受体结合后，产生相互作用，必须具备两个条件：一是药物与受体相结合的能力，即亲和力；二是药物与受体结合后激动受体，产生效应的能力，即内在活性。

根据药物与受体结合后产生的效应不同，将作用于受体的药物分为激动药和拮抗药两类。

1. 激动药

激动药是指与受体结合有较强的亲和力，又有较强内在活性的药物。如肾上腺素是 α、β 受体激动药。

2. 拮抗药

拮抗药是指能与受体结合，具有较强的亲和力而几乎没有内在活性的药物。

他们本身不产生作用,但因占据受体而拮抗激动药的效应。如普洛奈尔是 β 受体拮抗药。根据拮抗药与受体结合是否具有可逆性而将其分为竞争性拮抗药和非竞争性拮抗药。

(1) 竞争性拮抗药　能和激动药可逆地竞争同一受体,只降低激动药的亲和力,但不改变内在活性,故激动药的最大效应不变,只是量-效曲线平行右移。

(2) 非竞争性拮抗药　与受体结合后,使激动药的亲和力和内在活性均降低,故不仅使激动药的量-效曲线右移,而且最大效应也降低。

（四）受体调节

在生理、病理或药理等因素的影响下,受体在数目、亲和力和效应力方面的变化称为受体调节。

1. 向上调节

受体的数目增多,亲和力增加或效应力增强称为向上调节。向上调节的受体对再次用药非常敏感,药物效应增强,此现象称为受体超敏。受体超敏可因受体激动药水平降低或长期应用受体阻断药所致。如长期应用 β 受体阻断药普萘洛尔,突然停药,因 β 受体向上调节而对体内递质去甲肾上腺素产生强烈反应,引起心动过速、心律失常等,故向上调节也是造成某些药物停药后出现反跳现象的原因,临床给药时应予以注意。

2. 向下调节

受体的数目减少,亲和力降低或效应力减弱称为向下调节。向下调节的受体对再次用药反应迟钝,药物效应减弱,此现象称为受体脱敏。受体脱敏可因多次使用受体激动药引起,是产生耐受性的主要原因之一。例如 N_2 受体激动药氯化琥珀胆碱在反复给药后数秒内所发生的骨骼肌松弛,就是由于受体蛋白构象改变,钠离子通道不再开放所致。

【案例分析】

患者,男,45 岁,机关干部,体质肥胖。两年前,总觉困倦、乏力,时有头晕、耳鸣等症,来医院就医。诊断为:高血脂、高血压,医生给予普萘洛尔口服,一次 20mg。服用六个月后,自觉症状好转,即停药。第二天出现心悸、头晕等症。

问:这种现象是药物的何种不良反应?产生的原因是什么?

项目三　药物代谢动力学

案例导入:

患者,男,足月顺产,出生时体重 2kg,出生当天便发生呕吐、四肢抽搐等症状，因产妇自述有吸毒史，初步诊断为"海洛因依赖症"，即转某专科医院进行戒毒治疗，治疗效果明显，逐渐康复后出院。

药物代谢动力学，简称药动学，主要研究药物的体内过程及体内药物浓度随时间变化的规律。前者是机体对药物的处置过程，可概括为药物的转运（吸收、分布、排泄）和转化（代谢）；后者是研究药物在体内转运和转化的动力学（速率）规律。

知识一　药物的跨膜转运

药物的跨膜转运是指药物在体内通过各种生物膜的运动过程。药物的跨膜转运方式主要有被动转运和主动转运。

一、被动转运

多数药物经被动转运跨过细胞膜，其特点是药物依赖膜两侧的浓度差，从高浓度的一侧向低浓度的一侧转运，当膜两侧药物达到平衡状态时，转运即停止。此种转运方式，不需要载体，不消耗能量，无饱和性，各药之间无竞争性抑制现象。被动转运包括简单扩散、滤过和易化扩散。

1. 简单扩散

简单扩散又称脂溶扩散，是指脂溶性药物可溶于细胞膜的脂质而透过细胞膜，大多数药物的转运方式属于简单扩散。扩散速度除取决于膜的性质、面积及膜两侧的浓度梯度外，还与药物的性质有关。分子质量小的（小于200u）、脂溶性大的（油水分布系数大的）、极性小的（不易离子化的）药物较易通过。药物多是弱酸性或弱碱性的有机化合物，其离子化程度受其 pK_a（弱酸性或弱碱性药物解离常数的负对数值）及其所在溶液 pH 而定，这是影响药物跨膜被动转运，进而影响药物吸收分布排泄的一个可变因素。一般来说，弱酸性药物在酸性环境下不易解离，非离子型多，脂溶性大，容易跨膜转运；而在碱性环境下易解离，离子型多，脂溶性小，不易跨膜转运。而弱碱性药物则相反。

2. 滤过

滤过又称水溶性扩散，是指直径小于膜孔的水溶性小分子药物，借助膜两侧的流体静压和渗透压被水携至低压侧的过程。如水、乙醇、乳酸等水溶性物质，O_2、CO_2 等气体分子可通过膜孔滤过扩散。

3. 易化扩散

易化扩散又称载体转运，是指一些不溶于脂质而与机体生理代谢有关的物质如葡萄糖、氨基酸、核苷酸等借助细胞膜上的某些特异性蛋白质-通透酶而扩散。其特点有：①不耗能；②载体具有高度特异性；③饱和现象，即作为载体的通透酶或离子通道其转运能力有限，如药物浓度过高时，将出现饱和限速现象；④竞争性抑制现象，即两种药物由同一载体转运时，药物之间可出现竞争性抑制。一些离子 Na^+、K^+、Ca^{2+} 等，可经细胞膜上特定通道由高浓度向低浓度侧转运，也属易化扩散的一种。

二、主动转运

主动转运需要载体并耗能，以主动转运方式转运的药物可从浓度低的一侧向浓度高的一侧转运。这一主动转运机制对药物在体内分布及肾排泄关系比较密切。载体对药物有特异的选择性，且转运能力有饱和性。如两个药均经同一载体转运，则它们之间可发生竞争性抑制。竞争性抑制在临床用药中具有实用价值，如丙磺舒与青霉素竞争肾小管分泌，可延长青霉素的作用时间。

知识二 药物的体内过程

一、药物的吸收

药物的吸收是指药物自用药部位转运进入血液循环的过程，多数药物通过被动转运吸收，少数药物经主动转运吸收。不同途径给药时药物吸收的量和程度可不同，因而影响药物作用的快慢和强弱。

（一）消化道给药

1. 口服给药

口服给药是最常用的给药途径，液体药物易于吸收，固体药物不易吸收，片剂、胶囊剂在胃肠道必须先崩解、溶解后才可能被吸收。小肠内 pH 接近中性，黏膜吸收面广，缓慢蠕动可增加药物与黏膜的接触机会，是主要的吸收部位。药物吸收后通过门静脉进入肝脏。有些药物首次通过肝脏就发生转化，减少进入体循环的药量，称为首关消除。多数药物口服虽然方便有效，但其缺点是吸收较慢、欠完全，不适用于在胃肠破坏的、对胃刺激性大的、首关消除明显的药物，也不适用于昏迷及婴儿等不能口服的病人。

2. 舌下及直肠给药

除口服外，少数药物可经舌下含化、直肠灌药或栓剂给药，其吸收途径不经过肝门静脉，故可避免首关消除，吸收也较迅速。

（二）注射给药

静脉注射和静脉滴注可使药物迅速而准确地进入体循环，没有吸收过程。肌内注射及皮下注射的药物也可全部吸收，一般较口服快。吸收速度取决于注射局部的循环，局部按摩或热敷可加速吸收；注射液中加入少量缩血管药则可延长药物的吸收而延长其局部作用时间。动脉注射可将药物输送至全身动脉分布部位，迅速达到疗效以减少全身不良反应。例如将纤维蛋白溶解药直接用导管注入冠状动脉以治疗心肌梗死。注射给药还可将药物注射至身体任何部位发挥作用，如局部麻醉。注射给药需要医护人员进行，不方便，如果计算剂量有误，过量注入可能导致严重后果。

（三）呼吸道给药

肺泡表面积大，与血液只隔肺泡上皮及毛细血管内皮各一层，而且血流量大，药物只要能到达肺泡，吸收极其迅速，气体及挥发性药物（如吸入麻醉药）可直接进入肺泡。目前临床应用的气雾剂应严格控制所含液体药物颗粒直径的大小，防止分散度过大或过细，造成滞留在咽喉或随气体排出，不能奏效。这些药物只能用于鼻咽部的局部治疗，如抗菌、消炎、祛痰、通鼻塞等。

（四）经皮给药

除汗腺外，皮肤不透水，但脂溶性药物可以缓慢通透。如许多杀虫药可以经皮吸收中毒。近年来有许多促皮吸收剂如氮酮，可与药物制成贴皮剂，经皮给药后可达到局部或全身疗效，如硝苯地平贴皮剂。对于容易经皮吸收的硝酸甘油也可制成缓释贴剂用于预防心绞痛发作，每日只需贴一次。

二、药物的分布

药物从血液循环通过多种生理屏障转运到各组织器官的过程称为分布。多数药物在体内的分布是不均匀的，存在明显的选择性，其影响因素主要有以下几种。

（一）药物与血浆蛋白的结合

药物进入循环后首先与血浆蛋白结合成为结合型药物，未被结合的药物则称为游离型药物。结合型药物与游离型药物处于动态平衡之中，酸性药物多与白蛋白结合，碱性药物多与酸性糖蛋白结合，还有少数药物与球蛋白结合。药物与血浆蛋白的结合是可逆性的，结合型药物的药理活性暂时消失，结合物分子变大不能通过毛细管壁暂时"储存"于血液中。药物与血浆蛋白结合特异性低，而血浆蛋白结合点有限，两个药物可能竞争与同一蛋白结合而发生置换现象。如口服抗凝血药双香豆素与血浆蛋白的结合率为99%，解热镇痛药保泰松的结合率为98%，如果两药同时使用，前者被后者置换而下降1%，则具有药理活性的游离型药物浓度明显增加，可能导致中毒。但一般药物在被置换过程中，游离型药物会被加速消除，血浆中游离型药物浓度难以持续增高。

（二）体液的pH

药物的pK_a及体液的pH是影响药物分布的另一因素，细胞内液pH约为7.0，细胞外液pH约为7.4，弱碱性药物在细胞外液解离型少，易进入细胞内，故细胞内浓度略高，弱酸性药物则相反，在细胞外液浓度略高。根据这一原理，弱酸性药物苯巴比妥中毒时用碳酸氢钠碱化血液及尿液可使脑细胞中药物向血浆转移并加快自尿排泄，是重要救治措施之一。

（三）器官的血流量

人体组织脏器的血流量以肝最多，肾、脑、心次之，而肌肉、皮肤、脂肪和大多数内脏血液灌注量较低。药物吸收后，往往在高血流灌注量的组织器官迅速达到较高浓度。脂肪组织的血流量虽少，但其面积大，是脂溶性药物的巨大储库。如静脉注射脂溶性很高的硫喷妥钠,首先分布于富含类脂质的脑组织,呈现麻醉作用。但脂肪组织的数量远多于脑组织,摄取硫喷妥钠的能力很强,故药物可迅速自脑向脂肪组织转移,麻醉作用很快消失,这种现象称为药物的再分布。

(四)组织的亲和力

经过一段时间后血药浓度与组织内浓度趋向"稳定",分布达到"平衡",但各组织中药物并不均等,血浆药物浓度与组织内浓度也不相等。这是由于药物与组织蛋白亲和力不同所致。如碘主要集中于甲状腺;钙沉积于骨骼中;汞、砷等重金属和类金属在肝、肾中分布较多;氯喹在肝组织中的浓度高于血浆700倍。

(五)特殊屏障

药物在血液与器官组织之间转运时所受到的阻碍称为屏障,药理学主要研究血-脑屏障和胎盘屏障。

1. 血-脑屏障

在组织学上血-脑屏障是血-脑、血-脑脊液及脑脊液-脑三种屏障的总称,实际上能阻碍药物穿透的主要是前二者。脑毛细血管内皮细胞间紧密连接,基底膜外还有一层星状细胞包围,药物较难穿透进入脑脊液,其后药物进入静脉的速度较快,故脑脊液中药物浓度总是低于血浆浓度,这是大脑自我保护机制。治疗脑病可以选用极性低的脂溶性药物。为了减少中枢神经不良反应,可将生物碱甲基化以增加其极性,例如将阿托品甲基化变为甲基阿托品后不能通过血-脑屏障,即不至于发生中枢兴奋反应。

2. 胎盘屏障

胎盘屏障是胎盘绒毛与子宫血窦间的屏障,由于母亲与胎儿间交换营养成分与代谢废物的需要,其通透性与一般毛细血管无显著差别。应该注意的是几乎所有药物都能穿透胎盘屏障进入胚胎循环,故孕妇用药应谨慎。例如母亲注射磺胺嘧啶2h后才能与胎儿达到平衡。利用这一原理可以在预期胎儿娩出前短时内注射镇静镇痛药,新生儿不致遭受影响。

三、生物转化

药物在体内发生的化学变化称为生物转化,又称代谢。大多数药物主要在肝脏代谢,部分药物也可在其他组织,被有关的酶催化而进行化学变化。

1. 代谢方式

药物,作为外来活性物质,机体首先要将之灭活,同时还要促其自体消除。生物转化分两步进行,第一步为氧化、还原或水解,第二步为结合。第一步反应使多数药物灭活,但有少数例外,反而活化,故生物转化不能称为解毒过程。第二步与体内物质结合后使药物活性降低或灭活并使极性增加。各药在体内转化过程不同,有的只经一步转化,有的完全不变自肾排出,有的经多步转化生成多个代谢产物。

2. 肝药酶的诱导与抑制

肝脏微粒体细胞色素 P450 酶系统是促进药物生物转化的主要酶系统，故又简称肝药酶，现已分离出 70 余种。此酶系活性有限，个体差异大，除先天性差异外，年龄、营养状态、疾病等均可影响其活性。而且易受药物的诱导或抑制，例如苯巴比妥能促进光面肌浆网增生，使 P450 酶系活性增加，加速药物生物转化，这是其自身耐受性及与其他药物交叉耐受性的原因。西咪替丁抑制 P450 酶系统活性，可使其他药物效应敏化。常见的酶诱导剂和酶抑制剂见表 1-2。

表 1-2　　　　　　　常见的酶诱导剂和酶抑制剂及相互作用

	药物种类	受影响的药物
诱导剂	巴比妥类	巴比妥类、氯霉素、氯丙嗪、可的松、香豆素类、洋地黄毒苷、地高辛、阿霉素、雌二醇保泰松、苯妥因
	灰黄霉素	华法林
	保泰松	氨基比林、可的松、地高辛
	苯妥因	可的松、地塞米松、地高辛、茶碱
	利福平	香豆素类、地高辛、糖皮质激素、美托洛尔、普萘洛尔
抑制剂	氯霉素、异烟肼	安替比林、双香豆素、丙磺舒、甲苯磺丁脲
	西咪替丁	地西泮、华法林
	双香豆素	苯妥因
	去甲替林、口服避孕药	安替比林
	保泰松	苯妥因、甲苯磺丁脲

四、排泄

药物在体内经吸收、分布、代谢后，以原形或代谢产物经不同途径排出体外的过程称为排泄。多数药物主要由肾排泄，有的也经胆道、乳腺、汗腺、肠道等排泄。

1. 肾排泄

肾脏是主要的排泄器官。游离的药物能通过肾小球过滤进入肾小管。随着原尿水分的回收，药物浓度上升。当超过血浆浓度时，那些极性低、脂溶性大的药物被重吸收回血浆，故排泄较少也较慢。只有那些经过生物转化的极性高的水溶性代谢物不被重吸收而顺利排出。有些药物在近曲小管由载体主动转运入肾小管，排泄较快。在该处有两个主动分泌通道，一是弱酸类通道，另一类是弱碱类通道，分别由两类载体转运，同类药物间可能有竞争性抑制。例如丙磺舒抑制青霉素主动分泌，使后者排泄减慢，药效延长并增强。碱化尿液使酸性药物在尿中离子化，酸化尿液使碱性药物在尿中离子化，利用离子屏障原理阻止药物再吸收，加速其排泄，这是药物中毒常用的解毒方法。药物经肾排泄受肾功能状态影响。肾功能低下时，药物自肾排泄变慢，易蓄积中毒，故此时宜相应减少药物的剂量或延长给药间隔时间,对那些排泄较慢的药物如强心苷等更应注意。

2. 胆汁排泄

受药物在肾小管内再吸收的影响,药物也可自胆汁排泄,原理与肾排泄相似,但不是药物排泄的主要途径。药物自胆汁排泄有酸性、碱性及中性三个主动排泄通道。有些药物在肝细胞中与葡萄糖醛酸等结合后排入胆囊中,随胆汁到达小肠后被水解,游离药物被重吸收,称为肝肠循环。在胆道引流的病人,药物的血浆半衰期将显著缩短,如氯霉素、洋地黄等。

3. 乳汁排泄

乳汁 pH 略低于血浆,又富含脂质,所以脂溶性高的药物和弱碱性药物如吗啡、阿托品可以自乳汁排泄,哺乳期婴幼儿可能受影响,故哺乳期妇女用药须慎重。

4. 其他

某些生物碱(如吗啡等)注射给药也可向胃液扩散,所以洗胃是中毒治疗和诊断的有效措施。药物也可自唾液及汗液排泄。粪中药物多数是口服未被吸收的药物。肺脏是某些挥发性药物的主要排泄途径,检测呼出气中的乙醇是诊断酒后驾车快速简便的方法。

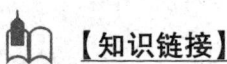
【知识链接】

吗啡的体内过程

吗啡口服易吸收,首关消除明显,生物利用度低,常采用注射给药。血浆蛋白结合率为25%,游离型吗啡可迅速分布于肝、脾、肾、肺等组织器官。吗啡可通过胎盘进入胎儿体内,仅有少量可通过血-脑屏障,但足以发挥中枢性镇痛作用。该药物主要在肝代谢,经肾排泄,还有少量经乳汁排泄。

因吗啡可通过胎盘和乳汁抑制新生儿和婴儿呼吸,甚至成瘾,故禁用于分娩止痛、哺乳妇女及新生儿等。

知训三 血药浓度的动态变化

一、时量曲线

体内药量随时间而变化的过程是药动学研究的中心问题。时量关系是指血浆药物浓度随时间的推移而发生变化的规律,通常以血浆药物浓度为纵坐标,以时间为横坐标作图,即为时量曲线(图1-2)。按一室模型理解,曲线升段主要是吸收过程(此时消除过程已经开始)。从给药时至峰值浓度的时间称为达峰时间,曲线在峰值浓度时吸收速度与消除速度相等。曲线降段主要是药物消除过程，血药浓度下降一半的时间称为消除半衰期。曲线下面积与吸收入体循环的药量成比例，反映进入体循环药物的相对量。

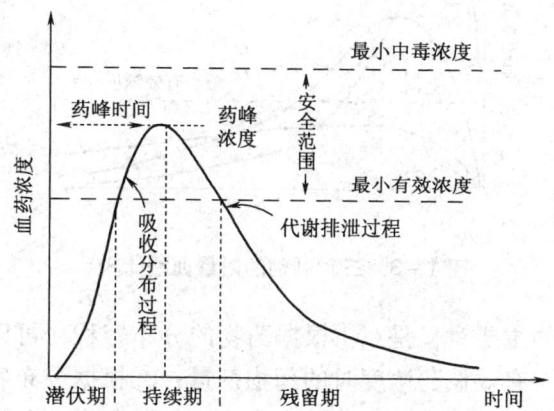

图1-2 单次血管处给药后的时量曲线

二、药动学主要参数

1. 生物利用度（bioavailability，F）

生物利用度是指经过肝脏首关消除过程后能被吸收进入体循环的药物相对量和速度，用F表示。药物的颗粒大小、晶型、赋形剂的差异、生产工艺的不同以及给药途径都可能影响生物利用度，从而影响临床疗效。

药物制剂生物利用度的测定，一般是用非血管途径给药的时量曲线下面积（AUC）与该药等量静注时（AUC）的比值，以吸收百分率表示。根据试验制剂与参比制剂给药途径的异同，可分为绝对生物利用度和相对生物利用度，计算公式为：

$$绝对生物利用度 = \frac{口服制剂\ AUC}{静脉制剂\ AUC} \times 100\%$$

$$相对生物利用度 = \frac{试验制剂\ AUC}{参比制剂\ AUC} \times 100\%$$

图1-3表示同一药物相同剂量的3种制剂，在口服后分别测得的三条时量曲线，虽然AUC值相等，但达峰时间及最大血药浓度不相等，制剂Ⅰ的最大血药浓度已超过最小中毒浓度，而制剂Ⅲ的最大血药浓度还在最小有效浓度下，故认为制剂Ⅱ较好。

2. 表观分布容积（apparent volume of distribution，V_d）

表观分布容积是指药物在体内达到动态平衡时，体内总药量与血药浓度之比。$V_d = A\ (\text{mg})\ /c\ (\text{mg/L})$，其本身不代表真正的容积，只反映药物在体内的分布情况。

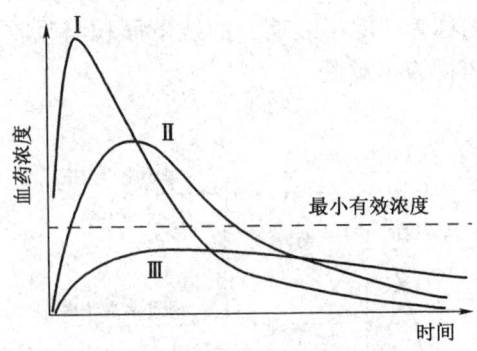

图1-3 三种制剂的时量曲线比较

表观分布容积的主要意义是：①根据药物的分布容积，可以推算出体内药物总量或求算达到某一有效血药浓度时的药物剂量；②根据分布容积的大小，可推断药物的分布范围。值的大小与血药浓度成反比，即血药浓度越高，V_d越小，可推断药物大部分分布于血浆中或血流丰富的心、肝、肾等组织中；反之，血药浓度越小，V_d越大，表明药物分布广泛，或浓集于血浆外某些组织。

3. 半衰期（half life time，$t_{1/2}$）

半衰期通常是指血浆半衰期，即血浆药物浓度下降一半所需的时间。它反映药物在体内的消除速度。计算公式为：$t_{1/2}=0.693/K$，其中K为消除速率常数。

半衰期的临床意义：①确定给药间隔时间，半衰期短则给药间隔时间短，半衰期长则给药间隔时间长。这样既保证了药物疗效，又避免中毒。②预测连续给药达到稳态血药浓度的时间：一般来说，每隔一个半衰期给药一次，经过4~5个半衰期，基本达到稳态血药浓度，此时药物吸收与消除速度平衡。③预测停药后药物基本消除的时间：通常停药后4~5个半衰期后血药浓度消除95%以上。

4. 清除率（clearance，CL）

清除率是指单位时间内多少容积血浆中的药物被清除干净，即每分钟有多少毫升血中药量被清除。

CL测定值的变异也可反映体内肝、肾功能是否正常。肝、肾功能不全的病人，应适当调整剂量或延长用药间隔，以免发生蓄积中毒。

知识四 影响药物效应的因素

相同剂量的药物对不同病人并非都能达到相等的血药浓度，同样的血药浓度也不一定都能达到等同的药效。差异可能很大，甚至出现质的差异，即一般病人不会出现的异常危害性反应。这种因人而异的药物反应称为个体差异。产生个体差异的原因可以存在于药物产生效应的任何一个环节，包括药物剂型、药动学、药效学及临床病理等许多因素。如果不了解这些因素，不结合病人的具体情况，不考虑如何加以调整，就难以达到最大疗效和最少不良反应的治疗目的。

一、药物方面的因素

（一）药物的剂型和给药途径

药物可制成各种剂型，如溶液剂、糖浆剂、片剂、丸剂、胶囊剂、颗粒剂、注射液、气雾剂、栓剂等。药物的剂型可影响药物的体内过程，主要表现在吸收和消除两个方面，同一药物的不同剂型，吸收速度往往不同。口服时液体制剂比固体制剂吸收快，即使是固体制剂，吸收速度为颗粒剂＞胶囊剂＞片剂＞丸剂。由于剂型不同给药途径也不同，不同给药途径的药物吸收速度不同，一般规律是静脉注射＞（快于）吸入＞肌内注射＞皮下注射＞口服＞直肠＞贴皮。近年来生物药学随着药动学的发展，为临床用药提供了许多新的剂型。缓释制剂利用无药理活性的基质或包衣阻止药物迅速溶出以达非恒速缓慢释放的效果，口服缓释片剂或胶囊每日一次可维持有效血药浓度一天。控释制剂可以控制药物按零级动力学恒速或近恒速释放，以保持恒速吸收。例如茶碱控释胶囊每日二次，硝酸甘油贴皮剂每日一次。毛果芸香碱眼片置结膜囊内每周一次。不仅保证长期疗效，也大大方便了病人。

（二）药物的剂量

同一药物在不同剂量或浓度时作用强度有量的差异。如小剂量的地西泮可产生镇静作用，增加剂量有催眠作用，剂量再增大可有抗惊厥作用。剂量的大小可决定药物在体内的浓度，因而在一定范围内，剂量越大，血药浓度越高，作用也越强。但超过一定范围，就可引起毒性反应，甚至死亡。为保证安全用药，药典中明确规定，属于毒药和剧毒药的，临床上一般不使用极量，更不得超过极量。

（三）用药时间和次数

何时用药应根据病情需要和药物特点而定。一般来说，饭前给药吸收较好，起效较快；饭后给药吸收较差，起效较慢；有刺激性的药物如水杨酸，宜饭后服用，可减少对胃肠道的刺激。催眠药宜在临睡前服用，助消化药宜在餐前片刻或进餐时服用。用药的次数应根据病情的需要和药物的半衰期而定，对半衰期短的药物给药次数应相对增加。长期用药应注意蓄积中毒，当病人的肝、肾功能不全时，应适当调整给药次数和间隔时间。

（四）联合用药和药物的相互作用

临床上常联合应用两种或两种以上药物，除达到多种治疗目的外，都是利用药物间的协同作用以增加疗效或利用拮抗作用以减少不良反应。不恰当地联合用药往往由于药物间相互作用而使疗效降低或出现意外的毒性反应。固定剂量比例的复方制剂虽然应用方便，但针对性不强，较难解决个体差异问题。

1. 配伍禁忌

药物在体外配伍直接发生物理性或化学性的相互作用而影响药物疗效或毒性的反应称为配伍禁忌。在静脉滴注时更应注意配伍禁忌。

2. 影响药动学的相互作用

（1）影响药物的吸收　空腹给药吸收快，饭后服药吸收较平稳。抑制胃排空药如各种具有抗M胆碱作用的药物能延缓药物吸收；抗酸药氢氧化铝提高了胃肠道的pH，影响阿司匹林等弱酸性药物的吸收；某些药物同服时，可相互结合而妨碍吸收，如铁、钙、镁等离子与四环素药物形成不溶性络合物，抑制吸收。

（2）血浆蛋白结合　许多药物与血浆蛋白发生可逆性结合而暂时失去药理活性，结合率高的药物易受其他药物置换，而使游离型药物增加使作用加强，如双香豆素类抗凝药及口服降血糖药易受阿司匹林等解热止痛药置换，结合型药物减少，游离型药物增加，作用增强，容易产生出血及低血糖反应。

（3）肝脏生物转化　肝药酶诱导药如苯巴比妥、利福平、苯妥英钠及香烟、酒等通过诱导肝药酶活性，能增加药物在肝脏的转化而使药效减弱。肝药酶抑制药如异烟肼、氯霉素、西咪替丁等则相反，能减慢药物在肝脏的转化而使药效加强。

（4）肾排泄　多数药物主要经肾排泄，利用离子屏障原理，碱化尿液可加速酸性药物自肾排泄，减慢碱性药物自肾排泄。反之，酸化尿液可加速碱性药物排泄，减慢酸性药物排泄。药物也可以通过影响另一药物在肾小管主动分泌而影响其作用，如丙磺舒可竞争性抑制青霉素类药物自肾小管分泌而减少其排泄增加后者的毒性反应。

3. 影响药效学的相互作用

（1）协同作用　是指两药合用时引起的效应大于单用效应的总和。如服用镇静催眠药后饮酒可加重其中枢抑制作用；抗心绞痛采用硝酸甘油与普萘洛尔合用，抗心绞痛作用相加而各药剂量相对减少，不良反应降低。

（2）拮抗作用　是指两药的效应小于它们分别作用的总和。许多抗组胺药、吩噻嗪类和三环类抗抑郁药都有抗M胆碱作用，如与抗胆碱药阿托品合用可能引起精神错乱、记忆紊乱等不良反应，β受体阻断药与肾上腺素合用可能导致高血压危象等，都是非常危险的反应。

临床上，采用药物间的协同作用多用于增强治疗效果；而采用拮抗作用，多用于减少不良反应或解救药物中毒。

二、机体方面的因素

（一）年龄

1. 小儿

在医学上一般以14岁以下为小儿，小儿特别是新生儿与早产儿，各种生理功能和自身调节功能尚未充分发育，与成年人有巨大差异，对药物的反应一般比较敏感。加之新药临床试验一般不用小儿进行试验，缺少小儿的药动学数据，故对小儿临床用药更应谨慎。如新生儿肝脏葡萄糖醛酸结合能力尚未发育，应用氯霉素或吗啡将分别导致灰婴综合征及呼吸抑制；新生儿肾功能只有成人的20%，其庆大霉素的血浆半衰期长达18h，为成人（2h）的9倍；儿童服用同化激素影响长骨发育；服用四环素可使牙齿变灰褐色。

2. 老人

在医学上一般以65岁以上为老人。老人实际年龄与其生理年龄并不一致，即老人生理功能衰退的迟早快慢各人不同，因此没有按老人年龄计算用药剂量的公式，也没有绝对的年龄划分界线。老人对药物的吸收变化不大。老人血浆蛋白较低，体内水分较少、脂肪较多，故药物血浆蛋白结合率偏低，水溶性药物分布容积较小而脂溶性药物分布容积较大。肝肾功能随年龄增长而自然衰退，故药物清除率逐年下降，各种药物血浆半衰期都有不同程度的延长，对药物的耐受性也较差，因此，老人的用药剂量一般为成人的3/4。另外，老人对中枢抑制药、心血管药、胰岛素、利尿药等药物反应比较敏感，须谨慎应用。

（二）性别

一般动物对药物反应的性别差异不大，男人对对乙酰氨基酚及阿司匹林的清除率分别高出妇女40%及60%。考虑到妇女有月经、妊娠、分娩、哺乳期等特点，用药时须注意。妇女月经期不宜服用剧泻药和抗凝药以免盆腔充血月经增多。在妊娠的最初三个月内慎重用药，禁用酒精、华法林、苯妥英钠、抗肿瘤药及性激素等可致畸药物。临产前禁用吗啡等抑制胎儿呼吸的镇痛药，应禁用影响子宫平滑肌收缩的药物。哺乳期注意，有些药物可进入乳汁影响婴儿，如氯霉素、异烟肼、口服降糖药等。

（三）遗传因素

先天性遗传异常对药物效应的影响近年来日益受到重视，发现一百多种与药物效应有关的遗传异常基因。在同样摄取标准剂量的药物后，大多数人药物代谢正常，血浆中药物达到有效浓度而显效；有些人由于药物代谢快，血浆中药物浓度低而疗效不佳；也有些人由于药物代谢慢，血浆中药物浓度高，出现中毒症状。药物反应多数已从异常表型获得解释，研究遗传因素对药物反应影响的学科称为遗传药理学。对于有药物代谢遗传缺陷家族史的人，应慎重使用敏感药物，如某些先天性缺乏高铁血红蛋白还原酶者，使用硝酸酯类、磺胺类等药物，可导致高铁血红蛋白血症，出现缺氧、发绀；又如6－磷酸葡萄糖脱氢酶缺乏的个体应用奎宁、磺胺类、维生素K等药物，可能发生溶血性贫血。

（四）病理状态

病理状态能改变药物在体内的药动学，并能改变机体对药物的敏感性，从而影响药物的效应。同时存在的其他疾病也会影响药物的疗效。肝肾功能不全时分别影响药物在肝转化及自肾排泄，可以适当延长给药间隔及（或）减少剂量加以解决。神经功能抑制时，如巴比妥类药物中毒时能耐受较大剂量中枢兴奋药而不致惊厥，惊厥时却能耐受较大剂量苯巴比妥。营养不良导致低蛋白血症可使药物与血浆蛋白结合率降低，使游离型药物浓度增高，作用增强甚至引起毒性反应。此外要注意患者有无潜在性疾病影响药物疗效，例如氢氯噻嗪加重糖尿病，非甾体抗炎药诱发或加重溃疡病等。

（五）精神因素

病人的精神因素主要指心理活动变化可对药物治疗效果产生影响。精神因素对药物治疗效果的影响主要发生在慢性病、功能性疾病及较轻的疾病中，在重症和急症治疗中影响程度较小。安慰剂是不具药理活性的剂型（如含乳糖或淀粉的片剂或含盐水的注射剂），但对于头痛、心绞痛、手术后痛、感冒咳嗽、神经官能症等却能获得 30%～50% 的疗效，这就是通过心理因素取得的。安慰剂对心理因素控制的自主神经系统功能影响较大，如血压、心率、胃分泌、呕吐、性功能等。它在病人信心不足时还会引起不良反应。对于情绪不佳的病人应多加注意，氯丙嗪、利血平、肾上腺皮质激素及一些中枢抑制性药物在抑郁病人用药时可能引发悲观厌世倾向，用药时应慎重。

（六）反复用药引起的机体反应性变化

在连续用药一段时间后机体对药物的反应可能发生改变。

1. 耐受性

耐受性是指机体对药物反应性降低的一种状态，一般指在连续用药后发生，需要增加剂量才能达到原有的效应。例如麻黄碱在静脉注射三四次后升压反应逐渐消失，临床用药两三天后对支气管哮喘就不再有效；亚硝酸类药物的扩血管作用在连续用药数天后开始产生耐受性，2～3 周后耐受性达高峰，停药 10d 以上，又可恢复原来作用。

2. 耐药性

病原体及肿瘤细胞等对化学治疗药物敏感性降低称为耐药性，也称抗药性。是因为长期反复应用抗菌药，特别是剂量不足时，病原体产生了使抗菌药失活的酶，改变了通透性而阻止抗菌药物的进入或改变了靶结构和代谢过程。

3. 依赖性

药物依赖性是在长期应用某种药物后，机体对这种药物产生了生理性的或精神性的依赖或需求，此时一旦停止就会产生痛苦，从而使患者强制地连续或周期地要求使用这些药物。可分为生理依赖性和精神依赖性。

（1）生理依赖性　也称躯体依赖性，这是滥用药物使机体形成一种适应状态，一旦中断用药会出现戒断症状，渴望再次用药。如镇痛药吗啡成瘾者中断用药，出现流涎、流泪、出汗、腹痛、腹泻、肢体疼痛，严重可致休克。

（2）精神依赖性　也称心理依赖性，是指机体在精神上对某种药物产生了依赖性，停药后渴望再次用药，但断药时无戒断症状。常易产生精神依赖性的药物有镇静催眠药、中枢抑制药或兴奋药。

三、合理用药原则

合理用药要求患者接受的药物适合他们的临床需要、药物的剂量符合他们个体需要、疗效足够，药价对患者及其社区最为低廉。但由于药物的有限性，即品种有限及疗效有限，和疾病的无限性，即疾病种类无限及严重度无限，因此不能简单以疾病是否治愈作为判断用药是否合理的标准。本书所指的合理用药是指能够充分发挥药物的治疗效果而尽量减少或避免不良反应的发生。具体原则如下：

（1）确定诊断，明确用药目的。选药不仅要针对适应证还要考虑禁忌证。

（2）根据药理学特点选药尽量少用所谓的"撒网疗法"，即多种药物合用以防漏诊或误诊，这样不仅浪费而且容易发生相互作用。

（3）了解并掌握各种影响药效的因素，用药必须个体化，不能单纯公式化。

（4）对因对症治疗并重，在采用对因治疗的同时要采用对症支持疗法。如在严重的病毒和细菌感染及癌症化学治疗时，应重视采用免疫增强剂以增强机体免疫功能。

（5）对病人始终负责，开出处方仅是治疗的开始，必需严密观察病情反应，及时调整剂量或更换治疗药物。

【知识链接】

临床合理应用抗生素

1. 了解细菌的敏感性

链霉素对结核、鼠疫杆菌、革兰阴性杆菌作用较强，如大肠杆菌、变形杆菌、痢疾杆菌、肺炎杆菌、流感杆菌等；而革兰阳性细菌感染首选青霉素，不是链霉素，对感染性心内膜炎、草绿色链球菌感染，则青霉素加链霉素为首选。

2. 认识药效、药动学特性

药物作用、半衰期、体内的吸收、分布、代谢和排泄。

3. 掌握用药指征

（1）严格控制滥用抗生素。

（2）减少不必要的预防用药。

（3）生物利用度高，价格便宜。

4. 抗生素的联合应用

联合应用的指征：病因不明的严重感染；可能细菌产生的药菌株。

【案例分析】

哺乳期妇女，34岁，长期神经性头痛，发作时口服镇痛药对乙酰氨基酚、阿司匹林、双氯酚酸等。该妇女正在为婴儿进行母乳喂养。8个月后，发现婴儿的尿液中有少量血丝。

问：最可能的原因是什么？如何解决？

项目四 ▶ 药物的毒性作用

案例导入：

患者，男，73岁，冠心病20余年，慢性心衰3年。一周前，因感冒诱发慢性心衰急性发作。遂给予25%的葡萄糖20mL+西地兰0.4mg，每天一次静推以起到强心作用，其他给予抗生素等对症治疗。4d后，患者出现头晕、胃肠道不适、黄绿视等症，未特殊处理，一天后症状加重，呼吸急促、心率加快，心电图显示：室性早搏。

问：为什么会出现上述症状？

知识一 毒物、毒性及影响药物毒性的因素

一、毒物

在一定条件下，以较小的剂量给予时可与机体相互作用，引起机体功能性或器质性损害的物质都是毒物。药物和毒物这两个概念是相对的，它们之间并不存在绝对的界限，而只能从其引起中毒的剂量大小相对地加以区别。同样一种药物，在应用适量时，可以预防和治疗疾病的就是药物；应用剂量过大，往往引起人和动物中毒甚至死亡的就成了毒物。药物和毒物的作用或作用机理在本质上也没有区别，其区别只是相对的。有些毒物在低于中毒的剂量时，也可用作药物，如砒霜、箭毒、蛇毒等；而很多药物，如山道年、阿托品、可待因等，应用过量时也能中毒。因此，毒物的概念只是相对的，没有在任何条件下均可产生毒性作用的毒物。一般视为无毒的物质，如食盐，服用适量即有利于健康；一次用至200~250g可因其吸水作用所致的电解质严重紊乱而引起死亡。又如水，如短时间内输液过多过快，可因血循环动力学障碍所致肺水肿和脑水肿引起死亡，即所谓"水中毒"。虽然如此，但在日常生活中，人们根据某一物质所具有的基本特征，仍可将其划归"食品"、"药品"和"毒品"等不同范围。

二、毒性

毒性是指某种药物对生物体的易感部位产生损害作用的能力。一般地说，一种药物进入生物体后，其使用量越大，毒性也越大。一种药物是否有毒，都是相对的，关键在于药物的剂量（或浓度）与生物体产生中毒反应之间存在着一定关系，即剂量-效应关系。这种关系可用"毒性"这个词来表示。能引起生物体发

生中毒反应的剂量越小（或浓度越低），此药物的毒性越大；反之，引起中毒反应的剂量越大（或浓度越高），此药物的毒性越小。所有物质的毒性并不相等，有些物质，如水，只有在饮入极量时才能引起动物中毒，而另外一些物质如肉毒梭菌毒素等，很小量就能使动物中毒死亡。我们通常把药物分为很毒、剧毒、中等毒、低毒、实际无毒和无毒等6级来表示药物的毒性，这也只是相对的，因为在动物和药物固定不变时，动物所呈现的毒效应可因条件的不同而异。例如空腹服药时，往往毒效应表现较剧烈，相反，当胃较饱满时，毒效应则相对较小。因此，当研究某种药物的毒性时，应着重了解其相对毒性。

三、影响药物毒性的因素

（一）官能团与毒性的关系

各种药物的毒性与其结构有关，同一类药物，由于结构（包括取代基）不同，其毒性也有很大差异。卤素有强烈的吸电子效应，在药物结构中增加卤素就会使分子的极化程度增加，更容易与酶系统结合使毒性增强。例如甲烷不具致癌作用，而碘甲烷（CH_3I）、溴甲烷（CH_3Br）等均有致癌作用。芳香族药物中引入羟基后，由于极性增强而加大了毒性。又如在苯环上引入羟基后则生成酚，酚具弱酸性，易与蛋白质中的碱性基团作用。因此，酚与酶蛋白有较强的亲和力，从而使毒性增强。在引入酸性基团（羧基—COOH 及磺酸基—SO_3H）时，可使理化性质发生很大变化，水溶性及电离度增高，脂溶性降低，因而不易通过细胞膜扩散，所以难以深入组织，毒性也随之减弱，例如苯甲酸的毒性。

（二）基团的电荷性与毒性的关系

电负性基团如硝基（—NO_2）、苯基（—C_6H_5）、醛基（—CHO）、酮基（—COR）、羧基（—COOR）等，均可与机体中带正电荷的基团相互吸引，从而使毒性增强。

（三）光学异构与毒性的关系

动物体内的酶对光学异构体有高度的特异性，当药物为不对称分子时，酶只能作用于一种光学异构体。一般来讲，左旋异构体对机体作用较强，如左旋吗啡对机体产生作用，而右旋体往往无作用。但也有例外，如左旋和右旋尼古丁对大鼠的毒性相等；而对豚鼠，则右旋体的毒性较左旋体大2.5倍。

（四）药物进入机体的途径

不同途径影响吸收速度，吸收快的毒性大，静脉注射时吸收速度最快，因而所产生的毒性最大。其他途径的吸收速度依次递减：呼吸道吸入＞腹腔注射＞肌内注射＞皮下注射＞经口摄入＞皮内注射＞皮肤涂布。

（五）生物体的差异

生物体的差异表现在动物种属间和个体间两个方面，药物的毒性在不同种属动物之间，及动物与人之间常有较大差异，比较动物与人之间的这种差异，对于将动物实验结果外推于人是极为重要的。

除了药物的结构外，其理化性质如溶解度、解离度、pH、旋光度、表面张力等也与毒性密切相关。例如，药物在体内转运的先决条件是能否溶解于体液，因而能溶于水的药物有利于在体内吸收和转运。有些药物虽不能溶于水，但在体内可转变成水溶性物质，其毒性也相应得到增强。再者，药物脂溶性的提高，有利于通过细胞膜的类脂层，毒性也相应增强。另外，有些药物的毒性作用，对动物有明显的性别差异，目前认为毒性的性别差异，主要由于药物的酶转化作用受到激素影响所致。

知识二 药物中毒和中毒的诊断、防治

一、药物中毒

机体与药物接触后引起的疾病称为中毒。中毒可能是急性的，也可能是慢性的。急性中毒是指机体在短时间内：几分钟、几小时或几天内，一次或多次摄入较大剂量的药物而引起的，通常病症严重，甚至引起动物迅速死亡或突然死亡。慢性中毒是机体在较长时间内：几天、几周、几个月或几年内，不断地摄入或吸收较小剂量的药物，所引起的疾病状态。慢性中毒发生的病程进展较缓慢，往往先出现采食量减少或体重下降，随后临床症状逐渐加重，这就为治疗提供了时间，因而不一定造成死亡。

中毒作用包括局部作用和全身作用。有些药物与水分子或细胞成分有明显亲和性，在皮肤、消化道或呼吸道作用，少数在阴道、直肠、尿道、膀胱等接触部位起作用，局部发生刺激或腐蚀现象为局部作用；药物被吸收进入血液循环，分布到全身各脏器后出现病理变化和功能障碍为全身作用。如全身麻醉作用，远隔部位的组织损害及器官病变等。药物的某些生物学效应，如药物的致敏、致癌、致畸等作用，以往不包括在传统的中毒概念内。近年来，由于在毒理学工作中应用了分子生物学、免疫学以及生物化学等理论和电子显微镜技术，使这些作用的机理有所阐明，从而认为这些作用在性质上也属于毒性作用，只是表现形式不同而已。

二、药物中毒的诊断

药物中毒引起机体功能性或器质性病理状态，在诊断上与一般疾病的诊断过程基本相同，要特别注意以下问题。

（1）追溯用药史 应先详细询问病史，如发病情况，病前的身体状态，发病与服药的关系，发病前的用药史，包括用药时间、停药时间、重新用药、剂量、剂型等情况，药物过敏史以及家族史。如果不能追溯出明确用药史，药物中毒或药源性疾病不能成立。

（2）确定所用药物 必须确定用药品种、时间、用药剂量和临床症状发生的关系，弄清临床症状与可疑药物之间的因果关系。不同的药物，引起的中毒症状

出现的时间迟早不同，有的很快，如青霉素引起的过敏性休克，用药后几秒钟就会出现；一些药物引起的肝炎，可在用药后 1 个月出现。一些药物引起的中毒症状或病情的轻重可随着药物剂量大小而变化，在临床上，可根据症状是否随药物剂量的增减而出现相应的变化来判断引起中毒的药物。患者关键体征和精神异常是中毒严重性的重要指征，也有助于提示中毒药物的种类。巴比妥类、吗啡类药物可引起呼吸抑制，拟肾上腺素药物可引起心动过速和血压升高等。有些特异性中毒症状也有助于中毒药物的诊断，如吗啡可引起针尖样瞳孔。

（3）要排除药物以外的因素。

（4）应根据用药的时间顺序确定最可疑的中毒药物，有针对性地停用最可疑的药物或引起相互作用的药物，观察停药后症状的变化，分析确定致病药物。

（5）还要根据药物对机体损害的特征，进行必要的实验室检查。有些药物引起的毒性或药源性疾病不易被发现，只有通过流行病学的调查才能确诊。如"反应停"引起畸胎，就是通过流行病学调查才确诊的。

三、药物中毒的防治

（一）一般处理原则

1. 停用致病药物，清除未吸收的药物

一旦明确中毒或致病的药物，应立即停药，以免病情进一步加重。停药后，一些残留在体内的药物可能继续吸收，为了排出这部分药物，对经皮肤和黏膜途径给药的，要清除、清洗皮肤和黏膜上的药物；对经消化道途径给药的神志清醒的患者，均应用催吐、洗胃的方法消除胃内药物，常用洗胃液的作用和注意事项见表 1-3。

表 1-3　　用于药物中毒的常用洗胃液的作用及注意事项

洗胃液品种	作用及应用	注意事项
1:5000~1:2000 高锰酸钾溶液	具有氧化性，可破坏生物碱及有机物，用于巴比妥类、阿片类、烟碱、奎宁、毒扁豆碱等药物中毒	刺激性很强，未溶解的高锰酸钾颗粒不得与胃黏膜及其他组织接触
药用炭∶鞣酸∶氧化镁 =2:1:1 混合物 5g，加温水 500mL	具有吸附、沉淀或中和毒药物的作用，用于口服药物中毒，如卡马西平、氨苯砜、去甲苯巴比妥、奎宁、洋地黄、茶碱、水杨酸等药物中毒	用本品内服或洗胃后，须用水洗，不应留置胃内
3% 过氧化氢溶液 10mL，加入 100mL 水中	具有强氧化作用，可氧化中毒药物，常用于阿片类及高锰酸钾等药物中毒	易产生气体并对黏膜有刺激作用
1%~2% 氯化钠溶液或生理盐水	常用于中毒药物不明的急性中毒	不得使用热溶液，以免扩张血管，促进中毒药物吸收
3%~5% 鞣酸溶液	可使大部分无机及有机化合物产生沉淀，阻止吸收。如阿扑吗啡、生物碱及洋地黄等	浓茶也有此作用，不易在胃内滞留

2. 减少吸收、加速毒物排泄

要清除经口进入的中毒药物，除催吐、洗胃外，还要进行导泻和洗肠，促进药物从肠道尽快排出，减少中毒药物在肠道的吸收。

导泻通常采用硫酸钠或硫酸镁 15~30g 溶于 200mL 水中内服。但中毒药物本身会导致严重腹泻，具有腐蚀性药物中毒或患者极度衰弱者禁用。镇静催眠药中毒时应避免使用硫酸镁导泻。洗肠可用1%盐水，1%肥皂水或清水，必要时可将药用炭加于洗肠液中，以吸附中毒药物促进排出。

(1) 促进中毒药物排泄　由于大多数药物进入机体后由肾脏排泄，因此，可通过利尿来加速中毒药物的排泄。通常在补液的基础上注射呋塞米 20~40mg 或用其他利尿剂。碱化尿液促进酸性药物的排泄。由于酸化尿液有利于碱性药物的排泄，但存在明显的不良反应，已不推荐使用。

(2) 血液净化　血液净化可迅速清除体内有毒物质，适用于毒性强烈或大量毒物突然进入体内，在短时间内导致患者心、肾等重要脏器受损的患者。主要方法有血液透析、腹膜透析、血液灌注和血浆置换等。其中对血液透析效果明显的药物有氨基糖苷类抗生素、水杨酸盐、碘化物、异烟肼、二甲双胍、茶碱等。

3. 应用特效药拮抗中毒药物

对于诊断明确的药物毒性反应，尤其是急性中毒的情况下，使用特效药物进行解救是重要的治疗措施。

(1) 物理性拮抗　如药用炭吸附中毒药物，减少中毒药物的吸收。

(2) 化学性拮抗　肝素中毒时，可用鱼精蛋白对抗。肝素带强大的负电荷，而鱼精蛋白是带强大正电荷的蛋白，能与肝素形成稳定复合物，使肝素抗凝血作用消失。

(3) 生理性拮抗　组胺可兴奋支气管平滑肌上的 H_1 受体，引起支气管收缩，肾上腺素可兴奋 β_2 受体，使支气管松弛。

(4) 药理性拮抗　如去甲肾上腺素外漏到血管外的组织时，引起组织坏死，可在局部浸润性注射 α 受体阻断药酚妥拉明治疗；苯二氮䓬类受体激动药地西泮中毒时，可用其受体阻断药氟马西尼拮抗治疗；阿片受体阻断药纳洛酮可用于急性阿片类药物中毒以及酒精中毒和成瘾的治疗。

(二) 对症治疗

1. 过敏反应

过敏反应不严重时，停药后反应迅速消失，无需特殊治疗。过敏反应严重或持续时间长者需要药物治疗，非特异性抗过敏药物包括钙剂、维生素 C、抗组胺药，呼吸困难者可用氨茶碱治疗。反应严重的患者可用肾上腺皮质激素，喉头水肿及时做气管切开术，以防止窒息。肾上腺素对喉头水肿是非常有效的。

2. 休克

与其他疾病引起的休克治疗方法一致，去除可疑药物，维持充足的血容量，保护重要的脏器功能，并给予糖皮质激素治疗。

3. 维护呼吸功能

主要是保持呼吸道通畅、吸氧，也可使用尼可刹米、洛贝林、二甲弗林等呼吸兴奋剂，同时防止肺感染。

4. 维护心血管功能

维护心血管功能包括充足的血容量，稳定的血压，纠正各种心律失常。血压升高可给予小剂量的抗高血压药；血压降低者，停药后仍不改善，可酌情选用升压药；心律失常者应先纠正电解质紊乱，必要时给予药物治疗。

5. 解除平滑肌痉挛

使用解痉药可以缓解痉挛症状，如气道阻塞引起的哮喘可用茶碱类药物治疗，胃肠道痉挛可用阿托品治疗等。

6. 纠正水、电解质失衡和酸碱紊乱

利尿药使用时可引起水、电解质紊乱，出现恶心、呕吐、肌肉痉挛、感觉异常、体位性低血压等。用药过程中注意 K^+、Na^+、Cl^- 等离子变化，必要时补充钾盐或与保钾利尿药合用，防止低血钾。一些药物可引起肾功能障碍、呕吐及腹泻等，从而造成体内酸碱平衡失调。严重的酸中毒患者，可给予碳酸氢钠等碱性药物治疗；对于代谢性碱中毒，在病因治疗的同时，可酌情使用酸性药物治疗。

【知识链接】

青霉素过敏的防治

预防青霉素过敏性休克的发生比抢救更重要。使用时应注意：①仔细询问病史，对青霉素过敏者禁用，有其他药物过敏史者慎用。②确定选用后必须做皮试，反应阳性者禁用，在治疗过程中如停药 3d 或更改批号需重新做皮试。③给药后注意留病人观察 30min。④在皮试或用药过程中，应备好急救药品肾上腺素和器材。一旦出现过敏性休克及时治疗，轻者可皮下注射或肌肉注射 0.1% 肾上腺素 0.5~1.0mL，重者可静脉滴注。必要时 5~10min 可重复一次，可用糖皮质激素或 H_1 受体阻断药，以增加疗效，防止复发。⑤应避免滥用和局部用药。

【案例分析】

患者，男性，45 岁，农民，既往健康，3h 前在田间喷洒农药昏倒在地，家属将患者送入医院。

查：呼吸 24 次/min，脉搏 110 次/min，血压 90/60，昏迷，瞳孔针尖样大小，呼气大蒜味。

问：该病人最可能的诊断是什么？如何处理？

【知识训练】

一、单项选择题

1. 药效学是研究（　　）
   A. 药物的疗效　　　B. 药物在体内的过程　　　C. 药物对机体的作用规律
   D. 影响药效的因素　　E. 药物的作用规律

2. 量-效曲线可以为用药提供什么参考（　　）
   A. 药物的疗效大小　　B. 药物的毒性性质　　　C. 药物的安全范围
   D. 药物的给药方案　　E. 药物的体内分布过程

3. 部分激动药的特点为（　　）
   A. 与受体亲和力高而无内在活性
   B. 与受体亲和力高有内在活性
   C. 具有一定亲和力，但内在活性弱，增加剂量后内在活性增强
   D. 具有一定亲和力，内在活性弱，低剂量单用时产生激动效应，高剂量时可拮抗激动药作用
   E. 无亲和力也无内在活性

4. 药物作用的两重性指（　　）
   A. 既有对因治疗，又有对症治疗作用　　B. 既有副作用，又有毒性作用
   C. 既有治疗作用，又有不良反应　　　　D. 既有局部作用，又有全身作用
   E. 既有原发作用，又有继发作用

5. 药物的内在活性是指（　　）
   A. 药物穿透生物膜的能力　　　B. 药物激动受体的能力
   C. 药物水溶性大小　　　　　　D. 药物对受体亲和力高低
   E. 药物脂溶性强弱

6. 不良反应不包括（　　）
   A. 副作用　　　　　B. 药物的毒性作用　　　C. 戒断效应
   D. 变态反应　　　　E. 后遗效应

7. 半数致死量是指（　　）
   A. 能使群体中有半数个体出现某一效应的剂量
   B. 能使群体中有 50 个个体出现某一效应的剂量
   C. 能使群体中有一半个体死亡的剂量
   D. 能使群体中有一半以上个体死亡的剂量
   E. 能使群体中半数个体出现疗效的剂量

8. 副作用是指（ ）
   A. 与用药目的无关的作用
   B. 用药剂量过大或用药时间过长引起的
   C. 用药后给病人带来不舒适的感觉
   D. 在治疗剂量出现与用药目的无关的作用
   E. 停药后，残存药物引起的反应
9. 药物的毒性反应是（ ）
   A. 一种过敏反应
   B. 在使用治疗剂量时所产生的与治疗目的无关的反应
   C. 因用药量过大或机体对该药特别敏感所发生的对机体有损害的反应
   D. 一种遗传性生化机制异常所产生的特异反应
   E. 指剧毒药所产生的毒性作用
10. 药物的选择作用取决于（ ）
    A. 药效学特性　　　B. 药动学特性　　　C. 药物化学特性
    D. 三者均对　　　　E. 三者均不对
11. 药代学是研究（ ）
    A. 药物进入血液循环与血浆蛋白结合及解离的规律
    B. 药物吸收后在机体细胞分布变化的规律
    C. 药物经肝脏代谢无活性产物的过程
    D. 药物从给药部位进入血液循环的过程
    E. 药物体内过程及体内药物浓度随时间变化的规律
12. 在药物消除过程中，其血浆半衰期等于（ ）
    A. $0.693/K$　　　B. $K/0.693$　　　C. $2.303/K$
    D. $K/2.303$　　　E. $0.301/K$
13. 药物进入循环后首先（ ）
    A. 作用于靶器官　　B. 在肝脏代谢　　　C. 在肾脏排泄
    D. 储存在脂肪　　　E. 与血浆蛋白结合
14. 药物的生物转化和排泄速度决定于（ ）
    A. 副作用的多少　　B. 最大效应的高低　C. 作用持续时间的长短
    D. 起效的快慢　　　E. 后遗效应的大小
15. 大多数药物是按下列哪种机制进入体内的（ ）
    A. 易化扩散　　　　B. 简单扩散　　　　C. 主动转运
    D. 过滤　　　　　　E. 吞噬
16. 某药的半衰期为8h，一次给药后药物在体内基本消除的时间是（ ）
    A. 1d　　B. 2d　　C. 4d　　D. 6d　　E. 8d
17. 在碱性尿液中弱酸性药物（ ）

A. 解离多，重吸收少，排泄快　　B. 解离少，重吸收多，排泄快
C. 解离多，重吸收多，排泄快　　D. 解离少，重吸收多，排泄慢
E. 解离多，重吸收少，排泄慢

18. 时量曲线下面积反映（　）
A. 消除半衰期　　B. 消除速度　　C. 吸收速度
D. 生物利用度　　E. 药物剂量

19. 有首关消除的给药途径是（　）
A. 直肠给药　　B. 舌下给药　　C. 静脉给药
D. 喷雾给药　　E. 口服给药

20. 在时量曲线上，曲线在峰值浓度时表明（　）
A. 药物吸收速度与消除速度相等　　B. 药物的吸收过程已经完成
C. 药物在体内的分布已达到平衡　　D. 药物的消除过程才开始
E. 药物的疗效最好

21. 诱导肝药酶的药物是（　）
A. 阿司匹林　　B. 多巴胺　　C. 去甲肾上腺素
D. 苯巴比妥　　E. 阿托品

22. 最常用的给药途径是（　）
A. 直肠给药　　B. 舌下给药　　C. 静脉给药
D. 肌内给药　　E. 口服给药

23. 苯巴比妥可使氯丙嗪血药浓度明显降低，这是因为苯巴比妥（　）
A. 减少氯丙嗪的吸收　　　　　　　B. 增加氯丙嗪与血浆蛋白结合
C. 诱导肝药酶使氯丙嗪代谢增加　　D. 降低氯丙嗪的生物利用度
E. 抑制肝药酶使苯妥英钠代谢减少

24. 保泰松可使苯妥英钠的血药浓度明显升高，这是因为保泰松（　）
A. 增加苯妥英钠的生物利用度　　B. 减少苯妥英钠与血浆蛋白结合
C. 减少苯妥英钠的分布　　　　　D. 增加苯妥英钠的吸收
E. 抑制肝药酶使苯妥英钠代谢减少

25. 丙磺舒延长青霉素药效的原因是丙磺舒（　）
A. 也有杀菌作用　　B. 减慢青霉素的代谢　　C. 延缓耐药性的产生
D. 减慢青霉素的排泄　　E. 减少青霉素的分布

26. 主动转运的特点是（　）
A. 通过载体转运，不需耗能　　B. 通过载体转运，需要耗能
C. 不通过载体转运，不需耗能　　D. 不通过载体转运，需要耗能
E. 包括易化扩散

27. 某药半衰期为36h，若按一级动力学消除，每天用维持量给药约需多长时间基本达到有效血药浓度（　）

A. 2d	B. 3d	C. 8d	D. 11d	E. 14d

28. 食盐服用适量有利于健康，但剂量过大会造成毒性反应，一般超过多少易造成脑水肿和肺水肿引起死亡（ ）

A. 50～100g	B. 100～150g	C. 200～250g

D. 300～350g	E. 400～450g

29. 药物的毒性一般分为6级，其中毒性最强的是（ ）

A. 根毒	B. 剧毒	C. 中等毒

D. 低毒	E. 实际无毒和无毒

30. 下列药物不具有致癌作用的是（ ）

A. 甲烷	B. 碘甲烷	C. 溴甲烷

D. 亚硝酸盐	E. 黄曲霉素

31. 下列给药途径中吸收最快的是（ ）

A. 肌内注射	B. 腹腔注射	C. 呼吸道吸入

D. 皮下注射	E. 口服

32. 吗啡中毒的特征性体征是（ ）

A. 皮肤苍白	B. 呼吸困难	C. 针尖样瞳孔

D. 血压升高	E. 精神抑制

33. 临床上常用于中毒导泻的药物是（ ）

A. $MgSO_4$	B. NaOH	C. Na_2CO_3

D. $Al(OH)_3$	E. NaCl

34. 下列哪项不是治疗过敏的药物（ ）

A. 钙剂	B. 维生素C	C. 抗组胺

D. 氨茶碱	E. 西咪替丁

35. 青霉素引起的过敏性休克首选（ ）

A. 钙剂	B. 肾上腺素	C. 抗组胺

D. 氨茶碱	E. 强心苷

二、多项选择题

1. 药物的不良反应包括（ ）

A. 副作用	B. 毒性反应	C. 后遗效应

D. 变态反应	E. 停药反应

2. 部分激动药（ ）

A. 与受体结合亲和力小		B. 内在活性较大

C. 具有激动药与拮抗药两重性

D. 与激动药共存时，其效应与激动药拮抗		E. 量-效曲线高度较低

3. 受体调节主要包括（ ）

A. 向下调节	B. 向左调节	C. 向上调节

D. 向右调节　　　　　　E. 以上都包括

4. 受体的特性有（　）
   A. 灵敏性　　　　　B. 特异性　　　　　C. 饱和性
   D. 可逆性　　　　　E. 以上都不对

5. 药物的治疗作用包括（　）
   A. 对因治疗　　　　B. 对症治疗　　　　C. 补充治疗
   D. 抗酸治疗　　　　E. 抗菌治疗

6. 药物与血浆蛋白结合的特点是（　）
   A. 暂时失去活性　　B. 是可逆的　　　　C. 结合的特异性低
   D. 结合点有限　　　E. 两药可竞争与同一蛋白结合

7. 药物经过生物转化后（　）
   A. 可以成为有活性的药物　　B. 有利于肾血管重吸收　　C. 脂溶性增加
   D. 失去药理活性　　　　　　E. 极性升高

8. 药物消除是指（　）
   A. 首关消除　　　　B. 肾脏排泄　　　　C. 肝肠循环
   D. 生物转化　　　　E. 蛋白结合

9. 生物利用度反映（　）
   A. 表观分布容积的大小　　　B. 进入体循环的药量
   C. 药物血浆半衰期的长短　　D. 药物吸收速度对药效的影响
   E. 药物消除速度的快慢

10. 药物的排泄途径有（　）
    A. 汗腺　　B. 乳腺　　C. 肾脏　　D. 胆汁　　E. 粪便

11. 直肠给药的优点有（　）
    A. 降低药物毒性　　B. 减少胃肠刺激　　C. 避免首关效应
    D. 提高药物疗效　　E. 吸收比较迅速

12. 药物在体内分布的影响因素有（　）
    A. 器官血流量　　　B. 血浆蛋白结合率　　C. 药物的 pK_a
    D. 体液的 pH　　　 E. 血药浓度

13. 碱化尿液可使下列药物排泄加速（　）
    A. 苯巴比妥　　　　B. 水杨酸钠　　　　C. 磺胺药
    D. 吗啡　　　　　　E. 地西泮

14. 不同药物经生物转化后可能出现（　）
    A. 水溶性增高　　　B. 药理活性降低　　C. 药理活性增强
    D. 极性增加　　　　E. 极性降低

15. 影响药物从肾脏排泄速度的因素是（　）
    A. 药物的脂溶性　　B. 药物的极性　　　C. 尿液的 pH

D. 肾脏功能   E. 药物间的相互作用

16. 最容易引起肝损伤的药物有（　　）

A. 对乙酰氨基酚   B. 异烟肼   C. 氟烷

D. 土霉素   E. 西咪替丁

17. 下列药物中，易引起哮喘的有（　　）

A. 阿司匹林   B. 普萘洛尔   C. 乙酰胆碱

D. 普鲁卡因   E. 青霉素

三、简答题

1. 什么是药理学？
2. 新药的开发研究分哪几步进行？
3. 什么是药物毒理学，研究药物毒理学的目的是什么？

参考答案：

一、1. C　　2. D　　3. D　　4. C　　5. B　　6. C　　7. C　　8. D　　9. C

10. A　11. E　12. A　13. E　14. C　15. B　16. B　17. A　18. D

19. E　20. A　21. D　22. E　23. C　24. E　25. D　26. B　27. C

28. C　29. A　30. A　31. C　32. C　33. A　34. E　35. B

二、1. ABCDE　　2. CE　　3. AC　　4. ABCD　　5. ABC

6. ABCDE　　7. ADE　　8. BD　　9. BD　　10. ABCDE

11. BCE　　12. ACD　　13. ABC　　14. ABD　　15. ABCDE

16. BC　　17. ABCDE

模块二 传出神经系统药物

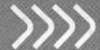
【知识目标】

1. 掌握传出神经系统受体的分类、分布及效应；熟悉传出神经系统药物的分类及作用机制；了解传出神经系统的分类及递质。
2. 掌握毛果芸香碱、扁豆毒碱、新斯的明的药理毒理、临床应用及不良反应和禁忌证；有机磷酸酯中毒的解救措施；了解抗胆碱酯酶药的作用机制。
3. 掌握代表药物阿托品的药理毒理、不良反应及临床应用；了解其他M受体阻断药及其合成代用品的药理毒理；了解N胆碱受体阻断药的药理作用及临床应用。
4. 掌握肾上腺素、去甲肾上腺素、异丙肾上腺素的药理毒理、用途及不良反应与注意事项。了解多巴酚丁胺、麻黄碱、多巴胺的药理毒理、用途及不良反应。
5. 掌握酚妥拉明、普萘洛尔的药理毒理、临床应用、禁忌证等；了解同类药物的特点和应用。

【技能目标】

1. 运用传出神经系统药物的基本理论，总体上把握该类药物的应用范围及特点。
2. 应用胆碱受体激动药相关的理论知识，初步具备提供用药咨询的能力；并在实际工作中及时准确为有机磷酸酯中毒患者进行抢救和治疗。
3. 能观察阿托品、山莨菪碱和东莨菪碱等药物的疗效及不良反应；能正确协助医生处理阿托品、肌肉松弛药的过量处理；能正确使用阿托品等药物。
4. 能正确选择肾上腺素、去甲肾上腺素、多巴胺的给药途径；能准确处理去甲肾上腺素、多巴胺药液的外漏。能准确判断肾上腺素、多巴胺、去甲肾上腺素、异丙肾上腺素的药物疗效和不良反应。
5. 在各型休克、心跳骤停、支气管哮喘等情况下，能及时采用正确的应急药物进行处理，并进行准确的疗效观察。

项目一 ▶ 传出神经系统药物概论

传出神经系统是外周神经系统的重要组成部分之一，主要包括自主神经系统（又称植物神经系统）和运动神经系统，负责将中枢神经系统的信号传导到外周组织器官。传出神经系统药物较多，它们通过直接或间接影响传出神经的递质而改变效应器官的活动。

知识一　传出神经系统的分类

传出神经系统药物的药理作用与传出神经的解剖和生理密切相关。因此，在这里先简要阐述一下传出神经的解剖和生理学。

传出神经系统又分为交感神经和副交感神经，主要支配心脏、平滑肌和腺体等效应器活动并影响能量代谢，能独立完成生理调节功能，在很大程度上不受意识支配；交感神经系统的神经纤维发自胸腰段脊髓，称为节前纤维。节前纤维在脊柱两侧的交感神经节内与次一级神经元进行信号交换，即换元过程。次一级神经元发出节后纤维，到达支配的器官。副交感神经的节前纤维发自脑干或骶髓，在神经节内换元后发出节后纤维支配效应器。副交感神经节与脏器较近，即节前纤维长而节后纤维短。运动神经系统的神经纤维自中枢发出后，直接支配骨骼肌，中间无神经节换元。

传出神经系统分类及受体模式见图 2-1。

知识二　传出神经系统的递质

传出神经元之间的交接处，或神经元和效应器细胞之间的交接处，称为突触。传出神经末梢与次一级神经元或效应器之间，并不直接相连，当中有一间隙，称为突触间隙。神经冲动不是以生物电通过间隙直接传达到次一级细胞，而

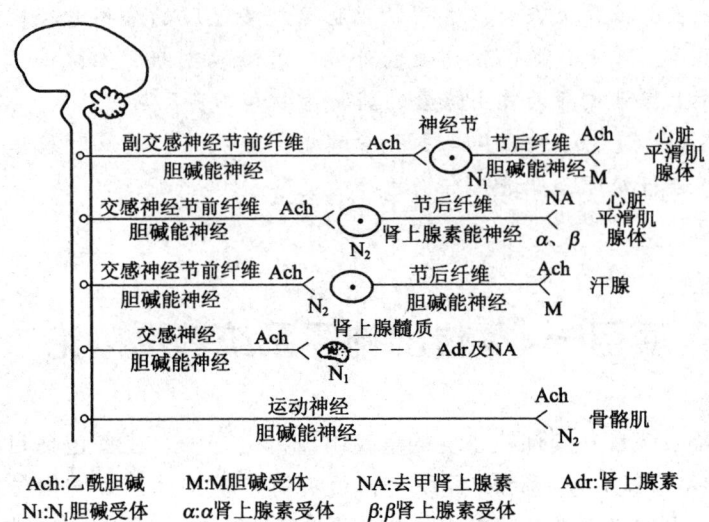

图 2-1 传出神经系统分类及受体模式图

是当神经冲动到达神经末梢时,从神经末梢释放出一种传递信息的化学物质,称为递质。通过递质作用于次一级神经元或效应器,从而完成神经冲动的传递过程。传出神经突触传递的化学递质有两种,乙酰胆碱(acetylcholine, Ach)和去甲肾上腺素(noradrenaline, NA)。利用电子显微镜观察突触部位,可以看到在传出神经的末梢与次一级神经元或效应器之间有一定的间隙(即突触间隙)。传出神经末梢靠近间隙的细胞膜称为突触前膜。效应器或次一级神经元靠近间隙的细胞膜称为突触后膜。在运动神经末梢内靠近突触前膜处,聚集着很多的囊泡,囊泡内含有大量的递质乙酰胆碱。

乙酰胆碱的生物合成主要在胆碱能神经末梢内进行。胆碱和乙酰辅酶 A 在胆碱化酶的催化下,合成乙酰胆碱,合成后贮存于囊泡中,当神经冲动到达末梢时,许多囊泡向突触间隙释放乙酰胆碱,后者在发挥作用的同时,大部分立即被胆碱酯酶水解而灭活。其代谢产物为胆碱和乙酸,其中胆碱可被神经末梢摄取后再用于合成乙酰胆碱。

乙酰胆碱的生物合成与释放见图 2-2。

交感神经末梢分为许多细微的神经纤维,并有连续的膨胀部分,形成串珠状,称为膨体。在膨体中含有线粒体和囊泡,一个膨体内约有 1000 个左右的囊泡,每个囊泡中含有高浓度的去甲肾上腺素分子。去甲肾上腺素的生物合成主要在肾上腺素能神经的末梢内进行。酪氨酸是合成去甲肾上腺素的基本原料,从血液进入神经元后,在酪氨酸羟化酶的作用下生成多巴,再经多巴脱羧酶的作用,

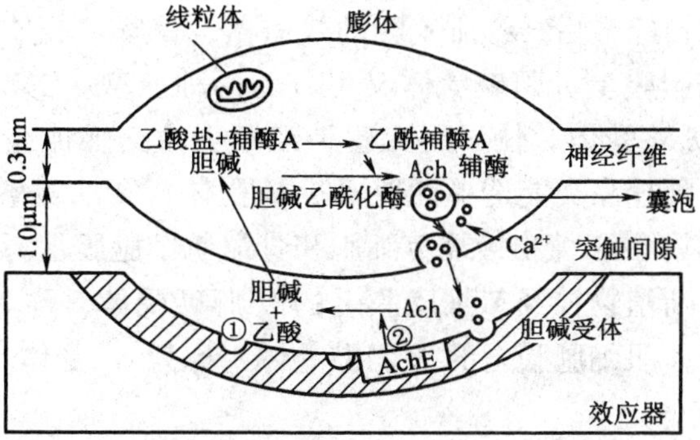

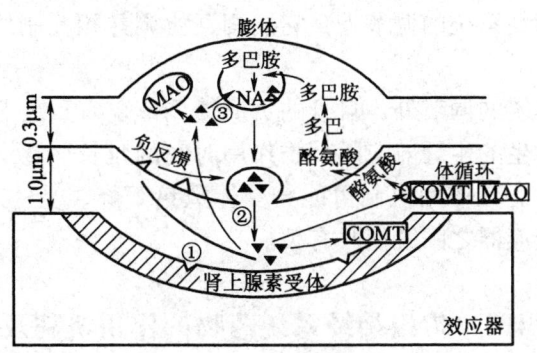

图2-2 乙酰胆碱的生物合成与释放

脱羧后生成多巴胺,后者进入囊泡中,经多巴胺-β-羟化酶的作用,转变为去甲肾上腺素。去甲肾上腺素形成后贮存于囊泡中,当神经冲动到达末梢时,可释放至突触间隙。释放出的去甲肾上腺素可与效应器细胞突触后膜上的受体结合,从而使效应器产生兴奋或抑制效应。但大部分的去甲肾上腺素通过突触前膜被主动地再摄取入神经末梢内,并贮存于囊泡内。回收量可达释放量的75%~90%。这是去甲肾上腺素作用消失的主要原因。

去甲肾上腺素的合成与释放见图2-3。

图2-3 去甲肾上腺素的合成与释放

知识三 传出神经系统受体的分类、分布及效应

传出神经系统受体的分类和命名,主要依据该受体能与之选择性结合的递质或药物而定,能与乙酰胆碱结合的受体称为胆碱受体,能与去甲肾上腺素或肾上腺素结合的受体称为肾上腺素受体。

1. 胆碱受体

分布于副交感神经节后纤维所支配的效应器、植物神经节、骨骼肌和交感神经支配的汗腺等细胞膜上。胆碱受体又可分为两种亚型：①毒蕈碱型胆碱受体：简称 M 胆碱受体或 M 受体。位于副交感神经及少数交感神经节后纤维所支配的效应器细胞膜上。阿托品类能选择性地阻断 M 受体；②烟碱型胆碱受体：简称 N 胆碱受体或 N 受体。位于植物神经节细胞和骨骼肌细胞膜上。阿方那特等神经节阻断药能选择性阻断植物神经节细胞膜上的 N 胆碱受体，称为 N_1 受体；筒箭毒碱能选择性阻断骨骼肌细胞膜上的 N 胆碱受体，称为 N_2 受体。

2. 肾上腺素受体

位于大多数交感神经节后纤维所支配的效应器（汗腺除外）细胞膜上。肾上腺素受体也可分为两种亚型，即 α 型肾上腺素受体（简称 α 受体）与 β 型肾上腺素受体（简称 β 受体）。β 受体又可分为 $β_1$ 受体和 $β_2$ 受体。传出神经系统中的运动神经主要引起骨骼肌的收缩，自主神经系统主要调节呼吸、循环、消化、内分泌和代谢等功能，维持机体内环境的稳定。交感神经系统兴奋引起心脏兴奋、血管收缩、血压上升、支气管和胃肠道平滑肌松弛、瞳孔扩大等，有利于机体运动、观察，特点为机体进入应激状态，能量消耗增加。反之，副交感神经兴奋时，机体对外界的反应下降、心脏抑制、血管扩张、血压下降、支气管和胃肠道平滑肌收缩、瞳孔缩小等，机体进行休整和积蓄能量。机体的多数器官都可接受交感和副交感两类传出神经的双重支配，而在多数情况下，这两类神经的功能相互拮抗。在中枢神经系统的调节下，它们相互协调并相互制约，使机体的生理功能维持动态平衡。

除中枢神经系统的调节外，自身的负反馈调节也有重要意义。如儿茶酚胺作用于细胞、受体产生的生理效应随药物作用时间的延长而逐渐降低，这种现象被称为耐受性或去敏。其作用机制可能与受体数量下降、受体对配体敏感性降低、受体与后续生化效应器之间脱偶联有关。

知识四　传出神经系统药物的作用机制及分类

突触的化学过程容易受到药物影响，传出神经系统药物主要是通过直接作用于受体或影响递质来间接发挥作用。

1. 与受体结合

许多传出神经系统药物能直接与胆碱受体或肾上腺素受体结合，结合后如果产生与乙酰胆碱（acetylcholine，Ach）和去甲肾上腺素（noradrenaline，NA）相似的作用，则分别称为拟胆碱药或拟肾上腺素药，统称为激动药；如果不产生或较少产生拟似递质作用，或妨碍递质与受体的结合，从而产生与递质相反的作用，统称为拮抗药，又称为阻滞药。

2. 影响递质的体内过程

①影响递质的生物合成：直接影响递质生物合成的药物较少。宓胆碱能抑制乙酰胆碱的生物合成，α-甲基酪氨酸则可抑制肾上腺素的生物合成。这两类药物目前仅作为实验研究的工具药物，并无临床应用价值。②影响递质的转化：乙酰胆碱的灭活主要是被胆碱酯酶水解。抗胆碱药新斯的明和有机磷酸酯类农药就是通过抑制胆碱酯酶活性，干扰乙酰胆碱水解，使突触间隙中乙酰胆碱浓度增高而产生拟胆碱作用，因此属于间接拟胆碱药。③影响递质释放：溴苄胺能抑制肾上腺素能神经末梢释放去甲肾上腺素；麻黄碱和间羟胺除能与受体直接结合外，还可促进去甲肾上腺素在神经末梢的释放而发挥拟肾上腺素作用。④影响递质的再摄取和贮存：利血平主要是抑制去甲肾上腺素能神经末梢中的囊泡对去甲肾上腺素的再摄取，使囊泡内贮存的去甲肾上腺素逐渐减少以致耗竭。

常用的传出神经系统药物按其作用性质以及作用的受体类型而进行的分类见表2-1。

表2-1　　　　　　　　传出神经系统药物的分类

激动药	拮抗药
（一）胆碱受体激动药	（一）胆碱受体阻滞药
1. M、N 受体激动药	1. M 受体阻滞药
2. M 受体激动药	（1）非选择性 M 受体阻滞药
3. N 受体激动药	（2）M_1 受体阻滞药
（二）抗胆碱酯酶药	（3）M_2 受体阻滞药
（三）肾上腺素受体激动药	2. N 受体阻滞药
1. α 受体激动药	（1）N_1 受体阻滞药
（1）$α_1$、$α_2$ 受体激动药	（2）N_2 受体阻滞药
（2）$α_1$ 受体激动药	（二）胆碱酯酶复活剂
（3）$α_2$ 受体激动药	（三）肾上腺素受体阻滞药
2. α、β 受体激动药	1. α 受体阻滞药
3. β 受体激动药	（1）$α_1$、$α_2$ 受体阻滞药
（1）$β_1$、$β_2$ 受体激动药	（2）$α_1$ 受体阻滞药
（2）$β_1$ 受体激动药	（3）$α_2$ 受体阻滞药
（3）$β_2$ 受体激动药	2. β 受体阻滞药
	（1）$β_1$、$β_2$ 受体阻滞药
	（2）$β_1$ 受体阻滞药
	（3）$β_2$ 受体阻滞药
	3. α、β 受体阻滞药

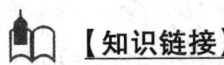【知识链接】

乙酰胆碱与人的记忆力

神经递质学说表明，大脑记忆能力的强弱主要取决于大脑内一种记忆物质——乙酰胆碱的含量。人的脑组织有大量乙酰胆碱，但乙酰胆碱的含量会随着年龄的增加而下降。正常老人比青年时下降30%，而老年痴呆患者下降更为严重，可达70%~80%。美国医生曾观察到老年人脑组织中乙酰胆碱减少，就给老年人吃富含胆碱的食品，发现有明显的防止记忆减退的作用。英国和加拿大等国的科学家也相继进行了研究，一致认为只要有控制地供给足够的胆碱，可避免60岁左右老年人记忆力减退。所以保持和提高大脑中乙酰胆碱的含量，是解决记忆力下降的根本途径。在自然界，乙酰胆碱多以胆碱的形式存在于蛋、鱼、肉、大豆等之中，不过这些胆碱必须在人体内经过代谢转化后，才能合成具有生理活性的乙酰胆碱。

项目二 ▶ 胆碱受体激动药

案例导入：

患者，女，56岁。2个月前开始感到左眼疼痛，视物模糊，偶伴有轻度同侧头痛，但常自行缓解。3d前突然感觉左侧剧烈头痛、眼球胀痛，视力极度下降。用2%毛果芸香碱频点左眼，2h后自觉头痛、眼胀减轻，视力有所恢复。但4h后患者出现全身不适、流泪、流涎、心悸、上腹不适而急诊求治。

问：应如何处理？

胆碱受体激动药，又称拟胆碱药，能与胆碱受体结合并激活受体，产生与递质乙酰胆碱相似的作用。按胆碱受体激动药对不同胆碱受体的选择性，可分为以下几种：

（1）M、N胆碱受体激动药　既作用于节后胆碱能神经支配的效应器内的M胆碱受体，也作用于神经节和骨骼肌的N胆碱受体，如乙酰胆碱、醋甲胆碱、卡巴胆碱、氨甲酰胆碱等。

（2）M胆碱受体激动药　直接作用于副交感神经节后纤维支配的效应器内的M胆碱受体，如毛果芸香碱。

（3）N胆碱受体激动药　作用于神经节和骨骼肌的N胆碱受体，如烟碱。

知识一　M、N胆碱受体激动药

本类药物以乙酰胆碱为代表，在化学结构上均具有一个带正电荷的季铵基团，极性大，脂溶性小，不易通过血-脑屏障，在体内可被胆碱酯酶破坏。

乙酰胆碱

乙酰胆碱（acetylcholine，Ach）为胆碱能神经递质，性质不稳定，极易被体内胆碱酯酶水解，毒性较小。Ach是由胆碱与乙酸形成的酯，为季铵化合物，季铵基团和酯基团是药物作用的关键结构。Ach为内源性神经递质，分布较广，具有非常重要的生理功能。但Ach少有临床应用价值，主要用于动物实验。

【药理毒理】

1. 心血管系统

Ach对心血管系统主要产生以下作用：

（1）血管扩张作用　静注小剂量本品可由于全身血管扩张而造成血压短暂下降，并伴有反射性心率加快。Ach可引起肺和冠状血管扩张。其扩张血管作用主要由于激动血管内皮细胞M_3胆碱受体亚型，导致内皮依赖性舒张因子即一氧化氮释放，从而引起邻近平滑肌细胞松弛，也可能通过压力感受器或化学感受器反射引起。如果血管内皮受损，则Ach的上述作用将不复存在，相反可引起血管收缩。此外，Ach所致的肾上腺素能神经末梢去甲肾上腺素释放减少也与其扩张血管作用有关。

（2）减慢心率　此作用亦称负性频率。Ach能使窦房结舒张期自动除极延缓，复极化电流增加，使动作电位达阈值的时间延长，导致心率减慢。

（3）减慢房室结和普肯野纤维传导　即为负性传导。Ach可延长房室结和普肯野纤维的不应期，使其传导减慢。当使用强心苷使迷走神经张力增高或全身给药法使用大剂量胆碱受体激动药时所出现的完全性心脏传导阻滞常与房室结传导明显抑制有关。

（4）减弱心肌收缩力　即为负性肌力作用。一般认为胆碱能神经主要分布于窦房结、房室结、普肯野纤维和心房，而心室较少有胆碱能神经支配。故认为Ach对心房收缩的抑制作用大于心室。由于迷走神经末梢与交感神经末梢紧密相邻，迷走神经末梢所释放的Ach可激动交感神经末梢突触前M胆碱受体，抑制交感神经末梢去甲肾上腺素释放，使心室收缩力减弱。

（5）缩短心房不应期　Ach不影响心房肌的传导速度，但可使心房不应期及动作电位时程缩短（即为迷走神经作用）。

2. 胃肠道

Ach可明显兴奋胃肠道，使其收缩幅度、张力增加，胃、肠平滑肌蠕动增加，并可促进胃、肠分泌，引起恶心、嗳气、呕吐、腹痛及排便等症状。

3. 泌尿道

Ach可使泌尿道平滑肌蠕动增加，膀胱逼尿肌收缩，使膀胱最大自主排空压力增加，降低膀胱容积，同时膀胱三角区和外括约肌舒张，导致膀胱排空。

4. 其他

Ach 可使泪腺、气管和支气管腺体、唾液腺、消化道腺体和汗腺分泌增加，使支气管收缩，颈动脉体和主动脉体化学受体兴奋。当 Ach 局部滴眼时，可致瞳孔收缩，调节近视。Ach 尚可作用于自主神经节和骨骼肌的神经肌肉接头的胆碱受体，引起交感、副交感神经节兴奋，肌肉收缩。由于 Ach 不易进入中枢，故尽管中枢神经系统有胆碱受体存在，但外周给药很少产生中枢作用。Ach 及其直接作用于胆碱受体药物的主要效应见表 2-2。

表 2-2　　直接作用于胆碱受体药物的主要效应

器官	效应
眼	
虹膜括约肌	收缩（瞳孔缩小）
睫状肌	收缩，适于看近物
心脏	
窦房结	减慢心率（负性频率）
心房	降低收缩力（负性肌力），缩短不应期
房室结	减慢传导速度（负性传导），延长不应期
心室	略降低收缩力
血管	
动脉	舒张（通过 EDRF），收缩（大剂量直接作用）
静脉	舒张（通过 EDRF），收缩（大剂量直接作用）
肺	
支气管平滑肌	收缩（支气管收缩）
支气管腺体	促分泌
胃肠道	
运动	增加
括约肌	舒张
分泌	促分泌
尿道膀胱	
逼尿肌	收缩
三角括约肌	舒张
腺体	
汗腺，唾液腺，泪腺，鼻咽腺体	分泌

醋甲胆碱

醋甲胆碱可被胆碱酯酶水解,但由于其水解速度较慢,故作用时间较 Ach 长。本品对 M 胆碱受体具有相对选择性,尤其对心血管系统作用明显。临床上主要用于口腔黏膜干燥症。禁忌证为支气管哮喘、冠脉缺血和溃疡病患者。

卡巴胆碱

卡巴胆碱对 M、N 胆碱受体激动作用与 Ach 相似,但其不易被胆碱酯酶水解,作用时间较长。本品对膀胱和肠道作用明显,故可用于术后腹气胀和尿潴留,仅用于皮下注射,禁用静注给药。该药副作用较多,且阿托品对它的解毒效果差,故目前主要用于局部滴眼治疗青光眼。

知识二 M 胆碱受体激动药

本类药物对 M 受体的作用显著,而对 N 受体基本无作用。

毛果芸香碱

毛果芸香碱,又名匹鲁卡品,为叔胺化合物,是毛果芸香属植物叶子中提取的生物碱。为白色或无色结晶,已能人工合成,水溶液稳定。

【药理毒理】本品为特异性 M 受体激动剂,对不同 M 受体亚型无选择性,药理作用广,对眼和腺体的作用强,对心血管系统作用弱。

1. 眼

滴眼后,产生缩瞳、降低眼内压和调节痉挛的作用。虹膜内的瞳孔括约肌(环状肌)受 M 胆碱受体支配,受体激动时肌肉收缩,导致瞳孔缩小。毛果芸香碱激动 M 受体,产生较强的缩瞳作用。眼内压是由房水维持的。毛果芸香碱兴奋 M 受体,虹膜向中心拉紧,房水回流通路变得通畅,可促进房水回流吸收,降低眼内压。毛果芸香碱兴奋 M 受体,使睫状肌上的环状肌纤维向瞳孔中心方向收缩,悬韧带松弛,对晶状体的牵引减弱,导致晶状体变凸,屈光度增加,眼睛视近物清晰而看远物则模糊,即出现调节痉挛。

2. 腺体

毛果芸香碱激动腺体的 M 受体,使分泌增加,尤以汗腺和唾液腺最为显著。

3. 平滑肌

毛果芸香碱可激活平滑肌 M 受体,使消化道平滑肌的收缩力和张力增加,大剂量可导致痉挛,引起气管收缩,哮喘患者需要注意。

【临床应用】临床主要用于眼科。滴眼时作用迅速,10～30min 就能起效,作用维持约 75min。调节痉挛及缩瞳孔的作用时间则比较长,可达数小时。本品也可用于某些原因引起的口腔干燥。

1. 青光眼

由于房水回流不畅,引起眼内压升高,导致头痛、视力减退,严重者可致失明。毛果芸香碱使前房角间隙扩大，房水回流通畅，眼内压降低。临床用于治疗闭角型青光眼，也适用于单纯性开角型青光眼。比毒扁豆碱的作用更温和而短暂。

2. 缩瞳作用

对某些抗胆碱药物引起的扩瞳药有拮抗作用。与阿托品交替使用，可防止炎症时虹膜与晶状体粘连。

【不良反应】本品吸收后，可引起肌肉震颤、恶心呕吐、哮喘、多汗、流涎等。

毒蕈碱

毒蕈碱由捕蝇蕈分离提取。本品虽不作为治疗性药物，但由于它具有重要的药理活性，故在此做简要介绍。

毒蕈碱为经典 M 胆碱受体激动药，其效应与节后胆碱能神经兴奋症状相似。我国民间因食用野生蕈而中毒的病例时有发生。毒蕈碱最初从捕蝇蕈中提取，但含量很低（约为 0.003%），因而人食用捕蝇蕈后并不至于引起毒蕈碱中毒。而丝盖伞菌属和杯伞菌属中含有较高的毒蕈碱成分，食用这些菌属后，30~60min 内即可出现毒蕈碱中毒症状，表现为流涎、流泪、恶心、呕吐、头痛、视觉障碍、腹部绞痛、腹泻、支气管痉挛、心动过缓、血压下降和休克等。可用阿托品治疗（每隔 30min 肌内注射 1~2mg）。

M 胆碱受体激动药的药理活性比较见表 2-3。

表 2-3　　　　胆碱酯类和天然生物碱的药理活性比较

毒蕈碱受体激动剂	对胆碱酯酶敏感性	毒蕈碱样作用				阿托品拮抗作用	烟碱样作用
		心血管	胃肠道	泌尿平滑肌	眼（局部）		
乙酰胆碱	+++	++	++	++	+	+++	++
乙酰甲胆碱	+	+++	++	++	+	+++	+
卡巴胆碱	-	+	+++	+++	++	+	+++
氨甲酰甲胆碱	-	+-	+++	+++	++	+++	-
毒蕈碱	-	++	+++	+++	++	+++	-
毛果芸香碱	-	+	+++	+++	++	+++	-

注：-表示无；+、++、+++依次代表弱、中、强；+-表示叠加，有时无，有时弱。

知识三　N 胆碱受体激动药

烟碱（nicotine，尼古丁）由烟草中提取，是 N 胆碱受体激动药的代表，可兴奋自主神经节和神经肌肉接头的 N 胆碱受体。其对神经节的 N 受体作用呈双向性，即开始使用时可短暂兴奋神经节 N 受体，随后可持续抑制神经节 N 受体。烟碱对神经肌肉接头 N 受体作用与其对神经节 N 受体作用类似，由于烟碱作用广泛、复杂，故无临床实用价值，仅具有毒理学意义。

烟草中含有烟碱成分，长期吸烟与许多疾病如癌症、冠心病、溃疡病、中枢神经系统疾患和呼吸系统疾病的发生关系密切。此外，吸烟者的烟雾中也含有烟碱和其他致病物质，易被他人吸入，危害别人。故对吸烟者应劝其戒烟。N_1 受体激动药还有山梗菜碱，临床主要用于兴奋呼吸。

知识四 抗胆碱酯酶药

胆碱酯酶是一种水解乙酰胆碱的特殊酶，可分为乙酰胆碱酯酶（AchE，又称真性胆碱酯酶）和假性胆碱酯酶两类。AchE 水解 Ach 的主要过程如下：①Ach 分子中带正电荷的季铵阳离子头，以静电引力与 AchE 的阴离子部位结合，同时 Ach 分子中的羰基碳与 AchE 酯解部位的丝氨酸的羟基以共价键结合，形成 Ach – AchE 复合物；②Ach – AchE 复合物裂解为胆碱和乙酰化 AchE；③乙酰化 AchE 迅速水解，分离出乙酸，使酶的活性恢复（图 2 – 4）。

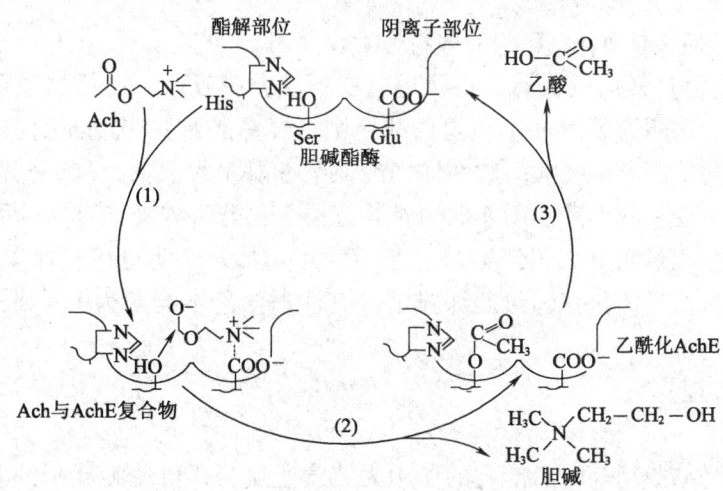

图 2 – 4　胆碱酯酶水解过程示意图

抗胆碱酯酶药的化学结构与 Ach 类似，故能与胆碱酯酶结合，且与酶的亲和力比 Ach 大得多，药物与胆碱酯酶结合形成的复合物较牢固，水解也较慢，有的甚至难水解。因酶的结合部位被占领，而失去活性，故不能水解 Ach，使胆碱能神经末梢释放的 Ach 大量堆积，激动 M 受体及 N 受体，从而表现出 M 及 N 样作用。根据与胆碱酯酶结合形成的复合物水解速度的快慢和难易程度，可将抗胆碱酯酶药物分为两类：一类是易逆性抗胆碱酯酶药，另一类是难逆性抗胆碱酯酶药

（图2-5）。

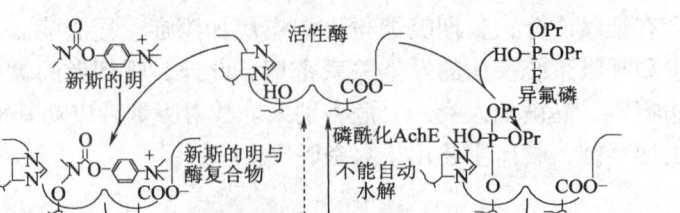

图2-5 抗胆碱酯酶药的作用

一、易逆性抗AchE药

（一）易逆性抗AchE药的一般特性

【体内过程】毒扁豆碱易为胃肠道、皮下及黏膜吸收，在体内主要由血浆酯酶水解失活。该药滴眼时如不压迫内眦，则可经鼻腔黏膜吸收而引起全身反应。毒扁豆碱注射给药时，其大多数在体内经血浆酯酶水解灭活，尿中排泄极少。毒扁豆碱能透过血-脑屏障。新斯的明及其有关季胺类药物（如吡斯的明）口服吸收差，故口服剂量明显大于注射量。新斯的明和吡斯的明也可被血浆酯酶水解，水解产物季醇及母体化合物可经尿排泄。其注射给药半衰期为1~2h，但不易进入中枢神经系统。

【药理毒理】

1. 眼

本类药物结膜用药时所产生的作用为结膜充血，并可使瞳孔括约肌和睫状肌收缩，导致瞳孔缩小和睫状肌调节痉挛，使视力调节在近视状态。其中缩瞳作用可在几分钟内显现，30min达最大反应，持续数小时至数天不等。尽管瞳孔可缩小至针尖样大小，但对光反射一般不消失，而晶状体调节障碍持续较为短暂，一般比缩瞳时间短。由于上述作用可促使眼房水回流，从而使升高的眼内压下降。

2. 胃肠道

不同药物对胃肠道平滑肌作用不同。新斯的明可促进胃的收缩及增加胃酸分泌，拮抗阿托品所致的胃张力下降及增强吗啡对胃的兴奋作用。当支配胃的双侧迷走神经切断后，新斯的明上述作用即被减弱。新斯的明对食道下段具有兴奋作用，对食道明显弛缓和扩张的患者，新斯的明能促进食道的蠕动，并使其张力增加。此外，新斯的明还可促进小肠、大肠（尤其是结肠）的活动，促进肠内容物排出。

3. 骨骼肌神经肌肉接头

大多数强效抗 AchE 药对骨骼肌的主要作用是通过抑制神经肌肉接头 AchE，但也有一定的直接兴奋作用，如动脉注射新斯的明和毒扁豆碱，使药物进入长期去神经肌肉或进入有正常神经支配，但 AchE 活性被难逆性抗 AchE 药不可逆抑制的肌肉，此时新斯的明能引起直接兴奋作用，而毒扁豆碱无此作用；提示前者具有直接兴奋骨骼肌作用。一般认为抗 AchE 药，如新斯的明可逆转由竞争性神经肌肉阻滞药引起的肌肉松弛，但并不能有效拮抗由除极化型肌松药引起的肌肉麻痹，因后者引起肌肉麻痹主要由于神经肌肉运动终板去极化所致。

4. 其他作用

由于许多腺体如支气管腺体、泪腺、汗腺、唾液腺、胃腺（胃窦 G 细胞和壁细胞）、小肠及胰腺腺泡细胞等均受胆碱能节后纤维支配，故低剂量的抗 AchE 药即可增加神经冲动所致的腺体分泌作用，高剂量时可增加基础分泌率。这类药物尚可引起细支气管和输尿管平滑肌纤维收缩，使后者的蠕动增加。

此外，抗 AchE 药也可影响心血管系统。主要表现为心率减慢、心输出量下降，大剂量尚见血压下降，与药物作用于延脑的血管运动中枢有关。抗 AchE 药对中枢各部位有一定兴奋作用，但高剂量时常引起抑制或麻痹，与血氧浓度过低密切相关。

【临床应用】抗胆碱酯酶药临床应用主要包括以下几个方面。

1. 重症肌无力

为神经肌肉接头传递障碍所致的慢性疾病，表现为受累骨骼肌极易疲劳。这是一种自身免疫性疾病，主要为机体对自身突触后运动终板的 Ach 受体产生免疫反应，在患者血清中可见抗 Ach 受体的抗体，从而导致 Ach 受体数目减少。新斯的明、吡斯的明和安贝氯铵为治疗重症肌无力的常规使用药物，常用来控制疾病症状。

2. 腹气胀和尿潴留

以新斯的明疗效较好，可用于手术后及其他原因引起的腹气胀及尿潴留，需要时可用 0.5mg 的甲硫酸新斯的明皮下注射，用药后 10～30min，可见肠蠕动开始。而口服溴化新斯的明 15～30mg，则需 2～4h 起作用。

3. 青光眼

以毒扁豆碱、地美溴铵较为多用。滴眼后可使瞳孔缩小，眼内压下降。闭角型青光眼常用本类药物进行短时的紧急治疗（长期疗法为手术治疗）。开角型青光眼的发作具有逐渐加重的特点，且常对手术治疗反应不佳，可用本类药物作长期治疗。

4. 竞争性神经肌肉阻滞药过量时解毒

主要用新斯的明、依酚氯铵和加兰他敏治疗。

5. 阿尔茨海默病（Alzheimer's disease）

已在进行性阿尔茨海默病的患者中观察到中枢部位，尤其是皮层下区域，如下橄榄核胆碱能神经元完整性缺陷，因此研究用增加中枢神经系统内胆碱能神经递质的方法来治疗该病。1993年，美国FDA批准了他克林（tacrine）用于轻、中度阿尔茨海默病的治疗，但由于该药具有较高的肝毒性发生率，需频繁地进行肝功能检查，因而限制了该药的使用。在接受三个月低剂量他克林治疗的病人中，30%丙氨酸转氨酶（ALT）值为正常人的三倍，停药后，90%的病人肝功能可恢复正常。其他副作用为典型的AchE抑制所致的症状。

【不良反应】详见有机磷酸酯类。

（二）常用易逆性抗AchE药

新斯的明

【体内过程】因结构中含有季铵基团，故脂溶性低，口服吸收少而且不规则，一般口服剂量为皮下注射量的10倍以上。由于不易透过血－脑屏障，因此，无明显的中枢作用。

【药理毒理】溶液滴眼时也不易透过角膜进入前房，故对眼的作用较弱。抑制胆碱酯酶而发挥M样和N样作用，主要表现如下。

1. 兴奋骨骼肌

对骨骼肌的兴奋作用很强，这是因为除抑制胆碱酯酶外，还能直接兴奋骨骼肌运动终板上的N_2胆碱受体以及促进运动神经末梢释放乙酰胆碱。

2. 收缩平滑肌

对胃肠道和膀胱等平滑肌有较强的兴奋作用。对心血管、腺体、眼和支气管平滑肌的作用较弱。

【作用特点】可与乙酰胆碱竞争结合胆碱酯酶，对胆碱酯酶的活性有可逆性抑制作用，使乙酰胆碱在体内堆积，表现出M样和N样作用。新斯的明与胆碱酯酶结合后形成的复合物可以进一步裂解为二甲氨基甲酰化胆碱酯酶，其水解速度较乙酰化胆碱酯酶慢，故酶被抑制的时间较长，使作用维持时间延长，但比有机磷酸酯类短，故属易逆性胆碱酯酶抑制剂。

【临床应用】

1. 重症肌无力

表现为眼睑下垂、肌体无力、咀嚼和吞咽困难，严重者可出现呼吸困难。皮下或肌内注射新斯的明后，15min左右即可缓解症状，维持2~4h。除紧急情况需注射外，一般口服给药，要掌握好剂量，以免引起"胆碱能神经危象"，反使肌无力症状加重。

2. 手术后腹气胀及尿潴留

新斯的明能增加胃肠蠕动和膀胱张力，从而促进排气、排尿，适用于手术后腹气胀和尿潴留。

3. 阵发性室上性心动过速

通过拟胆碱作用使心室频率减慢，多用于临床上压迫眼球或颈动脉窦等兴奋迷走神经措施无效时的阵发性室上性心动过速。

4. 肌松药的解救

用于非去极化型骨骼肌松弛药（如筒箭毒碱）过量时的解救。

【不良反应】治疗量的新斯的明副作用较小，过量时可引起"胆碱能危象"，产生恶心、呕吐、腹痛、心动过速、肌肉震颤和肌无力加重等，其中 M 样症状可用阿托品对抗。

【禁忌证】新斯的明禁用于机械性肠梗阻、支气管哮喘、心绞痛及尿路阻塞等。

毒扁豆碱

毒扁豆碱为从西非毒扁豆的种子中提取的一种生物碱，现已可人工合成。与新斯的明作用相似，为易逆性 AchE 抑制药，无直接兴奋受体作用。其结构为叔胺类化合物，可进入中枢。眼内应用时，其作用类似于毛果芸香碱，但较强而持久，表现为瞳孔缩小、眼内压下降，可维持 1~2d。吸收后外周作用与新斯的明相似，表现为 M、N 胆碱受体兴奋作用，进入中枢后也可抑制中枢 AchE 活性而产生作用（小剂量兴奋、大剂量抑制）。主要用途为局部治疗青光眼，常用 0.05% 溶液滴眼。与毛果芸香碱相比，本品起效较快，刺激性也较强，长期给药时，患者不易耐受，可先用本品滴眼数次，后改用毛果芸香碱维持疗效。

二、难逆性抗胆碱酯酶药——有机磷酸酯类

有机磷酸酯类主要为农业及环境杀虫剂，如敌百虫、乐果、敌敌畏、马拉硫磷、对硫磷、内吸磷等。有些剧毒类如沙林、梭曼属神经毒气。有机磷酸酯类脂溶性高，易挥发，可经呼吸道、消化道黏膜及完整的皮肤吸收。吸收后可分布全身，以肝脏含量最高。在体内迅速生物转化，主要通过氧化或水解，最后主要由肾脏排出。

【中毒机理】有机磷酸酯类进入人体后，其亲电子性的磷与胆碱酯酶的酯解部位中丝氨酸的羟基进行共价键结合，形成的磷酰化胆碱酯酶不易水解，酶活性丧失。使用胆碱酯酶复活药能将磷酰部分从复合物中置换下来，使酶活性恢复。当中毒时间过久，磷酰化胆碱酯酶的磷酰基团上的烷氧基可能断裂，酶的蛋白质部分也发生立体结构的改变，导致酶不能复活，称为酶的"老化"。此时必须等待新生的胆碱酯酶出现。所以有机磷中毒时应及时使用胆碱酯酶复活剂，使胆碱酯酶在老化前被活化。

【急性中毒】主要表现为对胆碱能神经突触（包括胆碱能节后神经末梢及自

主神经节部位）、胆碱能神经肌肉接头和中枢神经系统的影响。

1. 胆碱能神经突触

当有机磷酸酯类被呼吸道吸入后，全身中毒症状可在数分钟内出现。中毒症状取决于所接触毒物的化学性质、脂溶性、是否需经体内活化、稳定性及磷酰化 AchE 的老化等因素。当人体吸入或经眼接触毒物蒸气或雾剂后，眼和呼吸道症状可首先出现，表现为瞳孔明显缩小、眼球疼痛、结膜充血、睫状肌痉挛、视物模糊、眼眉疼痛。随着药物的吸收，由于血压下降所致交感神经的兴奋作用，缩瞳作用可能并不明显，但可见泪腺、鼻腔腺体、唾液腺、支气管和胃肠道腺体分泌增加。呼吸系统症状还包括胸腔紧缩感及由于支气管平滑肌收缩、呼吸道腺体分泌增加所致的呼吸困难。当毒物由胃肠道摄入时，胃肠道症状可首先出现，表现为厌食、恶心、呕吐、腹痛、腹泻等。当毒物经皮肤吸收中毒时，则首先可见与吸收部位最邻近区域出现出汗及肌束颤动。严重中毒时，可见自主神经节呈现先兴奋、后抑制状态，产生复杂的自主神经综合效应，常表现为口吐白沫、呼吸困难、流泪、阴茎勃起、大汗淋漓、大小便失禁、心率减慢和血压下降。

2. 胆碱能神经肌肉接头

表现为肌无力、不自主肌束抽搐、震颤，并可导致明显的肌无力和麻痹，严重时可引起呼吸肌麻痹。

3. 中枢神经系统

除了脂溶性极低的毒物外，其他毒物均可进入血-脑屏障而产生中枢作用，表现为先兴奋、不安，继而出现惊厥，后可转为抑制，出现意识模糊、共济失调、谵言、反射消失、昏迷、中枢性呼吸麻痹及延髓血管运动中枢和其他中枢抑制造成的血压下降。

急性有机磷酸酯类中毒死亡可发生在 5min 至 24h 内，取决于摄入体内的毒物种类、量、途径及其他因素等，死亡的主要原因为呼吸衰竭及继发性心血管功能障碍。

【慢性中毒】长期接触有机磷，血中胆碱酯酶活力显著而持久下降。临床可出现头痛、头晕、失眠、乏力等神经衰弱症状，偶有肌束震颤、瞳孔缩小等。此时，酶活性的下降程度与临床中毒症状并不平行。对此类患者，目前缺乏有效的治疗措施，阿托品及碘解磷定类药物治疗都不满意。

【中毒诊断及防治】

1. 诊断

严重急性中毒的诊断主要依据毒物接触史和临床体征，对怀疑有轻度的急性中毒或慢性中毒的人，应测定其红细胞和血浆中的 AchE 的活性，一般能明确诊断。尽管 AchE 的活性在正常人群中差异极大，但中毒者在症状未出现前其 AchE 的活性已明显降低至正常人群的水平以下。

2. 预防

按照预防为主的方针，严格执行农药生产、管理制度，并加强生产人员及使用农药人员的劳动保护措施及安全知识教育，这类中毒是可以预防的。

3. 急性中毒的治疗

（1）消除毒物　发现中毒时，应立即把患者移出现场，去除污染的衣物。对由皮肤吸收者，应用温水和肥皂清洗皮肤。经口中毒者，应首先抽出胃液和毒物，并用微温的2%碳酸氢钠溶液或1%盐水反复洗胃，直至洗出液中不含农药味，然后给以硫酸镁导泻。敌百虫口服中毒时不可用碱性溶液洗胃，因其在碱性溶液中可转化为毒性更强的敌敌畏。眼部染毒者，可用2%碳酸氢钠溶液或0.9%盐水冲洗数分钟。

（2）应用解毒药物

①阿托品：为治疗急性有机磷酸酯类中毒的特异性、高效能解毒药物，能迅速对抗体内Ach的毒蕈碱样作用，如松弛多种平滑肌、抑制多种腺体分泌、加快心率和扩大瞳孔等，减轻或消除有机磷酸酯类中毒引起的恶心、呕吐、腹痛、大小便失禁、流涎、支气管分泌增多、呼吸困难、出汗、瞳孔缩小、心率减慢和血压下降等。较大剂量阿托品也可引起中枢作用。由于阿托品对中枢的烟碱受体无明显作用，故对有机磷酸酯类中毒引起的中枢症状，如惊厥、躁动不安等对抗作用较差。阿托品应尽量早期给药，并根据中毒情况采用较大剂量以促进药物进入血－脑屏障。开始时可用阿托品2~4mg静脉注射（也可肌内注射），如无效，可每隔5~10min肌内注射2mg本品，直致M胆碱受体兴奋症状消失或出现阿托品轻度中毒症状（阿托品化）。阿托品第1d用量常超过200mg，即达到阿托品化，并维持48h。对中度或重度中毒病人，必须采用阿托品与AchE复活药合并应用的治疗措施。

②AchE复活药：胆碱酯酶复活药是一类具有肟基结构（=NOH）的化合物。对中毒过久的老化磷酰化胆碱酯酶，由于酶的结构发生变化，肟类基本无作用。故在治疗有机磷酸酯类中毒时，需及早应用胆碱酯酶复活剂。

肟类化合物还能与体内游离的有机磷酸酯类直接结合，形成无毒的磷酰化物，从而阻止游离的有机磷酸酯类对胆碱酯酶继续结合，故对其解毒作用有一定意义。但大剂量的肟类化合物本身也可引起神经肌肉接头阻断和乙酰胆碱抑制。因此本类药物主要用于中度和重度病例。常用药物有碘解磷定、氯解磷定。

碘解磷定

碘解磷定又名派姆碘化物（PAM-I），溶解度小，溶液不稳定，在碱性溶液中易被破坏，遇光易变质，久放可释放出碘，故必须临用时配制。因含碘，刺激性大，故必须静脉注射。口服碘解磷定15min可在血液中检出药物，1~2h达峰值。静注时迅速分布于全身各脏器，但不能透过血－脑屏障。碘解磷定主要在肝中代谢，代谢物与原药均能很快从肝脏排出，静注时半衰期小于1h，6h内即能排出约80%。因此必须重复给药。

本品用于有机磷中毒的解救。用药后，骨骼肌的反应最明显，肌束颤动迅速缓解，而 M 样中毒症状则较难消除。药物还促使中毒的昏迷患者恢复意识。由于碘解磷定不能直接对抗体内积聚的乙酰胆碱产生影响，需要阿托品及时控制 M 样症状。使用中需注意：解毒作用与有机磷品种有关，对内吸磷、马拉硫磷、对硫磷中毒的疗效较好，对敌百虫、敌敌畏疗效较差，对乐果的疗效最差。给药的时间越早越好。早期中毒的酶没有老化，药物有效。一旦酶老化后，碘解磷定无效。一般认为，中毒48h后，碘解磷定效果较差或无效。给药方式一般采用静脉注射，口服吸收较差。应根据病情，足量给药。因代谢快，应重复给药，维持有效血浓度。应与阿托品合用，对抗 M 胆碱受体的兴奋性。

治疗量的不良反应较少，但静脉注射过快可引起视物模糊、眩晕、恶心、呕吐和心动过速等。严重时可引起抽搐，甚至抑制呼吸。本品剂量过大时可与胆碱酯酶结合，抑制酶的活性，加剧有机磷酸酯类的中毒程度。由于含碘，有时会引起咽痛及腮腺肿大。

氯解磷定

药理作用和用途与碘解磷定相似，但水溶性好，水溶液较稳定，可肌内注射或静脉给药。副作用较碘解磷定小，偶见轻度头痛、头晕、恶心、呕吐等。由于其使用方便，不良反应较小，故临床上较为常用。

(3) 其他措施　维持病人气道的通畅，包括支气管内吸引术；需要时进行人工呼吸；给氧；地西泮（5~10mg，静脉注射）控制持续惊厥；抗休克。

【知识链接】

有机磷农药

有机磷农药是一类含有磷原子的有机酯类化合物，在体内与胆碱酯酶形成磷酸化胆碱酯酶，使胆碱酯酶活性受抑制，产生毒性作用的一类农药的总称。有机磷酸酯广泛用于农作物的杀虫、杀菌、除草，为我国使用量最大的一类农药。其特点是化学性质不稳定，自然界易分解，生物体内易分解，食用作物中残留时间短。根据毒性大小，可将有机磷农药分为：①剧毒类：LD_{50}（LD_{50}：大鼠经口半数致死剂量）<10mg/kg，如甲拌磷、对硫磷、内吸磷；②高毒类：LD_{50}为10~100mg/kg，如甲基对硫磷、甲胺磷、氧乐果、敌敌畏；③中度毒类：LD_{50}为100~1000mg/kg，如乐果、乙硫磷、敌百虫；④低毒类：LD_{50}为1000~5000mg/kg，如马拉硫磷。有机磷农药在食品中的残留有以下特点：①在植物性食品，尤其是水果蔬菜中残留量高，残留时间长；②农作物中有机磷农药主要来自直接污染，也可从土壤中吸收，蔬菜吸收能力依次为：根类>野菜类>果菜类；③蔬菜和水果中有机磷农药生物半衰期为7~10d，在高等动物体内分解快，不易残留；④食品中残留量与农药种类、使用量、农作物种类和环境条件有关。

项目三　胆碱受体阻滞药

案例导入：

患者，男 58 岁，近半年来头晕、乏力、心悸，时有晕厥而就诊。查体，心率：48 次/min，心律整齐，心电图诊断为Ⅱ°房室传导阻滞，用阿托品治疗，请遵医嘱执行处方。

胆碱受体阻断药，又称抗胆碱药，能与胆碱受体结合而不产生或极少产生拟胆碱作用，但能妨碍胆碱能神经递质或拟胆碱药与受体的结合，发挥抗胆碱作用。根据抗胆碱药对 M 和 N 受体选择性及临床应用不同，将其分为以下三类。

1. M 胆碱受体阻滞药（节后抗胆碱药）

能选择性地阻断节后胆碱能神经所支配的效应器细胞上的 M 胆碱受体，具有抗 M 样作用。主要用于内脏绞痛，又称平滑肌解痉药。常用药物有阿托品、山莨菪碱、东莨菪碱以及它们的人工合成代用品。

2. N_1 胆碱受体阻滞药（神经节阻滞药）

能选择性地阻断神经节细胞膜上的 N_1 胆碱受体，主要作用是降低血压，代表药物有美加明、六甲双铵等。

3. N_2 胆碱受体阻滞药（骨骼肌松弛药）

能选择性地阻断骨骼肌运动终板突触后膜上的 N_2 胆碱受体，表现为骨骼肌松弛作用，主要用作麻醉辅助药，如琥珀胆碱、筒箭毒碱等。

知识一　M 胆碱受体阻断药

本类药物包括天然来源的阿托品类生物碱及其合成代用品。

一、阿托品类生物碱

阿托品类生物碱均提取自茄科植物，有阿托品、山莨菪碱、东莨菪碱及樟柳碱等。它们的化学结构均相似。氧桥具有中枢镇静作用，而羟基又可使中枢镇静作用减弱。东莨菪碱与樟柳碱均有氧桥，但樟柳碱在阿托品酸部位多一个羟基，因此东莨菪碱是本类中枢镇静作用最强的药物，而樟柳碱的中枢镇静作用较弱；阿托品和山莨菪碱均无氧桥，山莨菪碱在托品环上多一个羟基，故其中枢镇静作用用最弱。

阿托品

最初是从植物中提取的生物碱类。天然存在的生物碱为左旋体，性质不稳定，经提取后，得到的是稳定的消旋体，即阿托品。现在也能人工合成。临床常用其硫酸盐。阿托品选择性地阻断 M 胆碱受体，但对 M 胆碱受体亚型的选择性低,对 M_1、M_2、M_3 受体都有作用。

【体内过程】阿托品口服吸收迅速,广泛分布于全身,能透过血-脑屏障和胎盘屏障。血药浓度达峰值时间约1h,半衰期约为4h。注射给药起效更快。阿托品对大多数器官的作用维持时间短,但对眼的作用可达72h。吸收的药物大部分以原形从尿排出,其余为水解物及葡萄糖醛酸结合物。

【药理毒理】小剂量阿托品能阻断乙酰胆碱或拟胆碱药与 M 受体结合,由于 M 受体分布广泛,导致阿托品作用范围广,但不同器官对阿托品敏感性不同。最敏感的组织有唾液腺、支气管腺体和汗腺,其次为脏器平滑肌和心脏,对胃酸分泌的影响最小;中毒剂量可引起中枢症状。

1. 腺体分泌

0.5mg 阿托品就可使唾液及汗腺明显减少,引起口干及皮肤干燥。剂量增大作用更明显,可引起泪腺及呼吸道分泌减少,体温升高。阿托品对胃酸分泌影响较小,对肠液和胰液基本无影响。

2. 内脏平滑肌

阿托品对平滑肌的作用强大,能松弛内脏平滑肌,尤其当平滑肌处于痉挛状态时,效果更明显。它可显著抑制胃肠道平滑肌的运动,使肌肉的张力、蠕动的幅度和频率降低,解除由于胃肠痉挛引起的疼痛。对膀胱逼尿肌也有一定的松弛作用,可加剧老年人的尿潴留;对输尿管、胆管、支气管及子宫平滑肌的解痉作用比较弱。

3. 眼

阿托品阻断瞳孔括约肌上的 M 受体,使括约肌松弛,但瞳孔扩大肌并不受此影响,依旧行使瞳孔扩大的作用,并失去对光反射。由于扩瞳作用,虹膜退向边缘,靠近巩膜,使前房角间隙变窄,房水回流受阻,房水积聚,造成眼内压升高。睫状肌 M 受体被阻断后,睫状肌松弛,晶状体成扁平状,近物不能清晰地成像于视网膜上,引起看近物模糊。这种作用称为调节麻痹。

4. 心血管系统

(1) 心脏 一般治疗剂量(0.5mg)阿托品即可使心率轻度、短暂地减慢。中高剂量(1~2mg)阿托品能阻断窦房结 M 受体,切断迷走神经的作用,导致心率加速,房室传导加速。在迷走张力较高的青壮年,心率加速较明显。

(2) 血管与血压 治疗剂量阿托品对血管和血压基本无影响。但中毒剂量以及正常剂量(对少数患者来说)的阿托品就可引起血管扩张,特别是脸部血管扩张而致面色潮红。

5. 中枢神经系统

主要是兴奋性作用。低剂量的阿托品对迷走神经核有轻度兴奋作用,较大剂量可引起延脑的呼吸中枢兴奋;剂量再大则使大脑出现兴奋症状,如烦躁不安、定向障碍、幻觉、谵妄等反应;中毒剂量的阿托品则使上述兴奋状态转入抑制,引起昏迷及延髓麻痹导致患者死亡。

【临床应用】

1. 解除平滑肌痉挛

阿托品适用于胃肠道及各种内脏绞痛，但对幽门梗阻疗效较差。当用阿托品治疗胆绞痛及肾绞痛时，常需要与其他镇痛药合用。此外，阿托品能松弛膀胱逼尿肌及增加括约肌张力，可用于治疗遗尿症。对尿频、尿急等刺激症状也有效。

2. 眼科

（1）虹膜睫状体炎　阿托品溶液滴眼，可使瞳孔括约肌和睫状肌松弛，减少刺激，扩张血管，有利于缓解疼痛和减轻充血水肿，有利于炎症消退。又因阿托品的散瞳作用，使虹膜退向边缘，从而防止虹膜与晶状体粘连。

（2）眼底检查　阿托品溶液滴眼扩瞳，可用于眼底检查。但由于扩瞳作用维持时间长，临床少用。

（3）验光　阿托品使睫状肌松弛，减少神经对晶状体的影响，有利于较准确地测定屈光度。多用于儿童。

3. 抗休克

阿托品和阿托品类药物具有解除血管痉挛，扩张血管，改善微循环，降低外周阻力，提高心脏功能，保护细胞等作用。用于爆发型流行性脑炎、中毒性肺炎、中毒性菌痢等引起的感染性休克，可降低死亡率。对休克伴有心动过速或高热者，不宜应用。

4. 抗心律失常

阿托品用于治疗迷走神经过度兴奋引起的窦房阻滞、房室阻滞等缓慢型心律失常，也可用于窦房结功能低下引起的室性异位节律。

5. 有机磷酸酯中毒的解毒

需要早期、足量和反复持续注射阿托品，对抗有机磷中毒引起的 M 样毒性反应。对于严重中毒昏迷者，要大量使用至出现"阿托品化"，如瞳孔扩大、颜面潮红、口干等体征，此后适当减量维持。需要注意的是，使用阿托品时，还必须合用胆碱酯酶复活剂。但随着胆碱酯酶的活力逐渐恢复，机体对阿托品的耐受力随之降低，此时又必须防止发生阿托品中毒。所以注射胆碱酯酶复活剂后，要注意调整阿托品的剂量。

6. 抑制腺体分泌

临床上用阿托品治疗盗汗和流涎。由于阿托品抑制消化道蠕动，延迟胃内容物进入十二指肠，降低了胰液分泌量和胰蛋白酶活性，使肠促胰液肽的释放减少，松弛胆总管，故可用于急性胰腺炎治疗。

7. 其他

全身麻醉前皮下注射阿托品，可减少迷走神经对心脏的抑制，同时减少呼吸道腺体的分泌，防止分泌物阻塞呼吸道。随着新型高效、非刺激性吸入麻醉药的应用，M受体阻断药的使用也逐渐减少。

【不良反应】本药作用广泛，随药物剂量增加，不良反应增多并加重。常见有口干、视物模糊、心率加快、皮肤潮红、小便困难等。一般在停药后逐渐消失，不需特殊处理。阿托品中毒时，会出现中枢兴奋现象，如呼吸加快加深、烦躁不安、谵妄、幻觉及惊厥等。严重中毒可由兴奋转入抑制。阿托品抑制汗腺分泌而使体温升高；青光眼、前列腺肥大、麻痹性肠梗阻、幽门狭窄等患者需禁用阿托品。

东莨菪碱

东莨菪碱是洋金花的主要成分，为叔胺化合物，容易被机体吸收，广泛分布于各组织器官。可透过血-脑屏障、胎盘屏障。主要经肝脏代谢转化。

东莨菪碱的基本作用与阿托品相似，可阻断M胆碱受体，对M受体亚型的选择性不强。东莨菪碱对中枢神经的作用显著，小剂量就有明显的镇静作用，引起健忘、疲倦等症状；较大剂量产生催眠作用。此外，东莨菪碱影响前庭神经，有防晕止吐作用，与苯海拉明合用能增强效果。用于晕船、晕车，是首选药物之一。预防给药效果良好，但在恶心、呕吐发生后，效果降低；本品也用于妊娠或放射病所致的呕吐。东莨菪碱还可用于治疗有机磷中毒、抗帕金森病和散瞳。东莨菪碱抑制腺体分泌及散瞳作用强于阿托品，因此比阿托品更适用于麻醉前给药。但平滑肌解痉及对心血管的作用不及阿托品。此外，东莨菪碱偶尔可引起欣快感，个别患者也有呼吸兴奋和躁动等兴奋症状。禁忌证与阿托品类似。

山莨菪碱

山莨菪碱是我国从茄科植物唐古特莨菪中提取的生物碱，天然品称654，人工合成品称654-2。本品脂溶性低，口服吸收较差，肌内注射吸收良好，排泄较快，半衰期约为40min。不易通过血-脑屏障，中枢作用不明显。

山莨菪碱有明显的外周抗胆碱作用，解除平滑肌痉挛和抑制心血管作用与阿托品相似而稍弱，大剂量能解除小血管痉挛，增加组织灌流量，改善微循环。但其抑制唾液分泌和扩瞳作用仅为阿托品的1/20~1/10。与阿托品相比，其毒性较低，解痉作用的选择性相对较高，已替代阿托品用于感染性休克和平滑肌痉挛所致的内脏绞痛。常见副作用有口干、视物模糊、心动过速等。青光眼和前列腺肥大患者禁用。

二、阿托品的合成代用品

阿托品作用范围广，选择性差，副作用多，如阿托品用于眼科因作用持久而导致视力恢复太慢等缺点。针对这些缺点，通过改变化学结构，合成了许多选择性较高的代用品。包括扩瞳药、解痉药和选择性M受体阻断药。

1. 合成扩瞳药

目前临床常用的合成扩瞳药有后马托品、托吡卡胺、环喷托酯和尤卡托品。

与阿托品相比，以上药物均为短效 M 受体阻断药，扩瞳和调节麻痹作用出现快，持续时间短，适用于散瞳检查眼底和验光配镜（表2-4）。因其调节麻痹作用不如阿托品完全，儿童验光时仍使用阿托品来麻痹睫状肌，以正确检验屈光度。

表2-4　　　　　　　　合成扩瞳药的使用浓度及作用特点

药物	浓度/%	扩瞳作用		调节麻痹作用	
		高峰/min	持续时间/d	高峰/h	持续时间/d
阿托品	1.0	30~40	7~10	1~3	2~3
氢溴酸后马托品	1.0~2.0	40~60	1~2	0.5~1	1~2
托吡卡胺	0.5~1.0	20~40	0.25	0.5	<0.25
环喷托酯	0.5	30~50	1	1.0	0.25~1

2. 合成解痉药

合成解痉药按化学结构特点分为季铵类解痉药和叔胺类解痉药。

（1）季铵类解痉药　本类药物与阿托品相比有下列共同特点：①极性大，脂溶性小，口服吸收较差；②不易通过血-脑屏障，中枢作用弱；③对胃肠道 M 受体选择性高，解痉作用较强，并能不同程度地减少胃酸分泌；④有不同程度的神经节阻断作用，中毒量可导致神经肌肉传递阻断，引起呼吸麻痹。这类药物有溴丙胺太林、溴甲阿托品（又称胃疡平）、格隆溴铵、戊沙溴铵等。本类药物曾用于治疗消化性溃疡，疗效不理想，已逐渐被 H_2 受体阻断药和选择性 M_1 受体阻断药取代。

（2）叔胺类解痉药　本类药物有以下共同特点：①脂溶性高，口服易吸收；②有阿托品样解痉和抑制胃酸分泌的作用；③易于通过血-脑屏障，中枢作用较强。常用药物有贝那替秦、地美戊胺、双环维林等。临床用于消化性溃疡、胃酸过多、胃炎和胃肠道痉挛等。

3. 选择性 M 受体阻断药

阿托品及合成或半合成的阿托品代用品，绝大多数对 M 受体亚型缺乏选择性，副作用较多。选择性 M 受体阻断药特异性较高，副作用明显减少。

哌仑西平及替仑西平：哌仑西平及替仑西平选择性阻断胃壁细胞上的 M_1 受体，治疗量时抑制胃酸和胃蛋白酶分泌；对 M_2 和 M_1 受体作用较弱；不易进入中枢神经系统，无阿托品样中枢兴奋作用。替仑西平与哌仑西平作用相似但较强。临床主要用于治疗胃和十二指肠溃疡、急性胃黏膜出血和促胃液素瘤，与 H_2 受体阻断药合用可发挥协同作用。不良反应少，治疗量时较少出现口干和视物模糊等副作用。

知识二 N胆碱受体阻断药

一、N_1胆碱受体阻断药

N_1胆碱受体阻断药能选择性地与神经节细胞的N_1胆碱受体结合，从而阻断交感神经节与副交感神经节的传递功能，故又称为神经节阻断药。本类药物对效应器的具体效应视两类神经对该器官的支配以何者占优势而定。因交感神经对小血管及心肌收缩力的支配占优势，故神经节被阻断后，能使小动脉扩张、总外周阻力下降，静脉扩张，回心血量和心输出量减少，心收缩力减弱，从而引起迅速、强大而可靠的降压作用。同时也因阻断了副交感神经节，常发生口干、便秘、腹胀、视物模糊、尿潴留等不良反应。

神经节阻断药易产生耐受性，不良反应较多且严重，故已退居次要地位。目前临床只用于高血压危象、高血压脑病或其他降压药无效的急进型高血压。目前应用的神经节阻断药有季铵类的六甲双铵以及非季铵类的美加明和咪噻吩等。

二、N_2胆碱受体阻断药

N_2胆碱受体阻断药能选择性地作用于运动神经终板膜上的N_2受体，阻断神经肌肉接头兴奋的正常传递，导致肌肉松弛，故又称为骨骼肌松弛药。根据它们的作用方式和特点，可分为去极化型和非去极化型两类。骨骼肌松弛药主要用作全身麻醉的辅助药，便于在较浅的麻醉下进行外科手术。目前肌松药逐渐向起效快、维持时间短、非去极化型的方向发展，以保证给药后肌肉松弛的潜伏期缩短、手术结束后能迅速恢复肌肉功能，一旦用药过量可用新斯的明等对抗。

（一）去极化型肌肉松弛药

本类药物主要为琥珀胆碱（又称司可林），其发挥肌肉松弛作用过程分两步进行：首先与N_2受体结合，导致受体兴奋而产生肌肉短暂收缩；随后受体失去兴奋性产生肌松。

琥珀胆碱

【体内过程】口服不吸收。静脉注射后很快起效，但维持时间短，需连续给药。给药后迅速被血浆和肝脏中的胆碱酯酶水解破坏，首先形成琥珀酰单胆碱，肌松作用明显减弱，然后再缓慢水解成琥珀酸与胆碱，肌松作用完全消失。

【药理毒理】琥珀胆碱静注后，迅速出现肌震颤，1min后肌肉松弛。通常肌肉松弛先从颈肌开始，逐渐波及肩胛、腹部及四肢，对呼吸肌的作用相对轻微。一般在给药2min后，肌松最完全，5min左右作用消失。为延长作用时间，需要连续静脉滴注。琥珀胆碱治疗量没有神经节阻断作用，也不释放组胺，血压稳定。大剂量琥珀胆碱能兴奋迷走神经，引起心跳减慢、心律失常，甚至突然停搏，血压下降等，可用阿托品对抗。

琥珀胆碱作用于机体后，首先与神经肌肉接头上的胆碱受体结合，兴奋受体,使突触后膜去极化,产生动作电位,引起早期的肌颤动。由于琥珀胆碱不易被胆碱酯酶破坏,其作用比较持久,导致肌膜持久去极化。当神经冲动释放的乙酰胆碱到达突触后膜时,不能使后膜再发生电位的改变。而膜电位的变化才是引起动作电位的原因,此时,表现为肌肉松弛。新斯的明能抑制胆碱酯酶,从而加强和延长琥珀胆碱的作用。

【临床应用】静脉注射作用快而短暂,适用于气管内插管、气管镜、食管镜等短时操作。静滴可用于较长时间的手术。

【不良反应】

(1) 心血管系统反应 由于M受体激动导致心率减慢。此外,由于肌肉持久性去极化,促使K^+释放,血K^+升高,可引起心律失常。使用洋地黄类药物的患者尤其容易出现心律失常。

(2) 呼吸肌麻痹 如累及呼吸肌,可导致呼吸肌麻痹,呼吸停止。故使用琥珀胆碱时应准备人工呼吸机。

(3) 恶性高热 某些家族成员,使用琥珀胆碱后,可能出现体温突然升高,超过42℃的情况,称为恶性高热。如不及时抢救,死亡率很高。

(4) 眼内压升高 是琥珀胆碱收缩眼外骨骼肌所致。青光眼患者禁用。

(5) 肌肉疼痛 主要由于肌束颤动引起的损伤所致,短期内可以自愈。

(二) 非去极化型肌松药

非去极化型肌松药又称竞争型肌松药。在突触后膜与乙酰胆碱竞争对N_2胆碱受体的结合,减弱或取消乙酰胆碱的作用,减少膜离子通道开放频率,从而阻断神经冲动向肌肉的传导,引起肌肉松弛。胆碱酯酶抑制剂(如新斯的明)能抑制突触部位乙酰胆碱的水解,增加乙酰胆碱的浓度,所以对本类药物有拮抗作用。

非去极化型肌松药的典型代表是筒箭毒碱,属于长效药物。与之类似的药物是泮库溴铵和多库铵,这些药物作用维持时间长,恢复慢。因此对患者术后复原不利。目前临床使用的肌松药中,还有维库溴铵和阿曲可宁(阿曲库铵)等,其作用选择性更高,药效持续时间短于筒箭毒碱。而米库铵的作用持续时间更短,属于短效肌松药。

筒箭毒碱

筒箭毒碱是从植物中提取的生物碱,其右旋体是有效成分,是最早使用的肌松药,目前使用逐渐减少。

【体内过程】胃肠道吸收较少,静注后2min即显效,药理作用维持80~120min,肌松作用消失的原因是筒箭毒碱在体内的重分布。重复给药有蓄积作用。本品大部分以原形从肾脏排出,仅有一小部分在体内代谢。不易透过胎盘屏障。

【药理毒理】给药后,眼、耳、头部肌肉、手指等肌肉首先受到影响,产生肌松作用，其次是颈部、四肢、躯干肌松弛，然后是肋间肌，最后是膈肌麻痹。在肌肉松弛的同时，意识不受影响。停药后恢复的次序与肌松次序正好相反。本品常用量对神经节及肾上腺髓质也有一定的阻断作用，引起血压下降和心跳加快等反应。此外，还促进组织释放组胺，引起支气管收缩、血压降低等。

【临床应用】外科手术麻醉时的辅助用药，可获得较好的肌松效果，有利于手术。全麻药如乙醚、氟烷及环丙烷等能增强其肌松效能，合用时要适当减少筒箭毒碱剂量。肌松过度时可用新斯的明解救。

【知识链接】

M 受体阻断药的毒性

多种组胺 H_1 受体阻断药和三环类抗抑郁药也有 M 胆碱受体阻断作用，如果应用较大的剂量，将产生类似于阿托品的毒性反应。三环类抗抑郁药中，普罗替林（protriptyline）和阿米替林（amitriptyline）的 M 胆碱受体阻断作用最强，与 M 受体的亲和力是阿托品的 1/10。因为该类药物临床应用中所用剂量远比阿托品大，所以经常会出现抗胆碱作用。但是，目前大部分新研制的抗抑郁药物和选择性 5-羟色胺再摄取抑制药的抗胆碱作用比较轻。相反，较少发生锥体外系等不良反应的非典型性抗精神病药（如氯氮平、奥氮平）抗胆碱作用比较强。幼儿和青少年易发生 M 胆碱受体阻断药的毒性反应。儿童误服含颠茄生物碱的浆果或种子、曼陀罗果后可出现严重的中毒症状。

项目四 ▶ 肾上腺素受体激动药

案例导入：

患者，男，30 岁，患感染性休克。应用去甲肾上腺素治疗后，休克症状未得到缓解，并发现尿量越来越少，已减少至 15mL/h。

肾上腺素受体激动药是一类化学结构和药理作用与肾上腺素相似的药物总称，又称拟肾上腺素药。因这些药物均为胺类，其作用与交感神经效应相似，故又称为拟交感胺类。

知识一　肾上腺素类药物的构效与分类

肾上腺素受体激动药包括儿茶酚类和非儿茶酚胺类，本类药物的基本化学结构是 β-苯乙胺。儿茶酚胺类的化学结构中都有一个儿茶酚（双羟基苯）和一个带有氨基的侧链,而非儿茶酚胺类在苯环2,3位碳上缺少两个羟基,它们的拟交感作用相似,仅在作用强度、作用时间和对受体的选择上有差别。

这类药物的构效关系包括:①儿茶酚核结构:儿茶酚核上去掉一个羟基,则外周作用减弱,作用时间延长。去除两个羟基,中枢作用更强,外周作用相应减弱,不易被COMT破坏,作用时间更长;②烷胺侧链:α-碳原子上的氢被甲基取代,不易被单胺氧化酶(monoamine oxidase,MAO)氧化,作用时间延长。某些药物还可被摄入神经末梢内,发挥促递质释放的作用。β位羟基取代使脂溶性降低,不易透过血-脑屏障,中枢作用降低,而外周α、β受体激动作用明显加强;③氨基:氨基上的氢被取代,则影响药物对α、β受体的选择性。例如从甲基到叔丁基,对α受体的作用逐渐减弱,而对β受体的作用却逐渐加强,MAO和COMT对药物的代谢作用减弱。去甲肾上腺素氨基末端的氢被甲基取代,则为肾上腺素,可增加对β_1受体的活性;被异丙基取代,则为异丙肾上腺素,可进一步增加对β_1、β_2受体的作用;但去氧肾上腺素除外,它在氨基上有一个取代甲基,表现为选择性激动α₁受体。

按其对不同肾上腺素受体亚型的选择性可分为三大类:①α肾上腺素受体激动药(α受体激动药);②α、β肾上腺素受体激动药(α、β受体激动药);③β肾上腺素受体激动药(β受体激动药),分为β_1、β_2受体激动药,β_1受体激动药和β_2受体激动药。

知识二　α受体激动药

一、α_1、α_2受体激动药

去甲肾上腺素(noradrenaline,NA;norepinephrine,NE)

去甲肾上腺素是哺乳类动物去甲肾上腺素能神经末梢释放的主要递质,也可由肾上腺髓质少量分泌。药用为人工合成品,其化学性质不稳定,见光易失效,在中性尤其在碱性溶液中迅速氧化变成粉红色乃至棕色而失效,禁与碱性药物配伍。在酸性溶液中较稳定,常用其酒石酸盐。

【体内过程】口服不能产生全身作用,因收缩胃肠道黏膜血管而影响吸收,在肠内易被碱性肠液破坏以及被肠黏膜及肝脏代谢。皮下或肌内注射时,因血管强烈收缩,吸收很少,且易引起局部组织坏死,一般采用静脉滴注给药。去甲肾上腺素进入人体后可被去甲肾上腺素能神经末梢和非神经组织所摄取。

【药理毒理】对α受体具有强大激动作用,对α_1、α_2受体无选择性,对心脏β_1受体作用较弱,对β_2受体几乎无作用。

1. 对血管的作用

激动血管α_1受体,使血管作用于小动脉和小静脉,以皮肤、黏膜血管收缩最明显,其次是肾血管,也能收缩脑、肝脏、肠系膜、骨骼肌血管。动脉收缩使血

流量减少，外周阻力增加。冠状血管舒张继发于心脏兴奋，代谢产物（如腺苷）增加；同时因血压升高，提高了冠状血管的灌注压力，故冠脉流量增加。

2. 对心脏的作用

激动心脏 β_1 受体，单独作用较弱。在整体情况下，由于血压升高，反射性兴奋迷走神经，可使心率减慢。同时由于血管收缩，外周阻力增加，心排出量不变或稍降。剂量过大可提高自律性，出现心律失常，但较肾上腺素少见。

3. 对血压的影响

升血压作用强。小剂量静脉滴注血管收缩作用尚不十分剧烈，由于心脏兴奋使收缩压升高，而舒张压升高不明显，故脉压加大。较大剂量时，因血管剧烈收缩使外周阻力明显增高，故收缩压升高的同时舒张压也明显升高，脉压变小。

4. 其他

对其他平滑肌及代谢的影响较弱，仅在较大剂量时才出现血糖升高。对中枢神经系统的作用也较弱。孕妇可增加子宫收缩频率。

【临床应用】

1. 休克

本药能使休克病人血管收缩，心肌收缩加强，血压升高，增加脑及冠脉血流量，在短时间内保证重要脏器的血液供应。但长期大量应用，使血管强烈收缩，微循环血流灌注不足，加重组织缺血缺氧，故应避免大剂量或长期应用。目前本药仅用于各种休克（出血性休克禁用）的早期。

2. 药物中毒性低血压

中枢抑制药（镇静催眠药、吩噻嗪类抗精神病药）中毒可引起低血压，去甲肾上腺素可使血压回升。特别是氯丙嗪中毒所致的低血压应选用去甲肾上腺素，而不可选用肾上腺素。

3. 上消化道出血

食管静脉曲张破裂出血或胃出血时，取本品 1~3mg，适当稀释后口服，能收缩黏膜血管，产生止血效果。

【不良反应与注意事项】

1. 局部组织缺血坏死

静脉滴注时浓度过高、时间过长或泄漏出血管外，可引起局部缺血坏死。如发现外漏或注射部位苍白，应停止注射或更换注射部位，进行热敷，或用普鲁卡因局部封闭，或用 α 受体阻断剂酚妥拉明皮下浸润注射，以对抗其收缩血管作用。

2. 急性肾衰竭

滴注时间过长或剂量过大，可使肾血管强烈收缩，产生少尿、无尿和肾实质损伤，故用药期间尿量至少应保持在每小时 25mL 以上。

3. 停药后的血压下降

长时间静脉滴注突然停药，可能引起血压骤降，这是由于长期处于收缩状态的静脉在停药后迅速扩张，外周循环中血液淤积，有效血流量减少，因而血压下降，故应逐渐减量后停药。

4、高血压、动脉硬化症、器质性心脏病及少尿、无尿、严重微循环障碍的病人及孕妇禁用。

【药物相互作用】与全麻药、洋地黄类药、三环类抗抑郁药合用时，可增加心肌对拟肾上腺素类药的敏感性，易致心律失常等。本品不可与碱性溶液配伍，也不可混入血浆或全血中滴注。

间羟胺

间羟胺又名阿拉明。间羟胺能激动 α 受体，对 β_1 受体有较弱的作用，但作用强度比去甲肾上腺素弱。同时间羟胺可被去甲肾上腺素能神经末梢摄取，从而促使去甲肾上腺素能神经末梢释放去甲肾上腺素，发挥间接作用。药理作用表现为心脏兴奋，血管收缩，血压升高，作用温和持久。短时间内连续使用，能产生快速耐受性。间羟胺对肾血管及肾血流影响小，也不易引起心律失常。可肌注，主要代替去甲肾上腺素用于各种休克早期，不良反应及禁忌证同去甲肾上腺素。

二、α_1 受体激动药

去氧肾上腺素又名苯肾上腺素，新福林。本品除直接作用于受体外，还能促进神经末梢释放去甲肾上腺素。在治疗剂量下，主要激动 α_1 受体，基本无 β 作用。药理作用表现为血管收缩，特别是阻力血管收缩，引起血压升高，作用比去甲肾上腺素弱。组织脏器的血液流量下降。治疗剂量下对心脏基本无直接作用，但由于给药后血压升高，反射地增加迷走神经活动，使心脏活动受抑制，表现为心率减慢，传导减慢等。

本品能激活瞳孔扩大肌的 α_1 受体，使瞳孔扩大，但作用弱，维持时间短，为快速短效扩瞳药。可用于眼底检查，且一般不引起眼内压升高，但睫状肌松弛作用不完全。对妊娠子宫平滑肌也有一定的兴奋作用。

去氧肾上腺素在体内不被 COMT 代谢，故作用维持时间长。可静脉滴注，也可肌内注射。临床主要用于抗休克及防治麻醉时的低血压。

三、α_2 受体激动药

可乐定：通过影响交感神经中枢及激动外周交感神经突触前膜的 α_2 受体，引起血压下降（详见高血压药）。

知识三　α、β 受体激动药

一、肾上腺素（adrenaline，AD）

肾上腺素主要由肾上腺髓质嗜铬细胞分泌，存在左旋和右旋两种构型，其中左旋体药理作用强。与去甲肾上腺素相似，其性质也极不稳定，遇光或暴露于空气中迅速氧化变色而失效。在中性尤其是碱性溶液中也迅速分解。

【体内过程】口服无效，可通过皮下、肌肉或静脉注射给药。皮下注射时由于血管收缩，吸收相对较慢，作用时间延长。肌内注射吸收较快，作用强而维持时间短暂。治疗剂量的肾上腺素通过气雾剂吸入后，其作用主要局限在呼吸道，但剂量过大也可能引起心律失常等不良反应。

【药理毒理】肾上腺素是非选择性的 α 及 β 受体激动剂，对受体亚型的选择性也不强，对组织的作用及药效表现均很复杂。

1. 心血管系统

（1）心脏　肾上腺素能激动心脏 β_1 受体，使心脏兴奋性显著增强，表现为心肌收缩力加强，收缩时间缩短、心率加快、传导加速、心输出量增加、心脏做功增加，并舒张冠状血管，增加心肌血液供应，且作用迅速。因心脏做功及代谢显著增加，故心肌耗氧量也增加，可引起心肌缺血。心脏兴奋性和自律性提高，容易引起心律失常。全麻药氟烷可使心脏对肾上腺素的敏感性增加，两者不应合用。

（2）血管　肾上腺素主要影响小动脉和毛细血管前括约肌，对大动脉和静脉的作用相对较轻。血管上存在 α 和 β_2 受体，α 受体兴奋使血管收缩，而 β_2 受体兴奋则使血管扩张。肾上腺素对 α 和 β 受体无选择性，因此对血管的作用表现取决于血管上何种受体占优势。皮肤、黏膜血管 α 受体占优势，故出现明显的收缩作用；肾血管阻力也明显上升，肾血管减少。骨骼肌血管上有 β_2 和 α 受体，但激动 β_2 受体所需的药物浓度较低，因此在治疗剂量下，血管明显扩张。对冠状血管，肾上腺素能增加其血流量，一方面由于心脏舒张期延长，血液灌流时间增加，另一方面，心脏运动加剧使代谢产物增加，也使冠状动脉扩张。脑血管的扩张和收缩存在局部的自我调节机制，肾上腺素的影响比较微弱。

（3）血压　肾上腺素对血压的影响由两个因素决定，即心脏收缩力加强、心率加快使泵血增加以及血管舒缩使外周阻力改变。在极小剂量下，血管舒张为主，引起收缩压和舒张压均下降。治疗量或慢速静滴（10～30μg/min）时，收缩压上升，同时骨骼肌血管扩张，抵消或超过皮肤、黏膜及内脏血管的收缩，故舒张压不变或下降，脉压加大。较大剂量或快速静滴时，血管收缩为主，外周阻力增加，收缩压和舒张压均升高，但收缩压增加更明显。如事先用酚妥拉明等 α 受体阻断剂后再给予肾上腺素，可使血压下降。

2. 平滑肌

肾上腺素激动支气管平滑肌的 β_2 受体，对支气管平滑肌有很强的松弛作用，使支气管扩张，当支气管处于痉挛时，作用更明显。临床可用于支气管哮喘的缓解。此外，肾上腺素还能收缩支气管黏膜血管、抑制过敏介质的释放、减轻支气管黏膜肿胀等都有利于缓解支气管哮喘。

肾上腺素对于眼、泌尿道平滑肌也有一定的松弛作用，但作用比较弱。对消化道平滑肌的作用与肌张力有关。肌张力低时，使肌肉收缩；肌张力高时，使肌肉松弛。一般以松弛为主，表现为张力下降，收缩幅度降低。对子宫平滑肌的作用与子宫状态等有关。

3. 代谢

肾上腺素促进能量供应，抑制能量贮存，表现为促进糖原分解及脂肪分解，使血糖、血脂、乳酸及血钙均增加。由于代谢增强，组织耗氧量显著增加，同时产热增加。

4. 中枢神经系统

肾上腺素极性强，不易透过血－脑屏障，故对中枢神经系统无明显影响。仅在大剂量应用时才可能出现中枢兴奋症状。

【临床应用】

1. 支气管哮喘

适用于支气管哮喘急性发作的治疗，但由于肾上腺素作用范围广，目前已逐渐被选择性 β_2 受体激动剂所取代。

2. 心脏骤停

用于麻醉和手术意外、溺水、过敏等引起的心脏停搏。对于电击引起的心脏骤停，使用肾上腺素配合电除颤器或利多卡因等进行抢救，也能收到一定疗效。一般先以静脉注射或气管滴入给药，无效后再采用心室内注射。因心室内注射易导致冠状动脉损伤、心包填塞等不良后果。

3. 过敏反应

用于严重的过敏反应尤其是伴有呼吸道阻塞的反应，如荨麻疹、过敏性休克等。因肾上腺素能激动 α、β 受体，收缩血管，兴奋心脏，升高血压，舒张支气管平滑肌，消除黏膜水肿，缓解呼吸困难，减少炎症介质的释放等。可单独使用或与糖皮质激素、抗组胺药物合用。

4. 减少局麻药吸收

为了减缓局麻药的吸收速度，延长局麻药的作用时间，减少局麻药吸收进入血液后造成的毒副反应，可在局麻药中加入少量肾上腺素，使注射局部血管收缩。

5. 局部止血

牙龈出血或鼻出血时，可用浸有1∶1000肾上腺素的棉球或纱布填塞局部而止血。

【不良反应及禁忌证】少数患者有烦躁、头痛、心悸、震颤等。停药休息后可自行消失。剂量过大或静注过快使血压急剧增高而诱发脑溢血，或者引起致死性心律失常如心室颤动等，故应严格控制剂量及使用时间。有冠心病的患者可诱发心绞痛。肾上腺素禁用于器质性心脏病、冠状动脉粥样硬化症、高血压、甲状腺功能亢进、脑血管硬化及糖尿病等。也禁用于已经使用过非选择性 β 受体拮抗剂的患者。老人、产妇、儿童慎用。

二、多巴胺

多巴胺既是合成去甲肾上腺素的前体，也是多巴胺神经元的递质。某些外周交感神经纤维也有多巴胺的释放。药用多巴胺是人工合成品，其性质不稳定，见光及空气易氧化破坏。

【体内过程】与去甲肾上腺素相似，口服易破坏。肌肉及皮下注射由于血管收缩而吸收缓慢，一般采用静脉注射给药。在体内迅速被 COMT 与 MAO 代谢破坏，作用短暂。外源性多巴胺不易透过血-脑屏障，对中枢无作用。

【药理毒理】主要激动肾血管、肠系膜血管、冠状血管等部位的多巴胺受体。也能激动 α 受体及 β_1 受体，作用比肾上腺素弱。此外，多巴胺被神经末梢摄取后能促进去甲肾上腺素（NA）释放。

1. 心血管系统

不同浓度的多巴胺能激动不同的受体，因此对心血管系统的作用取决于多巴胺剂量的大小。小剂量多巴胺激动 D_1 受体，扩张血管，血压下降。这种作用只能被多巴胺拮抗剂阻断。中等剂量多巴胺除舒张血管外，还激动 β_1 受体，使心肌兴奋，心输出量增加，对心率影响不明显，故较少引起心悸和心律失常，但剂量加大也可使心率加快。此时，收缩压增加，舒张压不变，脉压增大。大剂量多巴胺也激动 α 受体使血管收缩，掩盖其舒张血管的作用，外周阻力上升。此时收缩压和舒张压都升高。

2. 肾脏

激动肾血管 D_1 受体，使肾血管舒张，血流量增加，肾小球滤过率增加，有利于减少收缩血管引起肾衰竭的风险。多巴胺尚有排钠利尿的作用。大剂量多巴胺可激动肾血管的 α 受体，使肾血管明显收缩。

【临床应用】用于感染、创伤等原因引起的休克。对于心源性休克伴有尿量减少者尤为合适。此外，本品尚可用于充血性心力衰竭，与利尿药合用治疗急性肾功能衰竭。

【不良反应】一般较轻微，剂量过大或给药速度过快可引起恶心、呕吐、心悸、气促、高血压、心律失常等反应，停药后可自行消失。注射时漏出血管，可用酚妥拉明局部浸润处理。本品禁用于嗜铬细胞瘤及心律失常患者。

三、麻黄碱

麻黄碱是从中药麻黄中提取的生物碱，两千年前的《神农本草经》即有麻黄能"止咳逆上气"的记载。现已人工合成，化学性质稳定。与肾上腺素等相比，其特点是脂溶性高，对 α、β 受体作用弱，COMT 和 MAO 对麻黄碱破坏力弱。麻黄碱有光学异构体，药用左旋体或消旋体。

【体内过程】口服吸收良好，皮下及肌注吸收更快。生物利用度高，可通过血-脑屏障及胎盘屏障，因此有明显的中枢作用，也能影响胎儿。吸收后仅少量在肝脏经脱胺、氧化等。60%~75%以原形随尿排出，酸化尿液有助于麻黄碱排泄。在体内不易被破坏，排泄缓慢，作用持久。

【药理毒理】与肾上腺素基本相似，能激动 α、β 受体，对受体选择性低，同时还能促进神经末梢释放去甲肾上腺素发挥间接作用。与肾上腺素相比,中枢作用强。外周的生理效应相似,表现为兴奋心脏、松弛内脏平滑肌、升高血糖等,但作用强度弱,持续时间明显延长。

1. 心血管

心脏兴奋,收缩力增强,心率加快,心输出量增加。剂量过大使血压明显升高时,反射性兴奋迷走神经,可导致心脏抑制。皮肤、黏膜、肾脏和内脏血管收缩而骨骼肌血管扩张,用治疗量时血管阻力基本不变。用药后血压升高,持续3~6h。无继发性血压下降现象。

2. 平滑肌

松弛支气管平滑肌,作用弱,缓慢而持久。对消化道平滑肌及膀胱逼尿肌有松弛作用。

3. 中枢神经系统

麻黄碱引起中枢神经系统兴奋,作用比肾上腺素强且持久,一般表现为精神兴奋、不安、失眠、眩晕等症状,对呼吸中枢及血管运动中枢也有较弱的兴奋作用。

4. 代谢

与肾上腺素相似,促进糖原分解,升高血糖,增加机体耗氧量。

【临床应用】

1. 鼻黏膜充血

用0.5%~1%溶液滴鼻,可改善鼻腔充血阻塞等症状,作用时间长,无继发性血管扩张现象。

2. 支气管哮喘

多用于轻症支气管哮喘治疗和预防,效果较好,对于重症急性发作效果差。目前已渐少用。

3. 荨麻疹和血管神经性水肿

口服或注射给药用于缓解症状。

4. 麻醉期间的低血压

预防或治疗腰麻或硬膜外麻醉时的低血压。

【不良反应及注意事项】禁忌证同肾上腺素。大量、长期使用可引起中枢神经系统症状如失眠、不安、头痛等,可服用镇静催眠药缓解。此外,还可能出现排尿困难等。

知识四 β 受体激动药

一、β_1、β_2 受体激动药

异丙肾上腺素是人工合成品,性质不稳定,见光及空气易变质。药用为其硫

酸盐或盐酸盐，化学结构是去甲肾上腺素氨基上的氢原子被异丙基所取代。本品对 β_1、β_2 受体激动作用很强，是经典的 β_1、β_2 受体激动剂。对 α 受体无作用。

【体内过程】口服无效，舌下给药能扩张局部血管，迅速吸收。气雾剂吸入或注射均易吸收。吸收后主要在肝脏、肺等部位被 COMT 代谢。作用维持时间较短，但比肾上腺素略长。

【药理毒理】主要激动 β 受体，对 β_1 和 β_2 受体选择性很低。对 α 受体几乎无作用。

1. 心脏

对心脏 β_1 受体具有强大的激动作用，表现为正性肌力和正性缩率作用，缩短收缩期和舒张期。与肾上腺素相比，异丙肾上腺素加快心率、加速传导的作用较强，心肌耗氧量明显增加，对窦房结有显著兴奋作用，也能引起心律失常，但较少产生心室颤动。

2. 血管和血压

对血管有舒张作用，主要是激动 β_2 受体使骨骼肌血管舒张，对肾血管和肠系膜血管舒张作用较弱，对冠状血管也有舒张作用，也有增加组织血流量的作用。静脉滴注每分钟 $2\sim10\mu g$，由于心脏兴奋和外周血管舒张，使收缩压升高而舒张压略下降，此时冠脉流量增加；但如静脉注射给药，则可引起舒张压明显下降，降低了冠状血管的灌注压，冠脉有效血流量不增加。

3. 支气管平滑肌

可激动 β_2 受体，舒张支气管平滑肌，作用比肾上腺素略强，并具有抑制组胺等过敏性物质释放的作用。但对支气管黏膜的血管无收缩作用，故消除黏膜水肿的作用不如肾上腺素。久用可产生耐受性。

4. 其他

能增加肝糖原、肌糖原分解，增加组织耗氧量。其升高血中游离脂肪酸作用与肾上腺素相似，而升高血糖作用较弱。不易透过血－脑屏障，中枢兴奋作用不明显。

【临床应用】

1. 支气管哮喘

异丙肾上腺素能迅速控制哮喘的急性发作，舌下给药吸收不规则，常以气雾剂吸入给药。给药时剂量不可随意增加，以免出现心律失常或心肌缺血等不良反应。长期反复使用可产生耐受性，停药一段时间稍可恢复。

2. 房室传导阻滞

用于房室传导阻滞引起的心动过缓、心律失常，也用于高度房室传导阻滞或窦房结功能衰竭并发心搏骤停。

3. 休克

异丙肾上腺素可用于抗休克，但由于其主要扩张骨骼肌血管，对其他组织器官内的血管作用较弱,且增加心肌耗氧量,易产生心律失常,临床现已很少使用。

【不良反应】一般情况下,不良反应较轻,以心悸、头晕、皮肤潮红等常见。但用量过大或患者已有缺氧状态,则可能引起心律失常、心肌缺血、心肌梗死等严重反应。本品禁用于冠心病、心律失常和甲状腺功能亢进患者。

二、β_1 受体激动药

多巴酚丁胺

多巴酚丁胺口服无效,常采用静脉注射。给药后,迅速起效,并由肝等组织中的COMT代谢破坏并从尿中排出。血浆半衰期为2min。

多巴酚丁胺直接作用于受体,对β_1受体的激动作用强于β_2受体,故属于β_1受体激动药。但对此目前仍有争议,认为其左旋对映体能激动β_1受体而右旋对映体能拮抗β_2受体。临床使用的是消旋体,药理作用复杂。

本品有较强的正性肌力作用,但对心率影响小。造成这种特性的原因不明,但可能与多巴酚丁胺影响心脏α_1受体有关。使用多巴酚丁胺后,心肌收缩力增强,心输出量增加,而血管阻力基本不变。当使用β受体阻断药后,再给予多巴酚丁胺,则心输出量无变化而血管阻力增大。

本品适用于短期治疗急性心肌梗死、充血性心力衰竭、心脏手术后的心功能不全等。禁用于心房颤动患者。不良反应有心悸、心绞痛、血压升高等。

三、β_2 受体激动药

治疗哮喘时,需要选择性激动β_2受体,避免β_1受体激动引起的心脏兴奋等不良反应。目前已有一系列高效、作用强度高、维持时间长,并能气雾给药的选择性β_2受体激动药。典型药物如沙丁胺醇,其他还有特布他林、克伦特罗等。

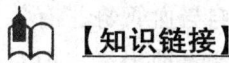
【知识链接】

肾上腺素受体激动药与心源性休克

心源性休克的治疗进展包括新型正性肌力药、机械性辅助循环器械和急性心梗后再灌注方法的改进(溶栓、血管成型、粥样斑块切除、冠状动脉搭桥术等)。

1. 米力农

米力农是Ⅲ型磷酸二酯酶抑制剂,可增加心脏和血管系统细胞内环腺苷酸水平,增加心肌收缩力并扩张外周血管。与氨力农相比较,其正性肌力作用更强,不引起血小板减少,故在心源性休克治疗中已取代氨力农。与多巴酚丁胺相比,米力农增加心输出量效果与之相似,而降低肺动脉高压更有效。米力农在负荷剂量时不需同时使用大剂量去甲肾上腺素维持血压。

2. 多培沙明

多培沙明是一种静脉内使用的短效儿茶酚胺类制剂。它主要激动 β_2 肾上腺素受体和 I 型多巴胺受体，对 β_1 受体无兴奋作用，所以不会导致心律失常。因其激动心脏 β_2 受体，抑制去甲肾上腺素的释放，所以有正性肌力作用。多培沙明对急性心衰、败血症、接受原位肝脏移植和心脏手术的患者有重要治疗作用。

项目五 ❯ 肾上腺素受体阻断药

案例导入：

患者，女，29 岁，经诊断为血栓闭塞性脉管炎，使用酚妥拉明治疗后，出现恶心、呕吐、头晕、心慌。请提出指导性用药及处理措施。

肾上腺素受体阻断药与肾上腺素受体有较强的亲和力，但缺乏或仅有微弱的内在活性，因此当药物和肾上腺素受体结合后，能妨碍神经递质或拟肾上腺素药与受体结合，从而拮抗神经递质或拟肾上腺素药的作用，又称为肾上腺素受体拮抗药。根据药物对 α 和 β 受体选择性的不同，可分为 α 肾上腺素受体阻断药和 β 肾上腺素受体阻断药两大类。

知识一 α 肾上腺素受体阻断药

α 肾上腺素受体阻断药能选择性地与 α 受体结合，阻断神经递质或拟肾上腺素药与 α 受体的结合，从而产生抗肾上腺素作用。此类药物对 β 受体基本无作用。他们能阻断肾上腺素和去甲肾上腺素的升压作用，并使肾上腺素的作用翻转为降压作用，这个现象称为"肾上腺素升压作用的翻转"。这是因为 α 肾上腺素受体阻断药选择性地阻断了与血管收缩有关的 α 受体，但不影响与血管舒张有关的 β_2 受体，所以使肾上腺素激动 β_2 后产生的血管舒张作用充分表现出来。但对主要作用于 α 受体的去甲肾上腺素，α 肾上腺素受体阻断药仅能取消或减弱其升压作用，而无翻转效应。对主要作用于 β 受体的异丙肾上腺素的降压效果无影响。

α 受体阻断药具有较广泛的药理作用，根据这类药物对 α_1、α_2 受体的选择性不同，可将其分为三类：

（1）非选择性 α 肾上腺素受体阻断药　短效类有酚妥拉明、妥拉唑林，长效类有酚苄明。

（2）选择性 α_1 肾上腺素受体阻断药　如哌唑嗪（prazosin）。

（3）选择性 α_2 肾上腺素受体阻断药　如育亨宾（yohimbine），主要用作科研的工具药。

一、非选择性α肾上腺素受体阻断药

早期的α肾上腺素受体阻断药对$α_1$受体和$α_2$受体作用的选择性均较低。根据作用时间的长短，分为短效和长效两类。

（一）短效α肾上腺素受体阻断药：酚妥拉明

【体内过程】酚妥拉明生物利用度低，口服效果仅为注射给药的20%。口服后30min血药浓度达峰值，作用维持3~6h；肌内注射作用维持30~45min。大多以无活性的代谢物从尿中排泄。

【药理毒理】

1. 血管

静脉注射能使血管舒张，血压下降，对静脉和小静脉的α受体阻断作用比其对小动脉作用强，使肺动脉压和外周血管阻力降低。其机制主要是对血管平滑肌$α_1$受体的阻断作用和直接舒张血管作用。

2. 心脏

具有心脏兴奋作用，使心肌收缩力增强，心率加快，心排出量增加。这种兴奋作用部分由血管舒张、血压下降，反射性兴奋交感神经引起；部分是阻断神经末梢突触前膜$α_2$受体，从而促进去甲肾上腺素释放，激动心脏$β_1$受体的结果。偶可致心律失常。此外，酚妥拉明还具有阻断K^+通道的作用。

3. 其他

有拟胆碱作用，使胃肠平滑肌兴奋。有组胺样作用，使胃酸分泌增加。

【临床应用】

（1）治疗外周血管痉挛性疾病，如肢端动脉痉挛性疾病等。

（2）在静脉滴注去甲肾上腺素发生外漏时，可用酚妥拉明10mg或妥拉唑啉25mg溶于10~20mL生理盐水中，做皮下浸润注射。也用于肾上腺素等拟交感药物过量所致的高血压。

（3）用于肾上腺嗜铬细胞瘤的鉴别诊断、其骤发高血压危象以及手术前的准备，能使嗜铬细胞瘤所致的高血压下降。做鉴别诊断试验时，可引起严重低血压，曾有致死的报告，故应特别慎重。

（4）抗休克　能使心排出量增加，血管舒张，外周阻力降低，并能降低肺循环阻力，防止肺水肿的发生，从而改善休克状态时的内脏血液灌注，解除微循环障碍。尤其对休克症状改善不佳而左室充盈压增高者疗效好。适用于感染性、心源性和神经源性休克。但给药前必需补足血容量。有人主张合用去甲肾上腺素，目的是对抗去甲肾上腺素的α型收缩血管的作用，保留其β型加强心肌收缩力的作用。

（5）有报告用酚妥拉明等血管扩张药治疗其他药物无效的急性心肌梗死及充血性心脏病所致的心力衰竭。在心力衰竭时，因心排出量不足，交感张力增加，外周阻力增高，肺充血和肺动脉压力升高，易产生肺水肿。应用酚妥拉明可扩张

血管、降低外周阻力；使心脏后负荷明显降低、左室舒张末压与肺动脉压下降、心排出量增加，心力衰竭得以减轻。

【不良反应】常见的不良反应有低血压，胃肠平滑肌兴奋所致的腹痛、腹泻、呕吐和诱发溃疡病（可能与其激动胆碱受体作用有关）。静脉给药有时可引起严重的心率加快、心律失常和心绞痛，因此需缓慢注射或滴注。胃炎，胃、十二指肠溃疡病、冠心病患者慎用。

（二）长效 α 肾上腺素受体阻断药：酚苄明

与其他 α 肾上腺素受体阻断药不同，酚苄明与 α 受体形成牢固的共价键结合，是非竞争性 α 肾上腺素受体阻断药。对 α_1 受体的作用稍强于 α_2 受体。

【体内过程】口服吸收差，局部注射刺激性大，主要以口服或静注给药。起效慢，在体内经转化后，以共价键与 α 受体牢固结合，作用维持时间长。用药一次，作用可维持 3~4d。作用维持时间与药物代谢关系不明显，而与 α 受体更新相关。

【药理毒理】酚苄明阻断 α 受体，使血管扩张，外周阻力下降，血压下降。作用强大而持久。由于血压下降反射性兴奋交感神经，加上阻断突触前膜 α_2 受体作用和抑制神经末梢去甲肾上腺素重摄取，导致心率明显加快。对正常人血压影响轻微。除阻断 α 受体外，还具有一定的阻断组胺、5-HT 及乙酰胆碱受体的作用。

【临床应用】临床主要用于外周血管痉挛性疾病及血栓闭塞性脉管炎；用于治疗出血性、创伤性和感染性休克，尤其是补足血容量后血压仍不见回升的各种休克病人；治疗嗜铬细胞瘤；用于良性前列腺增生引起的阻塞性排尿困难，可明显改善症状；也用于前列腺肥大的保守治疗，但应用不多。

【不良反应】常见的有体位性低血压、心悸、鼻塞、阳痿等。尚有中枢抑制症状出现，如疲倦、嗜睡、乏力以及局部刺激等。

二、α_1 肾上腺素受体阻断药

哌唑嗪是此类药的代表，选择性地阻断 α_1 受体，对 α_2 受体的阻断作用极小。能引起血管扩张，血压下降，在血压下降的同时，不会引起心率和心输出量的明显改变。本类药物还有多拉唑嗪、特拉唑嗪、布那唑嗪和吲哚拉明等；药理作用及临床应用都类似。

三、α_2 肾上腺素受体阻断药

育亨宾为选择性 α_2 肾上腺素受体阻断药，曾尝试用于治疗性功能障碍等，但疗效并不确切。目前主要作实验室工具用药。

知识二 β 肾上腺素受体阻断药

β 肾上腺素受体阻断药是一类能选择性地与 β 受体结合，竞争性阻断神经递质或拟肾上腺素药物 β 效应的药物。本类药物中有些除具有 β 受体阻断作用外，

还具有一定的内在拟交感活性。

根据药物对受体的选择性，分为非选择性β肾上腺素受体阻断药和选择性β_1肾上腺素受体阻断药。

一、非选择性β肾上腺素受体阻断药

它们对β_1、β_2受体的亲和力相似，选择性差，无内在拟交感活性，是目前应用最广的一类，其中以普萘洛尔为典型代表。

普萘洛尔

普萘洛尔又名心得安。左旋体普萘洛尔有β受体阻断作用，有膜稳定作用，对α受体无作用。

【体内过程】脂溶性高，口服吸收良好，主要在肝脏代谢，首过效应明显且个体差异大，生物利用度低。不同个体口服相同剂量时血药浓度可相差20倍之多，故剂量需要个体化。血药达峰值时间为60~90min，易透过血脑屏障。在体内约90%的普萘洛尔与血浆结合。主要以代谢产物从肾脏排出。血浆半衰期为2~5h。在其光学异构体中，具有生理活性的左旋体代谢比无活性的右旋体慢。

【药理毒理】阻断β受体，使心率减慢，心收缩力和输出量降低，冠状动脉流量下降，心肌耗氧量明显减少，肾素释放减少，支气管及血管平滑肌张力有一定程度的增高。长期使用可造成肾血流量降低，引起水钠潴留，血容量提高。

【临床应用】临床用于治疗心绞痛、心律失常、高血压、甲状腺功能亢进等。

【不良反应】不良反应有恶心、腹泻、乏力、多梦、失眠和皮疹等。少数患者可出现四肢冰冷、发绀、脉搏消失。心功能不全的患者可能导致急性心力衰竭。可诱发支气管痉挛，也可导致心动过缓、房室传导阻滞等。患者长期使用后停用，可产生高血压、快速型心律失常、心绞痛加剧。所以需要逐渐减量至停止使用。

【禁忌证】糖尿病患者慎用。支气管哮喘及房室传导阻滞患者禁用。心力衰竭不是绝对禁忌证，但使用前应先给予洋地黄和利尿剂。

噻吗洛尔

噻吗洛尔又名噻吗心安。本品是非选择性β肾上腺素受体阻断药，无内在拟交感活性，无膜稳定性作用。β受体阻断作用显著强于普萘洛尔，是已知作用最强的β肾上腺素受体阻断药。本品口服吸收良好，经首过效应后，约50%吸收入血。达峰时间为1~2h，血浆半衰期约为4h。本品不易进入中枢，主要经肝代谢，少部分以原形经肾脏排出。噻吗洛尔的药理作用、不良反应及禁忌证与普萘洛尔相似。常用其滴眼剂降低眼内压治疗青光眼；作用机制主要是减少房水的生成。本品0.1%~0.5%溶液的疗效与毛果芸香碱1%~4%溶液相近或较优，每日滴眼两次即可，且无缩瞳和调节痉挛等不良反应。局部使用对心率和血压无明显影响，也无缩瞳和调节痉挛作用。

二、β_1肾上腺素受体阻断药

本类药物选择性阻断β_1受体，但选择性不高，在高浓度时对β_2受体也有作

用。由于对 β_2 受体作用弱，对呼吸道平滑肌的影响轻微。但用于哮喘患者，仍需谨慎，且剂量不宜过大。

（一）无内在活性的药物

阿替洛尔

本品属于长效选择性 β_1 肾上腺素受体阻断药，无内在拟交感活性及膜稳定性作用。低剂量时，选择性阻断 β_1 受体，引起心脏抑制，对血管及支气管的影响较小，对胰岛素分泌无影响。当剂量增大后，对受体的选择性减弱，作用与普萘洛尔相似。

口服吸收快，但不完全，生物利用度约为50%。吸收后分布广泛，可透过胎盘屏障，也可进入乳汁，但不易透过血-脑屏障，进入脑内很少。大部分以原形从肾排出，半衰期为 5~8h。肾功能不全患者应调整药物剂量。阿替洛尔作用持久，安全性比普萘洛尔高。临床用于治疗高血压、心绞痛及心律失常。

美托洛尔

与阿替洛尔相似，美托洛尔属于选择性 β_1 肾上腺素受体阻断剂，但选择性不如阿替洛尔；无内在活性及膜稳定性作用。本品脂溶性高，口服几乎完全吸收，由于首过效应，生物利用度仅为40%。血浆蛋白结合率低，主要以游离形式存在，易透过血-脑屏障和胎盘屏障。血药浓度个体差异大。主要经肝氧化代谢，仅10%以原形自肾排出，半衰期为 3~4h。临床用途及不良反应与阿替洛尔相似。注意剂量需个体化。由于该药可通过血-脑屏障，故有多梦现象，长期用药后逐渐消失。此外，还可出现听力下降及关节痛等不良反应。

（二）有内在活性的药物

醋丁洛尔

本品是中长效 β_1 肾上腺素受体阻断药，对 β_1 受体的选择性比阿替洛尔差，有轻度的内在拟交感活性和膜稳定作用。本品脂溶性低，易从肠道吸收，首过效应低，不易透过血-脑屏障。约70%在肝内转化，先水解为醋洛尔，进一步 N-乙酰化成为双醋洛尔。双醋洛尔仍有 β 受体阻断作用。本品血浆半衰期为 3~4h，双醋洛尔的半衰期为 7~11h，因此药代动力学与药效学关系复杂。临床上用于治疗高血压，每天口服一次或两次，总量 400mg；也用于抗心绞痛和抗心律失常。不良反应与其他 β 肾上腺素受体阻断药相似。此外，还可出现关节痛、红斑狼疮样症状等。由于它的内在拟交感活性，减慢心率要比普萘洛尔、阿替洛尔等为轻。

知识三 α、β 肾上腺素受体阻断药

本类药物对 α、β 受体的阻断作用选择性不强，但对 β 受体的阻断作用强于 α 受体的阻断作用。临床主要用于高血压的治疗，以拉贝洛尔为代表，其他药物还有布新洛尔、阿罗洛尔和氨磺洛尔等。

拉贝洛尔

拉贝洛尔口服可吸收，部分被首过效应消除，生物利用度为20%~40%，口服个体差异大，容易受胃肠道内容物的影响。拉贝洛尔的半衰期为4~6h，血浆蛋白结合率为50%。本品约有99%在肝脏迅速代谢，只有少量以原形经肾脏排出。

拉贝洛尔是相对较新的α、β受体竞争性阻断药的代表，有4种立体异构体。每一种异构体可显示不同的活性，阻断受体的选择性各不相同，R,R型主要阻断β受体；S,R型几乎没有β受体阻断作用，对α受体的阻断作用最强；R,S型几乎没有α、β受体阻断活性；S,S型缺乏β受体阻断作用；R,R型对$β_2$受体具有某些内在拟交感活性，可引起血管舒张。临床应用的拉贝洛尔为消旋混合物，兼有α、β受体的阻断作用，对β受体的阻断作用约为普萘洛尔的1/2.5，α受体的阻断作用为酚妥拉明的1/10~1/6，对β受体的阻断作用强于对α受体阻断作用的5~10倍。由于对$β_2$受体的内在拟交感活性及药物的直接作用，可使血管舒张，增加肾血流量。

本品多用于中度和重度的高血压、心绞痛，静注可用于高血压危象，它与单纯β受体阻断药相比能降低卧位血压和外周阻力，一般不降低心排出量，可降低立位血压，引起直立性低血压。

本品对支气管平滑肌收缩作用不强，但对哮喘病人仍不利。常见不良反应有眩晕、乏力、恶心等。哮喘及心功能不全者禁用。本品对儿童、孕妇及脑出血者忌用静注。注射液不能与葡萄糖盐水混合滴注。

【知识链接】

β肾上腺素受体阻断药与心功能不全

传统认为β肾上腺素受体阻断药因其负性肌力作用、负性频率作用应属心功能不全（CHF）的禁忌用药。1975年，F. Waagstein等首次报道β肾上腺素受体阻断药普萘洛尔治疗充血性心肌病有效，后经大规模临床试验证明，这类药物确实能缓解症状，降低病死率，自此开创出拮抗交感神经系统活性而治疗CHF的新途径，现已成为一种标准治疗用药。

（1）β肾上腺素受体阻断药治疗CHF的理论基础包括：慢性肾上腺素能系统的激活介导心肌重塑；去甲肾上腺素（NE）导致心肌细胞的损伤；NE刺激心肌细胞肥大和胚胎基因的过度表达；NE作用于β受体刺激成纤维细胞DNA和蛋白质合成；NE通过$β_1$受体通路使心肌细胞产生凋亡。

（2）β肾上腺素受体阻断药治疗CHF的机制主要是抗心律失常作用，包括提高致颤阈，阻止折返，减少室颤等，能显著降低CHF时的猝死，如，比索洛尔降低各种原因所致病死率34%，降低猝死率则为44%，美托洛尔降低猝死率约为41%，这表明抗心律失常作用是β肾上腺素受体阻断药降低CHF病死率的重要机制。

【知识训练】

一、单项选择题

1. 下列哪种效应不是通过激动M受体实现的（　　）
   A. 心率减慢　　　　B. 胃肠道平滑肌收缩　　　C. 胃肠道括约肌收缩
   D. 膀胱括约肌舒张　　E. 瞳孔括约肌收缩

2. 胆碱能神经不包括（　　）
   A. 交感、副交感神经节前纤维　　　B. 交感神经节后纤维的大部分
   C. 副交感神经节后纤维　　　D. 运动神经　　　E. 支配汗腺分泌的神经

3. 骨骼肌血管平滑肌上有（　　）
   A. α受体、β受体、无M受体　　　B. α受体、M受体、无β受体
   C. α受体、β受体、M受体　　　D. α受体、无β受体、M受体
   E. M受体、无α受体及β受体

4. 肾上腺素受体激动时不可能引起（　　）
   A. 皮肤、黏膜血管扩张　　　B. 瞳孔散大　　　C. 睫状肌松弛
   D. 糖原分解　　　　　E. 脂肪分解

5. 下列有关乙酰胆碱的描述哪项是错误的（　　）
   A. 被胆碱酯酶水解失活　　　B. 乙酰胆碱释放后，大部分被神经末梢再摄取
   C. 作用于肾上腺髓质而促其释放乙酰胆碱
   D. 支配汗腺的交感神经也释放了乙酰胆碱
   E. 乙酰胆碱激动M受体和N受体

6. 毛果芸香碱对眼睛的作用是（　　）
   A. 瞳孔缩小，升高眼内压，调节痉挛
   B. 瞳孔缩小，降低眼内压，调节痉挛
   C. 瞳孔扩大，升高眼内压，调节麻痹
   D. 瞳孔扩大，降低眼内压，调节麻痹
   E. 瞳孔缩小，降低眼内压，调节麻痹

7. 毛果芸香碱的缩瞳机制是（　　）
   A. 阻断虹膜α受体，开大肌松弛　　　B. 阻断虹膜M胆碱受体，括约肌松弛
   C. 激动虹膜α受体，开大肌收缩　　　D. 激动虹膜M胆碱受体，括约肌收缩
   E. 抑制胆碱酯酶，使乙酰胆碱增多

8. 新斯的明对下列效应器兴奋作用最强的是（　　）
   A. 心血管　　　　B. 腺体　　　　C. 眼　　　　D. 骨骼肌
   E. 支气管平滑肌

9. 毒扁豆碱滴眼，引起头痛是由于（　）
   A. 睫状肌痉挛　　　B. 眼内压降低　　　C. 易透过血-脑屏障
   D. 瞳孔缩小　　　　E. 以上都不是

10. 有机磷中毒患者，经大量反复注射阿托品治疗后，原有症状消失，又出现心悸、兴奋、瞳孔扩大、视近物模糊、排尿困难等症状，应该采取（　）
    A. 继续使用大剂量阿托品治疗　　　　B. 改用大剂量东莨菪碱治疗
    C. 使用适量的毛果芸香碱进行治疗　　D. 使用新斯的明进行治疗
    E. 以上都不是

11. 有机磷酸酯类中毒病人出现口吐白沫、严重的恶心、呕吐和呼吸困难，应立即选用（　）
    A. 碘解磷定　　　B. 哌替啶　　　C. 麻黄碱　　　D. 肾上腺素
    E. 阿托品

12. 直接激动 N_2 受体的药物是（　）
    A. 新斯的明　　　B. 毒扁豆碱　　　C. 东莨菪碱　　　D. 毛果芸香碱
    E. 阿托品

13. 治疗胆绞痛宜选用（　）
    A. 阿托品　　　B. 阿托品+哌替啶　　　C. 哌替啶
    D. 阿司匹林　　E. 溴丙胺太林

14. 针对下列药物，麻醉前用药的最佳选择是（　）
    A. 毛果芸香碱　　　B. 氨甲酰胆碱　　　C. 东莨菪碱
    D. 后马托品　　　　E. 阿托品

15. 阿托品抢救有机磷酸酯类中毒时能（　）
    A. 复活胆碱酯酶　　　　　　　B. 促进乙酰胆碱排泄
    C. 阻断 M 受体，解除 M 样作用　D. 阻断 M 受体和 N_2 受体
    E. 与有机磷结合成无毒产物而解毒

16. 感染性休克用阿托品治疗时，下列哪种情况不能用（　）
    A. 血容量已补足　　　B. 酸中毒已纠正　　　C. 心率60次/min以下
    D. 体温39℃以上　　　E. 房室传导阻滞

17. 阿托品中毒时可用（　）药物治疗
    A. 毛果芸香碱　　　B. 酚妥拉明　　　C. 东莨菪碱
    D. 后马托品　　　　E. 山莨菪碱

18. 东莨菪碱的作用特点是（　）
    A. 兴奋中枢，促进腺体分泌　　　B. 兴奋中枢，抑制腺体分泌
    C. 具有中枢抑制作用，不能抑制腺体分泌
    D. 有中枢抑制作用，可促进腺体分泌　　　E. 抑制心脏，减慢传导

19. 治疗有机磷中毒，阿托品不能缓解的症状是（　）

A. 中枢症状　　　　B. 消化道症状　　　　C. 骨骼肌震颤
D. 呼吸困难　　　　E. 出汗

20. 去甲肾上腺素治疗上消化道出血时的给药方法是（　　）
A. 静脉滴注　　　　B. 皮下注射　　　　C. 肌肉注射
D. 口服稀释　　　　E. 以上都不是

21. 具有明显舒张肾血管，增加肾血流的药物是（　　）
A. 肾上腺素　　　　B. 异丙肾上腺素　　　C. 麻黄碱
D. 多巴胺　　　　　E. 去甲肾上腺素

22. 去甲肾上腺素与肾上腺素的下列哪项作用不同（　　）
A. 正性肌力作用　　B. 兴奋 β 受体　　　C. 兴奋 α 受体
D. 对心率的影响　　E. 被 MAO 和 COMT 灭活

23. 去甲肾上腺素扩张冠状血管主要是由于（　　）
A. 激动 β_2 受体　　B. 激动 M 胆碱受体　　C. 使心肌代谢产物增加
D. 激动 α_2 受体　　E. 以上都不是

24. 治疗房室传导阻滞的药物是（　　）
A. 肾上腺素　　　　B. 去甲肾上腺素　　　C. 异丙肾上腺素
D. 阿拉明　　　　　E. 普萘洛尔

25. 肾上腺素对血管作用的叙述，错误的是（　　）
A. 皮肤、黏膜血管收缩强　　　B. 微弱收缩脑和肺血管
C. 肾血管扩张　　　D. 骨骼肌血管扩张　　　E. 舒张冠状血管

26. 异丙肾上腺素不具有肾上腺素的哪项作用（　　）
A. 松弛支气管平滑肌　　　　B. 兴奋 β_2 受体
C. 抑制组胺等过敏介质释放　　D. 促进 CAMP 的产生
E. 收缩支气管黏膜血管

27. 去甲肾上腺素静滴时间过长引起的最严重的不良反应是（　　）
A. 血压过高　　　　B. 静滴部位出血坏死　　C. 心率紊乱
D. 急性肾功能衰竭　E. 突然停药引起血压下降

28. 麻黄碱的特点是（　　）
A. 不易产生快速耐受性　　　B. 性质不稳定，口服无效
C. 性质稳定，口服有效　　　D. 具中枢抑制作用　　E. 作用快、强

29. 外周血管痉挛性疾病可选用何药治疗（　　）
A. 山莨菪碱　　　　B. 异丙肾上腺素　　　C. 间羟胺
D. 普萘洛尔　　　　E. 酚妥拉明

30. "肾上腺素升压作用的翻转"是指（　　）
A. 给予 β 受体阻断药后出现升压效应
B. 给予 α 受体阻断药后出现降压效应

C. 肾上腺素具有α、β受体激动效应

D. 收缩上升，舒张压不变或下降

E. 由于升高血压，对脑血管的被动扩张作用

31. 静注普萘洛尔后再静注下列哪一种药物可表现升压效应（ ）

　A. 肾上腺素　　　　B. 异丙肾上腺素　　　　C. 氯丙嗪

　D. 东莨菪碱　　　　E. 新斯的明

32. 静滴去甲肾上腺素发生外漏，最佳的处理方法是（ ）

　A. 局部注射局部麻醉药　　B. 肌内注射酚妥拉明　　C. 局部注射酚妥拉明

　D. 局部注射β肾上腺素受体阻断药　　E. 局部浸润用肤轻松软膏

33. 酚妥拉明治疗充血性心力衰竭是因为（ ）

　A. 能增强心肌收缩力　　　　　B. 有抗胆碱作用，心率加快

　C. 利尿消肿，减轻心脏负担　　D. 降低心肌耗氧量

　E. 扩张血管，降低外周阻力，减轻心脏后负荷

34. 用于诊断嗜铬细胞瘤的药物是（ ）

　A. 肾上腺素　　　　B. 酚妥拉明　　　　C. 阿托品

　D. 组胺　　　　　　E. 普萘洛尔

35. 可用于治疗外周血管痉挛性疾病的药物是（ ）

　A. 阿托品　　　　　B. 山莨菪碱　　　　C. 多巴胺

　D. 肼屈嗪　　　　　E. 酚妥拉明

二、多项选择题

1. 激动β受体同时阻滞α受体可导致下列哪些效应（ ）

　A. 血管扩张　　　　B. 瞳孔散大　　　　C. 支气管扩张

　D. 心率加快　　　　E. 心传导加速

2. 去甲肾上腺素消除的方式有（ ）

　A. 单胺氧化酶破坏　　B. 单加氧酶氧化　　C. 儿茶酚氧位甲基转移酶破坏

　D. 经突触前膜摄取　　E. 磷酸二酯酶代谢

3. M受体兴奋时的效应是（ ）

　A. 腺体分泌增加　　B. 腺体分泌减少　　C. 瞳孔缩小

　D. 瞳孔扩大　　　　E. 心率减慢

4. 关于去甲肾上腺素的描述，哪些是正确的（ ）

　A. 主要兴奋α受体　　　　　B. 是肾上腺素能神经释放的递质

　C. 升压时易出现双向反应　　D. 在整体情况下出现心率减慢

　E. 引起冠状动脉收缩

5. 下列对α受体描述哪些是正确的（ ）

A. α受体是一种配体门控通道受体

B. $α_1$受体激动可激活细胞膜上磷脂酶C

C. α_2 受体激动时可抑制细胞膜上腺苷酸环化酶

D. α_2 受体激动时可激活细胞膜上腺苷酸环化酶

E. α 受体是一种 G 蛋白偶联受体

6. N 受体激动时可引起（ ）

   A. 自主神经节兴奋　　B. 肾上腺髓质分泌　　　　C. 骨骼肌收缩

   D. 汗腺分泌减少　　　E. 递质释放减少

7. 毛果芸香碱对眼的作用（ ）

   A. 瞳孔缩小　　　　　B. 降低眼内压　　　　　　C. 睫状肌松弛

   D. 调节痉挛　　　　　E. 视近物清楚

8. 毛果芸香碱的特点是（ ）

   A. 结构中无季铵基团　B. 易透过角膜进入眼房　C. 作用比毒扁豆碱持久

   D. 水溶液较稳定，易于保存　　　E. 对汗腺不敏感

9. 对乙酰胆碱正确的叙述是（ ）

   A. 化学性质不稳定，遇水易分解　　B. 作用十分广泛

   C. 无临床实用价值　　　D. 激动 M、N 胆碱受体

   E. 过大剂量使神经节从兴奋转入抑制

10. M 胆碱受体激动时（ ）

   A. 心率减慢　　　　　B. 腺体分泌增加　　　　　C. 瞳孔括约肌和睫状肌松弛

   D. 支气管和胃肠道平滑肌收缩　　E. 肾上腺髓质释放肾上腺素

11. 新斯的明可用于（ ）

   A. 术后尿潴留　　　　B. 重症肌无力　　　　　　C. 胃肠平滑肌痉挛

   D. 筒箭毒碱过量中毒　　　E. 有机磷农药中毒所致的肌无力

12. 新斯的明与毒扁豆碱不同之处有哪些？（ ）

   A. 新斯的明对神经肌接头处有直接作用而毒扁豆碱则无

   B. 新斯的明从胃肠道吸收不良

   C. 新斯的明是可逆的而毒扁豆碱是不可逆的抗 AchE 药

   D. 新斯的明是季铵化合物而毒扁豆碱是叔铵化合物

   E. 新斯的明不易透过血－脑屏障，故无明显的中枢作用；而毒扁豆碱则反之

13. 属于胆碱受体阻断药的有（ ）

   A. 可乐定　　　　　　B. 新斯的明　　　　　　　C. 阿托品

   D. 琥珀胆碱　　　　　E. 东莨菪碱

14. 可用于治疗青光眼的药物有（ ）

   A. 毒扁豆碱　　　　　B. 甘露醇　　　　　　　　C. 毛果芸香碱

   D. 阿托品　　　　　　E. 东莨菪碱

15. 有机磷农药中毒时（ ）

   A. 应迅速清除毒物　　　　B. 解磷定应用的目的是使磷酰化胆碱酯酶复活

C. 及早足量反复地使用阿托品
D. 解磷定与阿托品合用的目的是增加疗效
E. 阿托品可复活胆碱酯酶

16. 下列哪些药物具有阻断 M 受体的作用（　　）
A. 阿托品　　　　　　B. 山莨菪碱　　　　　　C. 东莨菪碱
D. 普鲁本辛　　　　　E. 毒扁豆碱

17. 与阿托品有关的作用是（　　）
A. 解除迷走神经对心脏的抑制，使心率加快
B. 少量可解除血管痉挛改善微循环　　　C. 中毒时可致惊厥
D. 近视清楚，远视模糊　　　　E. 升高眼压

18. 通过改善微循环治疗感染性休克的药物有（　　）
A. 山莨菪碱　　　　　B. 去甲肾上腺素　　　　C. 氢化可的松
D. 阿拉明　　　　　　E. 阿托品

19. 阿托品的用途有（　　）
A. 解除平滑肌痉挛　　B. 抑制腺体分泌　　　　C. 抗感染性休克
D. 缓慢型心律失常　　E. 解除有机磷酸酯类中毒

20. 下面描述正确的是（　　）
A. 东莨菪碱有明显的中枢镇静作用
B. 新斯的明对骨骼肌兴奋作用最强
C. 新斯的明是易逆性胆碱酯酶抑制药
D. 有机磷酸酯类是难逆性胆碱酯酶抑制药
E. 有机磷酸酯类中毒可用阿托品和解磷定解救

21. 儿茶酚胺类包括（　　）
A. 肾上腺素　　　　　B. 去甲肾上腺素　　　　C. 异丙肾上腺素
D. 多巴胺　　　　　　E. 麻黄碱

22. 可促进去甲肾上腺素（NA）释放的药物是（　　）
A. 肾上腺素　　　　　B. 多巴胺　　　　　　　C. 麻黄碱
D. 间羟胺　　　　　　E. 去甲肾上腺素

23. 间羟胺与去甲肾上腺素（NA）相比有以下特点（　　）
A. 可肌注给药　　　　B. 升压作用较弱但持久　C. 不易被 MAO 代谢
D. 不易引起心律失常　E. 收缩肾血管作用弱

24. 肾上腺素抢救过敏性休克的作用机制有（　　）
A. 增加心输出量　　　B. 升高外周阻力和血压　C. 松弛支气管平滑肌
D. 抑制组胺等过敏物质释放　　　　　　　　　E. 减轻支气管黏膜水肿

25. 可引起心率加快的药物有（　　）
A. 肾上腺素　　　　　B. 异丙肾上腺素　　　　C. 普萘洛尔
D. 去甲肾上腺素　　　E. 甲氧明

26. 促进递质释放，发挥间接拟肾上腺素作用的药物是（　）
A. 异丙肾上腺素　　B. 多巴胺　　C. 间羟胺
D. 麻黄碱　　E. 新福林

27. 多巴胺药理作用正确的说法是（　）
A. 高浓度可作用于血管β₁受体，使心肌收缩力加强，心排出量增加
B. 低浓度时主要与位于肾脏、肠系膜和冠状动脉的多巴胺受体结合
C. 通过激活腺苷酸环化酶使细胞内cAMP水平提高，导致血管舒张
D. 可增加收缩压和脉压，但对舒张压无明显影响或轻微增加
E. 继续增加浓度可激动血管的α₁受体，导致血管收缩

28. 酚妥拉明的药理作用有（　）
A. 直接舒张血管　　B. 阻断α₁受体　　C. 阻断α₂受体
D. 拟胆碱作用　　E. 兼有阻断β受体的作用

29. 普萘洛尔能够阻断肾上腺素哪些作用（　）
A. 心输出量增加　　B. 瞳孔扩大　　C. 支气管扩张
D. 血管收缩　　E. 脂肪分解

30. 下列关于噻吗洛尔的描述中，哪些是正确的（　）
A. β受体阻断作用强　　B. 可以减少房水生成　　C. 无缩瞳作用
D. 有调节痉挛的作用　　E. 常用其滴眼剂

31. 选择性阻断β₁受体的药有（　）
A. 阿替洛尔　　B. 纳多洛尔　　C. 普萘洛尔
D. 美托洛尔　　E. 吲哚洛尔

32. 酚妥拉明的不良反应有（　）
A. 低血压　　B. 腹痛腹泻　　C. 心律失常
D. 过敏反应　　E. 心绞痛

参考答案：

一、1. C　2. B　3. C　4. A　5. B　6. B　7. D　8. D　9. A
10. C　11. E　12. A　13. C　14. C　15. C　16. D　17. A　18. C
19. C　20. D　21. D　22. D　23. C　24. C　25. C　26. E　27. D
28. C　29. E　30. B　31. A　32. C　33. E　34. E　35. E

二、1. ACDE　2. ACD　3. ACE　4. ABD　5. BE　6. ABC
7. ABDE　8. ABD　9. ABCDE　10. ABD　11. ABD　12. ABDE
13. CDE　14. AC　15. ABCD　16. ABCD　17. ABCE　18. ADE
19. ABCDE　20. ABCDE　21. ACMD　22. BCD　23. ABCD
24. ABCDE　25. AB　26. BCDE　27. ABCDE　28. ABCD
29. ACE　30. ABCE　31. AD　32. ABCE

模块三
中枢神经系统药物

>>>>

📖 【知识目标】

1. 掌握利多卡因、普鲁卡因的药理、毒理、用途及不良反应等；地西泮的结构、性状、作用、用途、不良反应等；苯巴比妥的性状、作用、用途、不良反应等，苯妥英钠的体内过程、药理毒理、作用与用途、不良反应；氯丙嗪的药理毒理、临床应用及不良反应；左旋多巴、卡比多巴的体内过程、药理毒理、临床应用及不良反应；吗啡、哌替啶的药理毒理、临床应用、不良反应；咖啡因、尼可刹米的体内过程、药理毒理、临床应用等；阿司匹林的药理毒理、临床应用、不良反应等。

2. 熟悉卡马西平的作用特点；丙米嗪的药理毒理、临床用途、不良反应；中枢性抗胆碱药物的作用特点；布洛芬的药理毒理、临床应用、不良反应。

3. 了解其他局麻药和全身麻醉药的药理毒理；其他苯二氮䓬类药物的作用特点；其他巴比妥类镇静催眠药的作用特点；其他抗精神失常药物的作用特点；抗躁狂药碳酸锂的药理毒理、临床应用及不良反应；其他拟多巴胺药物的作用特点；可待因、芬太尼、曲马多等药的作用特点及应用；其他中枢兴奋药的特点；其他解热镇痛抗炎药的作用特点。

📖 【技能目标】

能够应用药物的基本理论和基本知识，提供用药咨询服务。能够分析、解释涉及本章药物的处方合理性，能够将疾病与药物相联系。

项目一 ▶ 麻 醉 药

案例导入：

患者：男，30岁，由于牙痛多年，于2009年7月21日去牙科诊所就医。医生看后决定将病牙拔掉，遂注入普鲁卡因进行局麻，十分钟后患者感觉胸闷、心悸、呼吸困难，立即送入医院进行抢救。

问：患者出现心悸、呼吸困难最可能的原因是什么？

知识一 局部麻醉药

一、概述

局部麻醉药简称局麻药，是一类能在用药局部可逆性阻断神经冲动的发生和传导的药物。在保持意识清醒的情况下，可逆地引起局部组织痛觉消失，以便顺利进行手术。

【分类】局麻药在化学结构上由三部分组成，即芳香族环、中间链和胺基。其中，根据中间链的不同可将局麻药分为两类：中间链为酯键的称为酯类局麻药，如普鲁卡因、丁卡因等；中间链为酰胺键的称为酰胺类局麻药，如利多卡因、布比卡因等。

【药理毒理】

1. 局麻作用

低浓度时可抑制感觉神经冲动的发生和传导，使感觉丧失。麻醉的顺序为：痛觉最先消失，其次是温觉、触觉、压觉，较高浓度时运动神经也可受到影响，出现麻醉神经冲动传导的恢复顺序则按相反顺序进行。

局麻药的作用机制与阻滞神经细胞膜钠离子通道有关。局麻药能穿透神经细胞膜，至膜内侧与钠通道闸门边磷脂分子的磷酸基相结合，阻滞钠通道，减少钠离子内流，使神经细胞膜不能除极化，从而阻断神经冲动的产生和传导，出现局麻作用。

2. 吸收作用

麻醉药吸收进入血液循环并达到一定浓度时会引起全身作用，其作用的性质及程度取决于单位时间内进入血液循环的剂量，主要表现为中枢神经及心血管方面的影响。

（1）中枢神经系统 中枢神经系统的表现是先兴奋后抑制，出现不安，视听觉紊乱、肌肉震颤，甚至惊厥，最后转入昏迷，呼吸衰竭而死亡。

（2）心血管系统 主要表现为心脏抑制如心肌兴奋性降低、心肌收缩力减弱、传导减慢和不应期延长，甚至心脏骤停。还可使血管扩张、血压下降。

（3）变态反应　常为荨麻疹、支气管痉挛和血压下降等，多见于酯类局麻药。因此，要询问过敏史、做皮肤过敏试验和准备急救药品。

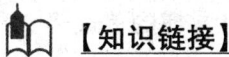
【知识链接】

常用的局麻方法

1. 表面麻醉

表面麻醉是将局麻药涂于局部黏膜表面，使黏膜下的感觉神经末梢麻醉，常用于眼、鼻、咽喉、气管、尿道等黏膜部位的浅表手术。常选用穿透力强的丁卡因等。

2. 浸润麻醉

浸润麻醉是将药物注入皮下或手术切口部位，使局部神经末梢麻醉，适应于浅表小手术。常选用穿透力小、毒性低的普鲁卡因或利多卡因。

3. 传导麻醉

传导麻醉是将药物注射到外周神经干，阻断神经冲动传导，使该神经分布的区域麻醉，适用于四肢及口腔手术。常用药为普鲁卡因和利多卡因。

4. 蛛网膜下腔麻醉

蛛网膜下腔麻醉又称腰麻，是将药物注入腰椎蛛网膜下腔内，适用于腹部及下肢手术。常用药为普鲁卡因。

5. 硬膜外麻醉

硬膜外麻醉是将药物注入硬脊膜外腔，透过硬脊膜麻醉附近的脊神经根，适用于颈部至下肢手术，常用药为利多卡因。

二、常用局麻药

（一）酯类局麻药

普鲁卡因（奴佛卡因）

普鲁卡因对黏膜的穿透力弱，广泛用于浸润麻醉、传导麻醉、腰麻和硬膜外麻醉，一般不用于表面麻醉。属于短效局麻药，注射后 1～3min 起效，维持 30～60min，加用肾上腺素可延长作用时间。此外，普鲁卡因也可用于损伤部位的局部封闭。

本品毒性较低，大量吸收可引起全身反应。水解产物对抗磺胺的抗菌作用，增加强心苷的毒性反应。

丁卡因

丁卡因属长效局麻药，作用时间维持 2～3h，麻醉作用是普鲁卡因的 10 倍。对黏膜的穿透力强，常用于表面麻醉，也可用于其他麻醉，但因毒性较大，不用于浸润麻醉。

（二）酰胺类局麻药

利多卡因

利多卡因起效快、穿透力强、安全范围大，局麻强度、作用时间介于普鲁卡因与丁卡因之间，为中效麻醉药。除不用于腰麻外，可用于其他局部麻醉，是目前应用最多的局麻药。本药可用于心律失常，是心肌梗死后室性早搏的首选药。

常用局麻药的比较见表3-1。

表3-1　　　　　　　　　　常用局麻药的比较

药名	维持时间/h	相对强度	相对毒性	穿透力	主要用途
普鲁卡因	0.5~1	1	1	弱	除表面麻醉外的各种局麻
利多卡因	1~2	2	2	强	各种局麻
丁卡因	2~3	10	10~12	强	除浸润麻醉外的各种局麻
布比卡因	5~10	10	6.5	弱	浸润、传导、硬膜外麻

【案例分析】

患者，男，40岁，剧烈心前区疼痛伴大汗淋漓，疑似心肌梗死，急查心电图，心梗频发室性早搏。医生给予利多卡因100mg静脉注射，有效后维持静点。

问：此方法处理是否正确，为什么？

知识二　全身麻醉药

全身麻醉药简称全麻药，是一类作用于中枢神经系统，能可逆地引起意识、感觉和反射消失的药物，分为吸入麻醉药和静脉麻醉药两类。

一、吸入麻醉药

吸入麻醉药是通过呼吸道和肺吸收入血而产生全身麻醉作用的药物，包括挥发性液体和气体两类。前者如乙醚、氟烷、恩氟烷，后者如氧化亚氮。

常用吸入麻醉药的特点比较见表3-2。

表3-2　　　　　　　　常用吸入麻醉药的特点比较

药名	理化性质	刺激性	血/气分配系数	MAC/%	麻醉作用特点	临床应用
麻醉乙醚	挥发性液体 易燃易爆	大	12.1	1.92	镇痛肌松作用强，诱导期和苏醒期长	现已少用

续表

药名	理化性质	刺激性	血/气分配系数	MAC/%	麻醉作用特点	临床应用
氟烷	挥发性液体 不燃不爆	无	2.3	0.75	镇痛、肌松作用较弱,诱导、苏醒较快	浅麻醉、诱导麻醉
恩氟烷	挥发性液体 易燃易爆	无	1.91	1.68	镇痛、肌松作用强,诱导和苏醒迅速	复合麻醉
氧化亚氮	气体 不燃不爆	无	0.46	10.5	镇痛作用强,无肌松作用,诱导、苏醒迅速	诱导麻醉或与其他全麻药合用

二、静脉麻醉药

硫喷妥钠

硫喷妥钠为超短效巴比妥类药物,脂溶性高,静注后立即进入脑组织,麻醉作用迅速、可靠,无兴奋期。作用后迅速由脑组织转移到脂肪等组织,失去麻醉作用,这种现象称为药物的再分布。作用时间维持10min左右。此药镇痛效果差,肌松不完全,临床主要用于诱导麻醉,基础麻醉及短时手术的麻醉。

抑制呼吸中枢,新生儿和婴幼儿禁用。还可诱发喉头水肿及支气管痉挛,支气管哮喘禁用。

氯胺酮

氯胺酮能特异性阻断中枢谷氨酸受体。能阻断痛觉冲动向丘脑和新皮质传导,导致意识模糊,记忆力丧失,痛觉消失,又能兴奋脑干网状结构和大脑边缘系统,引起骨骼肌张力增加、心率加快、血压升高,这种抑制与兴奋并存的麻醉状态称为分离麻醉。单次注射后意识丧失持续15min,镇痛作用持续40min,记忆力丧失1~2h,数小时后患者才完全恢复。对呼吸抑制较轻,对心血管有轻度兴奋作用。主要用于诱导麻醉和短时体表手术。

本药可致血压升高。高血压、动脉硬化、颅内压增高和青光眼患者慎用或禁用。

三、复合麻醉用药

为了使麻醉安全有效,同时或先后应用两种以上药物或其他辅助药物进行麻醉,称为复合麻醉。常用的方法有以下几种:

1. 麻醉前给药

为了消除患者紧张情绪、减少麻醉药用量、增强麻醉效果和减少不良反应,于麻醉前应用某些药物。常用的有地西泮、哌替啶、苯巴比妥、阿托品等。

2. 基础麻醉

基础麻醉是指患者进入手术室前,先用药物使患者进入浅麻醉或深睡状态,主要用于小儿。

3. 诱导麻醉

诱导麻醉是指应用诱导期短的硫喷妥钠等药物使患者迅速进入外科麻醉期，随后再用其他药物维持麻醉。

4. 合用肌松药

合用肌松药是指麻醉同时注射琥珀胆碱等肌松药，达到手术时肌肉松弛的目的。

5. 低温麻醉

低温麻醉是指合用氯丙嗪及物理降温使体温降至较低水平，降低心、脑等重要器官的耗氧量。

【案例分析】

患儿，女，6岁，由于急性阑尾炎住院，准备急诊手术。术前用了硫喷妥钠使患者迅速进入麻醉状态，然后又用其他麻醉药物维持麻醉。

问：用硫喷妥钠是何麻醉方法？为什么硫喷妥钠的作用时间很短？

项目二　镇静催眠药

镇静催眠药属于具有普遍的中枢神经系统抑制作用的一类药物。镇静药和催眠药之间并没有明显界限，只有量的差别。小剂量使用时具有镇静效果，使患者处于安静状态，称为镇静药。较大剂量时呈现催眠作用，称为催眠药，有助于避免失眠损害人体健康和影响正常生活。

镇静催眠药种类繁多（迄今已合成2000余种），早在20世纪人们就使用安眠药，如溴剂、巴比妥类。由于它们催眠效果不太理想，副作用较多，且易成瘾，现今，上述的几类安眠药已有被淘汰的趋势。

镇静催眠药的作用较广，它有较好的抗焦虑作用，可以改善紧张、焦虑、恐惧等不良情绪，因而也被称为抗焦虑药。另外，镇静催眠药有较强的抗惊厥作用，临床上把它作为抗癫痫药物之一，如硝基安定、氯硝安定、安定等。本类药物包括苯二氮䓬类、巴比妥类和其他类药物。

知识一　苯二氮䓬类药物

案例导入：

患者：男，60岁，长期睡眠不佳，服用地西泮改善睡眠，未见明显不良反应。近日胃痛，饭后加重，胃镜显示：慢性胃炎。医生遂给予甲氰咪胍进行治疗。一周后出现头晕、嗜睡等症。

苯二氮䓬类（benzodiazepine）是近几十年发展起来的一类镇静、催眠、抗焦虑药。由于其安全范围大，目前几乎取代了传统的镇静催眠药，成为临床首选药。本类药物多为1，4-苯并二氮䓬的衍生物，化学结构相似，根据$t_{1/2}$的长短，可分为①长效类：地西泮、氟西泮；②中效类：硝西泮、奥沙西泮；③短效类：艾司唑仑、三唑仑等。

一、地西泮（diazepam）

地西泮是苯二氮䓬类的代表药物，是目前常用的镇静、催眠、抗焦虑、抗癫痫药。

【体内过程】地西泮口服吸收迅速而完全，服药后1h血药浓度达高峰；肌肉注射因pH的影响，吸收慢而不规则。易通过血-脑屏障和胎盘屏障。静脉注射时，药物先分布于脑组织和其他血流丰富的组织，然后再分布和蓄积于脂肪和肌肉组织，故静脉注射作用出现快而短。在肝内转化为仍具有药理活性的去甲地西泮和奥沙西泮，最终与葡萄糖醛酸结合，经肾排泄。

【作用机制】地西泮的中枢作用主要通过加强中枢酪氨酸（GABA）能神经的抑制功能实现的。研究表明，地西泮的受体$GABA_A$受体、GABA调控蛋白及氯离子通道在神经细胞膜上组成一个紧密相连的超分子功能单位。$GABA_A$受体上有高、低两种亲和力不同的部位。一般情况下，GABA调控蛋白掩盖着高亲和力部位，使之不易与GABA结合。当地西泮与其受体结合后，改变了GABA调控蛋白的构象，解除了其对$GABA_A$受体高亲和力部位的抑制，促进GABA与$GABA_A$受体亲和力部位的结合，这种结合又促使Cl^-通道开放，Cl^-内流导致突触后膜超极化，从而加强了GABA能神经的抑制效应。

【药理毒理】

（1）抗焦虑　小于镇静剂量即可出现良好的抗焦虑作用，显著改善患者的焦虑不安、紧张烦躁、恐惧失眠等症。临床可用于各种原因引起的焦虑症，常作首选药。

（2）镇静催眠　缩短睡眠诱导时间，延长睡眠持续时间。能产生近似生理性睡眠，醒后无明显后遗效应。长期使用可引起明显的依赖性而导致停药困难。

（3）抗惊厥和抗癫痫　通过抑制惊厥病灶放电的扩散，终止或减轻惊厥的发作。临床用于破伤风、子痫、高热及药物中毒引起惊厥的辅助治疗。静脉注射地西泮是治疗癫痫持续状态的首选药。

（4）中枢性肌肉松弛　有较强的中枢性肌肉松弛作用，但不影响正常活动。临床上主要用于缓解由中枢神经病变（如脑血管意外、脊髓损伤等）引起的肌强直；也可缓解腰肌劳损、关节病变所致的肌肉痉挛。

（5）其他　可以缓解患者的紧张情绪和肌肉松弛作用，临床还用于麻醉前给药、心脏电复律或内窥镜检查前给药。

（6）一般认为，地西泮随着剂量的增加，对中枢神经系统抑制作用相应增强而致昏迷、呼吸循环抑制、休克等，然而其中毒具体机制尚不十分清楚。

（7）传统的中枢苯二氮䓬受体抑制剂氟马西尼不能完全逆转大剂量地西泮中毒的毒性作用。因此，通过血液灌流等清除毒物的方法，可能是减轻地西泮毒性作用的有效手段。

【临床应用】

1. 焦虑症

疗效较好，主要用于焦虑症的持续状态。

2. 失眠

应该根据失眠的类型选择药物。

3. 麻醉前给药

可减轻患者对手术的恐怖情绪，减少麻醉药用量，增加麻醉药的安全性。

4. 惊厥和癫痫

用于小儿高热、破伤风、子痫和药物中毒所致的惊厥。起效快，安全性大，常静脉注射用于癫痫持续状态（为首选药物）。

5. 肌肉痉挛

可缓解由中枢神经系统病变引起的肌张力增强或者由局部病变如腰肌劳损所致的肌肉痉挛。

【不良反应】

1. 中枢神经系统反应

小剂量连续使用可致头晕、乏力、嗜睡等，大剂量使用可致共济失调、言语不清、手指震颤等，故驾驶员及其他机械操作人员慎用。

2. 药物的依赖性

长期应用可产生依赖性，突然停药可出现戒断症状，表现为失眠、焦虑、激动、震颤等。故应严格掌握适应证，避免滥用。此药应按精神药品进行特殊管理。

3. 急性中毒

静脉注射速度过快或是大剂量服用，可致共济失调、昏迷、呼吸和循环抑制，对症治疗，必要时可用特效拮抗药氟马西尼解毒。

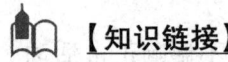【知识链接】

睡眠的生理意义

包括人在内的所有动物，都存在着依赖于意识水平变化的觉醒与睡眠的循环过程。机体在睡眠中对各种刺激的反应性虽会降低，但与昏睡不同的是容易觉醒。

觉醒和睡眠是维持机体生理功能的两个方面。

学习和工作必须处于觉醒——清醒的头脑，高效率。

但机体必须有足够的睡眠——使机体消除疲劳，得到休整。

生理意义：

(1) 促进脑功能的发育和发展；

(2) 保持脑功能的能量；

(3) 巩固记忆及保证大脑发挥最佳功能；

(4) 促进机体生长，延缓衰老；

(5) 增强机体的免疫功能。

老年人、成人、儿童所需睡眠量不同，个体差异大。对睡眠的生理意义有些问题还有待进一步阐明。从目前对睡眠的研究，可做出以下概述：睡眠不是被动过程，而是一个主动过程；它由特定的睡眠中枢进行调节，并与某些神经递质的代谢活动有关。睡眠期间，人脑并未休息，只是换了一种工作方式。人脑也像心、肝、肺、肾等器官一样日夜不停地工作，进行着"重组"和"整顿"，脑电图清楚地揭示，睡眠不是一个平静的过程，而是由一系列主动调节的睡眠周期组成，长期剥夺睡眠的危害比饥饿危害更大，能更快使机体损耗，甚至死亡。

【药物相互作用】

(1) 与其他中枢抑制药、乙醇合用，可增强中枢抑制作用，加重嗜睡、昏迷、呼吸抑制，严重者可致死。临床如需合用，应减少剂量。

(2) 肝药酶诱导剂如苯巴比妥、苯妥英钠等可显著缩短地西泮的半衰期，增加清除率。

(3) 肝药酶抑制剂如西咪替丁等药物可抑制地西泮在肝脏的代谢，使半衰期延长，清除率降低。

【禁忌证】年老体衰，心、肺及肝功能减退者慎用。急性窄角型青光眼、重症肌无力、孕妇及哺乳期妇女忌用。

【案例分析】

一位癫痫患者，患病十余年，今由某种诱因出现癫痫的持续状态，医生给予如下处理，分析是否合理，为什么？

处方：氯丙嗪50mg、异丙嗪50mg、杜冷丁100mg肌肉注射，分析此种处理方法是否正确，为什么？

二、其他常见苯二氮䓬类药物及特点

其他常见苯二氮䓬类药物及特点见表3-3。

表3-3　　其他常见苯二氮䓬类药物

药名	作用特点	适应证	不良反应和注意事项
艾司唑仑（estazolam，舒乐安定）	口服吸收快，入睡迅速，维持5~8h，副作用少。具有较强的镇静、催眠、抗惊厥、抗焦虑作用，中枢性骨骼肌松弛作用较弱	主要用于抗焦虑、失眠，也用于紧张、恐惧、抗惊厥及抗癫痫	用药期间不宜饮酒；对其他苯二氮䓬类药物有交叉过敏现象；肝肾功能减弱者，可延长半衰期；癫痫患者需缓慢停药；服用本药时需从小剂量开始，逐渐加量；严重精神抑郁者可致症状加重
氟西泮（flurazepam，氟安定）	起效快，作用强而持久，反复应用可有蓄积，具有短期催眠作用。严重抑郁症、肝肾疾患不宜用	主要用于治疗失眠，也可用于癫痫	服药后可出现眩晕、嗜睡、共济失调等；肝肾功能不良者及孕妇慎用；小儿禁用；长期应用可产生耐受性和依赖性；应定期检查肝功能和白细胞计数；长期应用突然停药易引起停药反应
三唑仑（triazolam，三唑安定）	起效快、持续时间短，作用强，是地西泮的45倍，催眠时后遗作用少，但易有反跳性失眠等	主要用于焦虑、失眠及精神紧张	经常使用可产生依赖性，戒断症状重；常见嗜睡、头晕、乏力等症；孕妇及哺乳期妇女慎用；急性闭角型青光眼和重症肌无力禁用
硝西泮（nitazepam）	具有安定、镇静及显著催眠作用，抗癫痫作用较强，本品还具有中枢性肌松弛作用和抗惊厥作用，无明显的后遗效应	主要用于治疗失眠症，与抗惊厥和与抗癫痫药合用治疗癫痫	服药时可见嗜睡、头晕、共济失调等；服药期间禁酒；长期使用可有轻度成瘾性；服用一段时间后突然停药，可使失眠症反复；个别病例可有头痛；小儿忌用
氯硝西泮（rivotril）	口服后吸收迅速而安全，1~2h达峰值，半衰期24~48h。抗惊厥作用比地西泮或硝西泮约强5倍，抗惊厥、抗癫痫作用较强	控制各型癫痫。主要用于癫痫失神发作、婴儿痉挛症、肌阵挛发作及运动不能性发作，对药物引起的多动症及慢性多发性抽搐也有效	最常见的副作用为嗜睡、共济失调及行为紊乱等；有时可见焦虑、抑郁等精神症状；在用于合并全面强直阵挛发作的病人时，应配合使用控制全面强直阵挛发作的药物；静注时对心脏、呼吸抑制作用较地西泮为强，需十分注意；孕妇用药是否安全尚未肯定；长期（1~3个月）服用可产生耐受性
奥沙西泮（oxazepam）	是地西泮的代谢产物，口服吸收较差，持续时间48h，分布于各脏器，其中肝、肾的分布占50%以上。抗焦虑、抗惊厥作用较强，催眠、肌肉松弛作用较弱	各种神经官能症的焦虑、紧张、激动，也用于失眠及癫痫性精神障碍、慢性乙醇中毒的辅助治疗	老年人、孕妇慎用；肝肾功能不良者需调整剂量；毒性比利眠宁、地西泮均低。偶见恶心、头昏，减量或停药后可自行消失

知识二 巴比妥类药物

案例导入：

宋某，女，49岁，烦躁、焦虑、失眠十余年。一年前开始服用异戊巴比妥，开始症状有所缓解，一段时间后，效果减弱；遂停药，停药后出现严重的戒断症状。

1903年德国人合成巴比妥酸盐，发现其具有催眠作用，成为临床上应用较早的一类镇静催眠药。主要药物有苯巴比妥、异戊巴比妥、司可巴比妥和硫喷妥钠等。代表药物是苯巴比妥。

苯巴比妥（phenobarbital）

【体内过程】 口服或肌内注射均易吸收，分布广泛，易通过血-脑屏障和胎盘屏障。各药进入脑组织的速度快慢取决于其自身脂溶性的高低，脂溶性高者，进入脑组织速度快，显效快，维持时间短；脂溶性低者则相反。主要经肝代谢，经肾排泄。

【作用机制】 研究认为，巴比妥类药物的作用机制与激活$GABA_A$受体有关，能增强GABA能神经的抑制功能，主要通过延长Cl^-通道开放时间，增加Cl^-内流而产生作用。

【药理毒理】 本品为镇静催眠药、抗惊厥药，是长效巴比妥类的典型代表。对中枢神经的抑制作用随着剂量加大，表现为镇静、催眠、抗惊厥及抗癫痫。大剂量对心血管系统、呼吸系统有明显的抑制。过量可麻痹延髓呼吸中枢致死。可减少胃液分泌，降低胃张力。通过诱导葡萄糖醛酸转移酶结合胆红素从而降低胆红素的浓度。可产生依赖性，包括精神依赖和躯体依赖。

【临床应用】 主要用于治疗焦虑、失眠（用于睡眠时间短、早醒患者）、癫痫及运动障碍。是治疗癫痫大发作及局限性发作的重要药物。也可用作抗高胆红素血症及麻醉前用药。

【不良反应】

1. 后遗效应

服用催眠剂量的药物后，次晨可出现头晕、困倦、嗜睡、精神不振及定向障碍等症。故服药期间不可从事驾车、机械操作和高空作业等。

2. 耐受性和依赖性

长期反复应用可产生耐受性，需加大剂量才能达到原来的效果；久用也可产生依赖性，包括躯体依赖性和精神依赖性，突然停药可产生戒断症状。

3. 过敏反应

少数人用药后出现皮疹、血管神经性水肿、药热等过敏反应。

4. 中毒及解救

剂量过大或静脉注射过快，可引起急性中毒，表现为昏迷、血压下降、呼吸抑制等。抢救措施主要有：①排除毒物。根据情况采取洗胃、导泄、碱化血液和尿液、血液透析等方法。②支持和对症治疗。保持呼吸道通畅、给氧或进行人工呼吸、必要时进行气管插管或气管切开，给予呼吸兴奋药或升压药等。

【知识链接】

药物的再分布

有些药物吸收后，随着血液循环首先被分布在血流丰富的脏器，如心、脑、肾等。随后又很快被转移到其他组织，这种现象称为药物的再分布。硫喷妥钠就属此类药物，静脉注射后血浆浓度很快达到高峰。它立即被神经组织及其他血流丰富的组织吸收，然后开始慢慢地从血浆弥散到肝、肌肉等其他组织，主要是脂肪。随着血浆浓度的下降，脑浓度也同样下降，意识恢复。这就是硫喷妥钠麻醉作用维持时间较短的主要原因。

【药物相互作用】苯巴比妥为肝药酶诱导剂，提高药酶的活性，可加速自身及苯妥英钠、双香豆素、皮质激素等药物的代谢。合用时可加速以上药物的代谢速度，使作用减弱，作用时间缩短，应予以注意。随着剂量增加，中枢抑制加强（镇静、催眠、麻醉、抗惊厥、麻痹死亡），安全范围小，久用可成瘾。

【禁忌证】支气管哮喘、严重肺功能及颅脑损伤致呼吸中枢抑制者禁用。长期服用本类药物易产生依赖性耐受性和蓄积中毒。

主要的巴比妥类镇静催眠药作用特点及应用见表3-4。

表3-4　　　　　　　主要的巴比妥类镇静催眠药作用特点及应用

类别	药名	脂溶性	显效时间/h	作用维持时间	主要用途
长效	苯巴比妥	低	0.5~1	6~8	抗惊厥、抗癫痫
中效	戊巴比妥	稍高	0.25~0.5	3~6	抗惊厥
	异戊巴比妥	稍高	0.25~0.5	3~6	镇静催眠
短效	司可巴比妥	较高	0.25	2~3	抗惊厥、镇静催眠
超短效	硫喷妥钠	最高	Iv立即	0.25	静脉麻醉

【案例分析】

患者，男，45岁，司机，长期睡眠不好，身体状况逐渐下降。来医院就医，医生给予苯巴比妥口服，一次60mg。服药后，次晨出现头晕、困倦、嗜睡、精神不振及定向障碍等症。

问：这种现象是药物的何种不良反应？该患者是否可正常工作？

知识三 其他镇静催眠药

其他镇静催眠药的作用特点及应用见表3-5。

表3-5 其他镇静催眠药的作用特点及应用

药名	作用特点	适应证	注意事项
水合氯醛 (chloral hydrate)	15min起效，维持6~8h，醒后无后遗作用。可以抑制脑干网状结构上行激活系统，对睡眠时相以及快波睡眠与慢波睡眠平衡无明显影响	催眠、抗惊厥（小儿高热惊厥时用冰水保留灌肠）、破伤风痉挛、士的宁中毒和癫痫持续状态的急救	心脏病、肾炎、肝脏功能不良、消化性溃疡及胃肠炎患者应慎用或禁用；本品有成瘾性；有撤药综合征反应；孕妇及新生儿禁用；过量可致毒性反应
格鲁米特 (glutethimide)	胃肠道吸收不规则，约50%与蛋白质结合。几乎全部在肝脏内代谢。半衰期为10~12h，口服30min内作用开始，作用持续时间4~8h。主要经肾脏排泄	为中时作用的非巴比妥类催眠药，可应用于失眠症的短期治疗，3~7d内有效，如需再用，应间隔一周以上	下列情况应慎用：①膀胱颈梗阻、心律失常、消化性溃疡、前列腺肥大，可使症状加重；②有药物滥用史或依赖史者；③不能控制的疼痛；④血卟啉症；⑤严重的肾功能损害
佐匹克隆 (zopiclone)	健康人口服本品生物利用度为80%，口服后吸收迅速，1.5~2h达血药峰浓度，可迅速分布到全身各组织，分布容积为100L。本品常规剂量具有催眠、镇静、抗焦虑、肌肉松弛与抗惊厥作用	适用于治疗各种失眠症，尤其适用于不能耐受次晨残余作用的患者	对本品过敏者、呼吸功能不全者禁用；哺乳期妇女、15岁以下儿童不宜用；严重肝功不良者应调整剂量；严禁同时饮酒；司机慎用；与其他中枢抑制药合用，可增强中枢抑制作用
扎来普隆 (zaleplon)	本药的服药剂量比较小，服用较安全。作用发挥迅速，起效快，排泄迅速。半衰期短，连续用药无蓄积。服药次晨无嗜睡现象，与酒精无叠加反应	适用于入睡困难的失眠症的短期治疗	对本品过敏者、哺乳者禁用；老年人和体弱者慎用；中枢抑制药物可增加本品的药理作用；西咪替丁对此有抑制作用；苯海拉明可能增加本品的中枢抑制作用
甲丙氨酯 (meprobamate)	本品为丙二醇衍生物，是一种较弱的抗焦虑药。口服吸收快，30min即发生作用，半衰期为14h。体内分布平均，易通过血-脑屏障。服药30min可以从尿排出，排泄较快	抗焦虑、镇静、催眠、抗惊厥。主要用于神经官能症	本品有嗜睡、便秘、共济失调、粒细胞减少及尿闭等症状；肝肾功能减退者宜慎用；长期大量服用可产生耐受性和成瘾性；老年人用药后易引起精神失常；哺乳期妇女及孕妇应忌用

【知识链接】

乙　醇

乙醇对中枢神经系统具有明显的抑制作用，增加其分子质量或在分子中加入卤素，这种抑制作用增强。大量摄入乙醇会导致昏睡，体温下降，呼吸循环机能抑制等中毒症状，严重时可致死亡。长期大量饮酒可导致酒精依赖症。突然停饮会出现戒断症状，如震颤、幻觉、谵妄、躯体痉挛等，必要时可给予苯二氮䓬类药物对症治疗。

【案例分析】

案例：男性，34岁，饮大量白酒（约400mL）后，出现烦躁、大汗、惊厥等酒精中毒症状。为控制烦躁症状，医生给予注射安定，医嘱表明剂量5mg，为标准剂量的一半。

问：为什么？

项目三　抗癫痫药

案例导入：

患者：女，19岁，患癫痫2年，服用苯妥英钠近1年，先后出现牙龈增生、眼球震颤、共济失调、粒细胞减少和多毛症等不良反应。随即停药，一天后患者症状加重并出现癫痫持续状态。

问：为什么会出现上述临床症状？

知识一　癫痫的概述

癫痫是由于大脑局部神经元异常高频放电并向周围扩散而出现的大脑功能失调综合征，有突然性、短暂性和反复性发作三个特点。临床根据发病症状和脑电图表现不同，分为多种类型。

1. 大发作

发作时患者突然意识丧失，全身肌肉痉挛，一次发作持续数分钟，发作后出现疲劳性昏睡。发作时或发作间期，脑电图异常。

2. 小发作

主要表现为突然短暂的神志丧失和动作中断，每次发作约持续30s，多见于儿童。

3. 精神运动性发作

主要表现为阵发性精神失常和无意识非自主运动，如摇头、唇抽动等，持续数分钟或数日不等。

4. 局限性发作

表现为一侧肢体或局部肌群抽搐或感觉异常，不影响意识。

5. 肌阵挛性发作

易发生于婴儿、儿童、青少年，均表现为肌肉阵挛性抽搐，脑电图呈爆发性棘波。

6. 癫痫持续状态

大发作连续发生，患者持续昏迷，则为癫痫的持续状态，为内科急症，需全力抢救。

知识二 抗 癫 痫 药

抗癫痫药发展较慢，自1912年发现苯巴比妥后，直到1938年才发现苯妥英钠。两种传统药物一直应用至今。1964年发现了丙戊酸钠。近20余年，又合成了很多新的药物，仍停留在对症治疗水平。抗癫痫药是一类抑制脑细胞异常放电的产生或扩散，从而阻止运动、感觉、意识或精神失常发生的药物，长期应用可控制症状。临床常用的药物有苯妥英钠、卡马西平、乙琥胺、丙戊酸钠、地西泮等。

一、苯妥英钠

【体内过程】起效慢，一次给药后约12h血药达峰浓度，连续服用治疗量6～10d达稳态血药浓度。个体差异大，吸收慢且不规则，制剂生物利用度显著不同。有条件最好在临床药物监控下给药，剂量个体化。在治疗量下，不产生中枢抑制（与巴比妥类不同），过量可致兴奋，治疗期间不影响病人学习工作。不影响智力发育。

【作用机制】

（1）膜稳定作用（各种组织可兴奋膜：如中枢、外周神经元、心肌细胞）。阻止病灶放电向正常组织扩散（阻滞 Na^+ 通道，抑制 Na^+ 内流）。

（2）增强中枢 GABA 功能（抑制 GABA 再摄取，诱导 GABA 受体增生等）。

【药理毒理】

（1）苯妥英钠对异常高频放电神经元的 Na^+、Ca^{2+} 通道有明显阻断作用，抑制其高频反复放电，呈现抗癫痫作用，而对正常低频放电的神经元无明显影响。为治疗大发作和局限性发作的首选药，对精神运动性发作也有效，缓慢注射可缓解癫痫的持续状态，对小发作和肌阵挛性发作无效。治疗剂量不引起镇静催眠作用。

（2）另外本品缩短动作电位间期及有效不应期，还可抑制Ca^{2+}内流，降低心肌自律性，抑制交感中枢，对心房、心室的异位节律点有抑制作用，提高房颤与室颤阈值。可用于抗心律失常。

（3）因其稳定细胞膜及降低突触传递作用，而具有抗神经痛及骨骼肌松弛作用。

（4）本品可抑制皮肤成纤维细胞合成（或）分泌胶原酶。还可加速维生素D代谢，可引起淋巴结肿大，有抗叶酸作用，对造血系统有抑制作用，可引起过敏反应，静脉用药可扩张周围血管。

【临床应用】

1. 抗癫痫

适用于治疗全身强直 - 阵挛性发作、复杂部分性发作（精神运动性发作、颞叶癫痫）、单纯部分性发作（局限性发作）和癫痫的持续状态。

2. 治疗外周神经痛

对三叉神经痛疗效较好，也可用于舌咽神经痛和坐骨神经痛。

3. 抗心律失常

主要用于强心苷中毒引起的室性早搏（见心律失常）。

【不良反应】

1. 局部刺激

本药碱性强，刺激性大，不易肌内注射。口服可引起食欲减退、恶心、呕吐、上腹部疼痛，宜饭后服用。

2. 牙龈增生

长期服用可见牙龈增生，多见于儿童和青少年，发生率为20%，应注意口腔卫生，经常按摩牙龈，一般停药3~6个月可自行消退。

3. 神经系统反应

用药剂量过大或用药时间过长，可引起中枢神经系统的反应。血药浓度达$20\mu g/mL$时，可致眩晕、共济失调、头痛、眼球震颤等；血药浓度达$40\mu g/mL$时，可出现精神错乱；血药浓度达$50\mu g/mL$时，可致昏睡或昏迷。故应控制和调整剂量，用药期间做好血药浓度监测。

4. 血液系统反应

长期服用可抑制二氢叶酸还原酶，导致巨幼细胞性贫血，应补充甲酰四氢叶酸或亚叶酸钙。

5. 过敏反应

可出现药疹、皮疹、粒细胞减少、再生障碍性贫血，偶见肝损害。用药期间定期检查血常规和肝功能。

6. 其他

偶见女性多毛症及男性乳房增大，静脉注射过快可引起血压下降、心律失常甚至心脏骤停。久服本药骤停,可致癫痫发作加剧,甚至诱发癫痫的持续状态。

小儿长期服用可加速维生素 D 代谢造成软骨病或骨质异常;孕妇服用偶致畸胎;可抑制抗利尿激素和胰岛素分泌使血糖升高,有致癌的报道。

【药物相互作用】苯妥英钠为肝药酶诱导剂,能加速多种药物如避孕药、维生素 D、保泰松等药物的代谢,并使之药效降低。氯霉素、异烟肼可抑制肝药酶活性,使苯妥英钠血药浓度增高。故苯妥英钠与以上药物联合应用时,应注意调整剂量。

【禁忌证】对乙内酰脲类药有过敏史或阿斯综合征、Ⅱ~Ⅲ度房室阻滞、窦房结阻滞、窦性心动过缓等心功能损害者禁用。

二、卡马西平

【体内过程】口服吸收较慢,2~6h 血药浓度达高峰。血浆蛋白结合率为 80%。在肝中代谢为有活性的环氧化物。单次给药半衰期约为 35h。因该药为药酶诱导剂,用药 3~4 周后,半衰期可缩短 50%。

【作用机制】与苯妥英钠相似,治疗浓度阻滞 Na^+、Ca^{2+} 通透性,提高放电兴奋阈值,也可阻止放电扩散,提高脑内 GABA 浓度增强其抑制作用。

【药理毒理】卡马西平的药理作用表现为抗惊厥、抗癫痫、抗神经性疼痛、抗躁狂-抑郁症、改善某些精神疾病的症状、抗中枢性尿崩症。

对各种典型的癫痫均有不同程度的疗效,对复杂部分性发作(颞叶性,精神运动性发作)疗效较好;对强直-阵挛性发作(大发作)和单纯部分性发作也有效;对失神性发作(小发作)效果较差;对癫痫的复合性、局限性发作有良好疗效。卡马西平对外周神经痛疗效优于苯妥英钠。

【临床应用】

(1) 抗癫痫。

(2) 治疗中枢性疼痛综合征。

(3) 抗躁狂抑郁。

(4) 抗心律失常。

(5) 中枢性部分性尿崩症,可单用或与氯磺丙脲或氯贝丁酯等合用。

(6) 对某些精神疾病包括精神分裂症性情感性疾病、顽固性精神分裂症及与边缘系统功能障碍有关的失控综合征有效。

(7) 不宁腿综合征(Ekbom 综合征),偏侧面肌痉挛。

(8) 酒精癖的戒断综合征。

【不良反应】用药初期可见头昏、眩晕、恶心、呕吐和共济失调等,也可见皮疹和心血管反应,一般不需中断治疗,症状逐渐消失。大剂量可致甲状腺功能降低、房室传导阻滞,应注意控制剂量。少数患者可出现骨髓抑制(再生障碍性贫血、粒细胞减少和血小板减少),肝损害和心血管虚脱等,应特别注意。

【禁忌证】青光眼、心血管严重疾患和老年患者慎用,心、肝、肾功能不全者及妊娠初期和哺乳期妇女禁用。

三、其他的抗癫痫药物

其他的抗癫痫药物见表3-6。

表3-6　　其他的抗癫痫药物

药名	作用特点	适应证	注意事项
苯巴比妥（phenobarbltal）	口服后在消化道吸收完全但较缓慢，0.5~1h起效，一般2~18h血药浓度达到峰值。本品为肝药酶诱导剂，提高药酶活性，不但加速自身代谢，还可加速其他药物代谢。大部分与葡萄糖醛酸或硫酸盐结合。可透过胎盘和分泌入乳汁	主要用于治疗焦虑、失眠、癫痫及运动障碍，是治疗癫痫大发作及局限性发作的重要药物，也可用作抗高胆红素血症及麻醉前用药	对一种巴比妥过敏者，可能对本品过敏；肝功能不全者，用量应从小量开始；长期用药可产生精神或躯体的药物依赖性；妊娠期长期服用，可引起依赖性及致新生儿撤药综合征；可能由于维生素K含量减少引起新生儿出血
扑米酮（primidone）	中间代谢产物有苯巴比妥、苯乙基丙二酰胺，扑米酮及其代谢产物都具抗癫痫活性	临床主要用于使用其他抗癫痫药无效的癫痫大发作、精神运动性发作，对小发作无效	偶见有巨细胞性贫血；肝、肾功能不全者忌用；孕妇禁用；严重肝、肾功能不全者禁用；主要的毒副反应为嗜睡、性格改变和叶酸缺乏
乙琥胺（ethosuximide）	乙琥胺在胃肠道吸收迅速完全，口服治疗t_{max}为3h，成人持续用药稳态水平约在10d内达到，儿童在6d内达到。乙琥胺几乎不与血浆蛋白结合。在肝脏内代谢以原形及肝脏代谢物共同自尿排出体外	治疗癫痫，主要用于典型失神小发作，也可用于肌阵挛发作	乙琥胺可激发其他各种发作类型，特别是全面强直-阵挛发作；曾有报告乙琥胺可引起行为、认知及精神障碍；偶可见粒细胞减少，白细胞减少，再生障碍性贫血；孕妇及哺乳期妇女应慎用；与丙戊酸钠合用可使乙琥胺的血浆药物浓度升高而导致中毒
丙戊酸钠（sodium valproate）	本品口服后迅速吸收。虽有不同口服制剂在吸收率上有所不同，但其生物利用度均接近一致。服用后血中浓度达稳态需2~3d。本品主要在肝中代谢。代谢后主要以葡萄糖醛酸由尿中排出	本品为广谱抗癫痫药物，几乎对所有发作类型都有效。本品单药治疗原发性全身发作可控制发作75%~90%。本品在动物实验上发现具有抗抽搐作用	成人与儿童在应用大剂量本品和其他抗癫痫药物时可发生胰腺炎；用药一年后可发生良性原发性震颤；可发生胎儿神经管发育缺陷，即脊椎裂；本品不影响口服避孕药功效

四、抗癫痫药物应用的一般原则

1. 正确选药

正确选药来源于正确诊断，临床发作类型（症状特点、脑电图）不同，选药如下。

(1) 大发作　苯妥英钠、卡马西平、苯巴比妥等。

(2) 癫痫持续状态　地西泮首选（静脉推注）。

(3) 精神运动性发作　卡马西平、苯妥英钠等。

(4) 小发作　乙琥胺（首选）、丙戊酸钠、硝西泮等。

2. 长期、规律用药

抗癫痫病药物治疗，目前仍是一种对症治疗，用药时可控制症状，停药后症状复发，甚至恶化，导致癫痫持续状态。一般说，大发作减药过程至少需要1年，失神性发作6个月，有少数病人需终身用药，要长期规律服药，以保证有效的药物浓度。

3. 剂量个体化

抗癫痫药物的有效剂量个体差异很大，一般先由小剂量开始，逐渐加量，直至完全控制发作而无毒性反应为止。在急诊情况下，开始可用负荷量。由于许多抗癫痫药需要连用数日才能达稳态血药浓度，故增量不宜太急。根据血药浓度和临床指征每隔1周调整一次剂量。

4. 关于停药换药

癫痫治疗过程中，不宜随便更换药物，如因药物毒副作用需更换时，应采取逐渐过渡的方法，先在原药基础上加用新药，而后逐渐减少原药至完全停用，以免出现癫痫持续状态。

5. 关于毒副作用

大多数抗癫痫药物在长期应用中，可致粒细胞减少，注意定期查血相，有少数患者可出现过敏反应，肝、肾损伤等，在治疗过程中，要认真观察，及时处理。

【知识链接】

癫痫病患者容易走入的六大误区

(1) 急于求成认为癫痫可以短期治愈。

(2) 不能坚持正规服药。

(3) 重复用药或无原则地多药合用。

(4) 不能正确理解癫痫病人的个体化治疗。

(5) 对癫痫治愈和控制失去信心。

(6) 忽视癫痫病人的心理问题。

【案例分析】

癫痫患者，发作时表现为肌肉阵挛性抽搐，脑电图呈爆发型棘波。医生开具处方如下，分析是否正确，为什么？

苯妥英钠：50mg×100

用法：每日三次，每次150mg，口服

试分析该处方是否合理，为什么？

项目四 ▶ 抗精神失常药

精神失常是由多种原因引起的精神活动障碍的一类疾病，表现为思维、情感和行为活动等缺陷。临床分为精神分裂症（通常又称精神病）、躁狂症、抑郁症和焦虑症等。常用的抗精神失常药有抗精神病药、抗躁狂药、抗抑郁药和抗焦虑药。

知识一 抗精神病药

案例导入：

患者：王××，女，30岁，妊娠40周时开始出现癫痫反应，随着预产期的来临，发作频率逐渐增加，今预行剖宫产术。术前注射氯丙嗪、异丙嗪各50mg，哌替啶100mg。患者进入深睡状态，20min后体温由原来的36.5℃降至32℃。

问：术前为何如此用药，体温下降的主要原因是什么？

精神分裂症是以思维、情感、行为之间不协调，精神活动与现实脱离为主要特征的一类常见的精神病。根据临床症状，将其分为两型，即Ⅰ型和Ⅱ型。前者以阳性症状（幻觉和妄想）为主，后者则以阴性症状（情感淡漠、主动性缺乏）为主。本知识将主要述及的药物大多对Ⅰ型治疗效果好，对Ⅱ型则效果较差甚至无效。

抗精神分裂症药主要用于治疗精神分裂症，由于对其他精神病的躁狂症也有效，故又称为抗精神病药，这类药物大都是多巴胺受体拮抗剂。根据其化学结构，将抗精神分裂症药又分为四类，即吩噻嗪类、噻吨类、丁酰苯类及其他。

一、吩噻嗪类

氯丙嗪（chlorpromazine）

【体内过程】 口服吸收慢而不规则，2~4h达血药浓度峰值，食物、抗胆碱药均能明显延缓吸收。肌注比口服的生物利用度高4~10倍，到达血液后，90%

以上与血浆蛋白结合。氯丙嗪分布于全身，脑、肺、肝、脾、肾中较多，其中脑内浓度可达血浆浓度的10倍。氯丙嗪主要在肝代谢，经肾排泄。因其脂溶性高，易蓄积于脂肪组织，排泄缓慢，停药数月后尿中仍可检出原形药物和代谢药物，单次给药作用可维持24h。不同个体口服相同剂量的氯丙嗪后血药浓度可相差10倍以上，故给药剂量应个体化。

【作用机制】目前认为，吩噻嗪类抗精神病药物主要通过阻断中枢-边缘和中脑-皮质系统的D_2样受体而发挥治疗作用。多种抗精神病药物在发挥抗精神病作用时，都不同程度地引起锥体外系反应，这是由于阻断黑质-纹状体系统的D_2样受体所致。

【药理毒理】抗精神病效应系由于在脑内阻断多巴胺受体而致。本药还可产生α肾上腺素受体阻断作用，并可影响下丘脑与脑下垂体的内分泌。其镇静作用系由于抑制脑干网状结构的上行激活系统。抑制呕吐系影响了延脑呕吐中枢的活动而致。此外，本品具有抗M受体作用和拮抗$5HT_2$的效能。

1. 中枢神经系统

（1）抗精神病作用　氯丙嗪能明显减少自发活动，易诱导入睡，但动物对刺激有良好的觉醒反应，与巴比妥类催眠药不同，加大剂量也不引起麻醉；氯丙嗪能减少动物的攻击行为，使之驯服，易于接近。正常人口服治疗量的氯丙嗪后，可出现安静、活动减少、感情淡漠和注意力下降、对周围事物不感兴趣、答话缓滞，而理智正常，在安静环境下易入睡，但易唤醒，醒后神志清楚，随后又易入睡。精神分裂症患者服用后则显现良好的抗精神病作用，能迅速控制兴奋躁动状态，大剂量连续用药能消除患者的幻觉和妄想等症状，减轻思维障碍，使病人恢复理智，情绪安定，生活自理。用量过高或对药物过敏者易产生精神萎靡，有的产生药物性焦虑或抑郁。

（2）镇吐作用　氯丙嗪具有强大的镇吐作用。小剂量抑制延髓催吐化学感受区（CTZ）多巴胺受体，大剂量能直接抑制呕吐中枢；但对刺激前庭引起的呕吐无效，故对晕动症无效；对顽固性呃逆也有缓解作用。

（3）对体温的调节作用　氯丙嗪对下丘脑的体温调节中枢有较强的抑制作用，不但降低发热机体的体温，而且还能降低正常体温，这点与解热镇痛药不同，后者只降低发热者的体温而不降低正常体温。氯丙嗪的降温作用随外界环境温度而变化，环境温度越低其降温作用越明显，与物理降温同用有协同作用。氯丙嗪与其他中枢抑制药如异丙嗪、哌替啶等组成人工冬眠合剂，可使患者深睡，体温、基础代谢及组织耗氧量均降低，增强患者对缺氧的耐受力，减轻机体对伤害性刺激的反应，并可使神经传导阻滞及中枢神经系统反应性降低，此种状态称为"人工冬眠"。

2. 对植物神经系统的作用

氯丙嗪能阻断α肾上腺素受体和M胆碱受体。阻断α肾上腺素受体可致血管扩张、血压下降，但由于连续用药可产生耐受性，且有较多副作用，故不适于高血压的治疗。阻断 M 胆碱受体作用较弱，可引起口干、便秘和视物模糊等副作用。药物性心电图变化：以窦性心动过速为常见。

3. 对内分泌系统的影响

结节-漏斗系统中的 D_2 亚型受体可促使下丘脑分泌多种激素，如催乳素释放抑制因子、卵泡刺激素释放因子、黄体生成素释放因子和 CRH 等。氯丙嗪阻断该系统的 D_2 亚型受体，增加催乳素的分泌，抑制促性腺激素和糖皮质激素的分泌。氯丙嗪也可抑制垂体生长激素的分泌，故可用于巨人症的治疗。

【临床应用】

（1）治疗精神病　适用于治疗急、慢性精神分裂症、躁狂症、反应性精神病及其他重性精神病的对症治疗，可控制兴奋、攻击、幻觉、妄想、思维联想障碍及情绪冲动、木僵等症状。不适用于伴随意识障碍而产生的精神异常。

（2）治疗呕吐和顽固性呃逆　对多种药物和疾病引起的呕吐具有显著的镇吐作用，对顽固性呃逆有效，对晕动症无效。

（3）用于低温麻醉和人工冬眠。

【不良反应】由于氯丙嗪的药理作用广泛，临床用药时间长，所以不良反应较多。

1. 轻微的不良反应

轻微的不良反应有口干、便秘、萎靡、视物不清、皮肤对光过敏等。

2. 神经系统

（1）锥体外系症状

①震颤麻痹（帕金森综合征）：多见于老年人，表现为表情呆滞、震颤、肌张力增高、动作迟缓等。

②静坐不能：表现为坐立不安、运动不停、心烦意乱等。

③急性肌张力障碍：多见于青少年，起病急，主要累及头颈部、舌、口、眼、面等肌群，造成吞咽困难，口难张开，斜颈，颜面怪相。

④迟发性运动障碍：仅见于部分长期用药者，可见口-舌-咀嚼肌不自主刻板运动，四肢舞蹈样动作，停药后也难消失，抗胆碱药反而使其加重。

（2）药源性精神失常　氯丙嗪本身可引起精神失常，如兴奋、躁动、幻觉、妄想或萎靡、淡漠、消极及意识障碍等，应与原有疾病鉴别，一旦发生应立即减量或停药。

（3）惊厥与癫痫　少数病人用药过程中出现局部或全身抽搐，脑电图异常，有惊厥和癫痫病史者更易发生。

（4）神经阻滞药恶性综合征　多由于剂量过大，或多种药物合用引起的体温调节和锥体外系功能紊乱产生的一种严重的不良反应，表现为高热、肌僵直、妄想、意识不清、循环衰竭，有生命危险。

3. 心血管系统

体位性低血压，持续性低血压休克，多见于老年人伴动脉硬化、高血压患者。心电图异常，以窦性心动过速为常见，此外，可见 PR 延长，T 波低平、倒置或切迹，QRS 增宽，ST 段压低。

4. 内分泌系统

长期用药可引起内分泌紊乱，如乳腺增大、泌乳、月经紊乱、抑制儿童生长等。

5. 严重的并发症

恶性症候群（NMS），治疗中出现高热，意识障碍，肌强直和心肺功能危象，常伴随白细胞增高。

6. 其他

过敏反应，可出现皮疹、皮炎、粒细胞缺乏；再生障碍性贫血；偶尔引起肝脏损害；眼结膜、巩膜、视网膜色素沉着、晶状体浑浊等。

【知识链接】

精神分裂症患者治疗现状

精神分裂症是最为严重的精神疾病，该病经过正规治疗后，可能会出现四种情况，最好情况是痊愈，其次是轻度社会功能缺损，重度社会功能缺损和痴呆。因此，精神分裂症治疗需尽早，并且因为精神分裂症容易复发，在病情得到控制后，也要维持治疗。

患者社会功能减退，社交、工作、学习能力下降，人际关系困难，自我照料疏忽。由于精神分裂症症状的多样性，要求综合性治疗。精神分裂症属慢性反复发作或恶化的迁延性疾病，病程可分为急性发作期、巩固稳定期和复发恶化期以及慢性期。精神分裂症的上述病程特点需要长期分阶段地全病程治疗。全程的积极治疗将明显改善患者的预后。

【药物相互作用】

（1）氯丙嗪与麻醉药、镇静催眠药、镇痛药和乙醇等中枢抑制药合用可产生明显的协同作用。

（2）与镇痛药合用可有效缓解晚期癌症剧痛。

（3）某些肝药酶诱导药如苯妥英钠、卡马西平等，可加速氯丙嗪的代谢，合用时应注意适当调整剂量。

（4）与抗胆碱药并用，可相互加强抗胆碱效能。

（5）若与肾上腺素配伍使用时，由于前者可抑制后者的 α-肾上腺素能作用，只发生 β-肾上腺素能效应，故可产生降压作用。

【禁忌证】青光眼、严重肝功能损害、昏迷患者、有癫痫病史者禁用。

【案例分析】

一晕动症患者,需乘坐长途汽车,为防止途中呕吐,出发前半小时口服氯丙嗪两片。

问:该方法是否合理,为什么?

二、其他抗精神病药

其他抗精神病药物见表3-7。

表3-7 其他抗精神病药物

药名	作用特点	适应证	注意事项
氯普噻吨(chlorprothixene)	是硫杂蒽类抗精神病药,可通过阻断脑内神经突触后多巴胺受体而改善精神障碍,也可抑制脑干网状结构上行激活系统,引起镇静作用,还可抑制延脑化学感受区而发挥止吐作用	适用于伴有抑郁、焦虑症状的精神分裂症,更年期精神病,情感性精神病。用于神经官能症,对改善焦虑、紧张、抑郁、消极和睡眠障碍效果明显	休克病人和中枢抑制药如安眠药、吗啡等所致急性中毒者忌用;与抗高血压药合用时,可增强降压效果;与抗癫痫药合用时,氯普噻吨可降低癫痫发作阈值,并用时应加大抗癫痫药剂量
氟哌啶醇(haloperidol)	是丁酰苯类抗精神病药,口服易吸收,有肝肠循环和首关消除现象。可抑制皮质下、脑干网状结构,有抗GABA(γ-氨基丁酸)、多巴胺能作用,微弱的抗中枢胆碱能作用	用于兴奋、躁动、紧张、焦虑、幻觉、妄想等精神障碍患者。也用于呕吐及顽固性呃逆	心绞痛、青光眼、癫痫、肝肾功能不全、甲亢或中毒性甲状腺肿大、心功能不全者和有抑郁史者慎用;老年人慎用;能强化催眠药、麻醉药、镇痛药作用,合用时应减量;与哌替啶合用增加其镇静作用;出现低血压时禁用肾上腺素
氯氮平(clozapine)	本品系苯二氮䓬类广谱抗精神病药,能选择性地阻断中脑边缘系统的多巴胺受体,对黑质纹状体的多巴胺受体影响较少,故有较强的抗精神病作用而锥体外系反应少见,也不引起僵直反应	治疗精神分裂症:对急慢性精神分裂均有显著疗效。尤其对顽固性重症精神分裂症患者效果较好。治疗躁狂症、治疗晚期抗帕金森病药物诱发的精神症状、治疗神经官能症	氯氮平与氯丙嗪两药合用疗效降低,副作用增加;与氟奋乃静合用可使病人的精神症状明显加重;与抗胆碱药合用,可增强抗胆碱副作用;长期用药后可能成瘾;用量过大(每日>500mg)可引起癫痫发作

知识二 抗躁狂及抑郁症药

案例导入:

患者,男,41岁,患躁狂症7年。用碳酸锂控制症状,近日症状加重,遂加用氟哌啶醇联合治疗。症状有所缓解，几天后出现意识障碍、肌张力增高、共济失调、眼球震颤等症。

一、抗躁狂症药

碳酸锂（lithium carbonate）

【体内过程】口服吸收快而完全。单次服药后经 0.5h 或 4h（缓释片）血药浓度达峰值。碳酸锂在成人体内的 $t_{1/2}$ 平均为 24h，少年为 18h，而老年人则为 36~48h，在体内不降解，无代谢产物。也不与蛋白质结合。本品绝大部分经肾排出，80% 可由肾小管重吸收，肾功能不良者可致锂离子潴留，继发锂中毒；仅微量从泪液、精液、汗液或唾液中排出体外。

【药理毒理】抗躁狂发作的机制是能抑制神经末梢 Ca^{2+} 依赖性的去甲肾上腺素和多巴胺释放，促进神经细胞对突触间隙中去甲肾上腺素的再摄取，增加其转化和灭活，从而使去甲肾上腺素浓度降低，还可促进 5-羟基色胺合成和释放，有助于情绪稳定。本品不良反应较多，但仍为治疗躁狂症的首选药。

【临床应用】主要治疗躁狂症，对躁狂和抑郁交替发作的双相情感性精神障碍有很好的治疗和预防复发作用，对反复发作的抑郁症也有预防发作作用。也用于治疗分裂-情感性精神病。因单用本药显效较慢，故轻、中度躁狂症宜加用安定，重度躁狂症宜加用氟哌啶醇，以快速控制症状。

【不良反应】

（1）常见不良反应　口干、烦渴、多饮、多尿、便秘、腹泻、恶心、呕吐、上腹痛。

（2）神经系统　双手细震颤、萎靡、无力、嗜睡、视物模糊、腱反射亢进。上述不良反应加重可能是中毒的先兆，应密切观察。

（3）毒性反应　由于锂盐的治疗指数低，治疗量和中毒量较接近，应对血锂浓度进行监测，帮助调节治疗量及维持量，及时发现急性中毒。治疗期应每 1~2 周测量血锂一次，维持治疗期可每月测定一次。急性中毒时表现为意识障碍甚至昏迷、肌张力增高、腱反射亢进、共济失调、眼球震颤等，对此无特异解救药，主要是对症处理。

【药物相互作用】

（1）本品与氨茶碱、咖啡因或碳酸氢钠合用，可增加本品的尿排出量，降低血药浓度和药效。

（2）本品与氯丙嗪及其他吩噻嗪衍生物合用时，可使氯丙嗪的血药浓度降低。

（3）本品与碘化物合用，可促发甲状腺功能低下。

（4）本品与去甲肾上腺素合用，后者的升压效应降低。

（5）本品与肌松药（如琥珀胆碱等）合用，肌松作用增强，作用时效延长。

（6）本品与吡罗昔康合用，可导致血锂浓度过高而中毒。

【禁忌证】肾功能不全者、严重心脏疾病患者禁用。妊娠头三个月禁用。哺乳期妇女使用本品期间应停止哺乳。12岁以下儿童禁用。12岁以上儿童从小剂量开始，根据血锂浓度缓慢增加剂量。

二、抗抑郁症药

丙咪嗪（inipramine）

【体内过程】本药口服吸收良好，2~8h血药浓度达高峰，血浆$t_{1/2}$为10~20h。在体内广泛分布于各组织，以脑、肝、肾和心脏分布较多。主要在肝代谢，其中间代谢产物地昔帕明仍有较强的抗抑郁作用。丙米嗪及地昔帕明以羟化物或与葡萄糖醛酸结合物的形式自尿排出。

【作用机制】丙米嗪抗抑郁的作用机制尚不明确。目前认为，该药主要阻断NA、5-HT在神经末梢的再摄取，从而使突触间隙的递质浓度增高，促进突触传递功能而发挥抗抑郁作用。

【药理毒理】

1. 对中枢神经系统的作用

正常人服用丙米嗪后出现安静、思睡、血压下降、头晕、目眩，并常出现抗胆碱能反应，连续用药数天后这些症状可能加重。但抑郁症患者连续服药后，出现精神振奋现象，连续2~3周后疗效才显著，故不作应急治疗。

2. 对植物神经系统的作用

治疗量的丙米嗪有明显的阻断M胆碱受体的作用，表现为视物模糊、口干、便秘和尿潴留。

3. 对心血管系统的作用

治疗量的丙米嗪可降低血压，致心律失常，其中心动过速较常见。另外，本品对心肌有奎尼丁样直接抑制效应，故心血管患者慎用。

【临床应用】临床用于各种原因引起的抑郁症，对内源性抑郁症和更年期抑郁症效果较好，对精神病的抑郁症状效果较差。此外，本药还可用于强迫症的治疗。

【不良反应】

1. 外周M受体阻断作用

引起口干、视物模糊、便秘、心动过速等副作用。

2. 心血管系统反应

可见低血压或体位性低血压，大剂量可导致心律失常或心肌损伤。用药期间应查心电图。

3. 神经系统反应

部分老年人可出现精神失常；少数双向型抑郁症患者用药后可转为躁狂状态。

【药物相互作用】

（1）与单胺氧化酶抑制药合用，可出现严重的不良反应，如高血压危象、高热、惊厥、昏迷等。

（2）丙米嗪可抑制胍乙啶的摄取，对抗胍乙啶的降压作用。

（3）与抗精神分裂症药或安坦等合用，抗胆碱作用增强。

（4）服药期间忌用升压药。

【禁忌证】有癫痫发作病史者应慎用；高血压、动脉硬化患者慎用；前列腺肥大、青光眼患者禁用；孕妇忌用，以防致畸。

【知识链接】

抑 郁 症

随着现代生活节奏的加快，抑郁症成为一种常见的疾病，表现为情感生活呈现过分低落，超过了正常变异的界限，常有强烈的自杀倾向。该病可能与脑内去甲肾上腺素减少和5-羟基色胺相对缺乏有关。抗抑郁药是主要用于治疗情绪低落、抑郁消极的药物，各种抗抑郁药均可使70%左右的病人病情明显改善。维持治疗可使反复发作的抑郁减少复发。临床经验表明抗抑郁药对治疗焦虑性障碍和惊恐发作、强迫性障碍及恐怖症也有效。

目前临床使用的抗抑郁药包括三环类抗抑郁药、NA再摄取抑制剂、5-HT再摄取抑制剂及其他抗抑郁药。

【案例分析】

患者，男，75岁，患抑郁症5年，一直服用丙米嗪治疗，最近出现排尿困难，B超提示：前列腺肥大。

问：该患者是否继续服用此药，为什么？

项目五 ▶ 抗帕金森病药

帕金森病又称震颤麻痹，主要表现为静止震颤、肌肉僵直、运动迟缓和平衡失调等一系列以肌张力增强为特征的锥体外系功能紊乱。该病主要是因位于中脑部位"黑质"中的细胞发生病理性改变后，多巴胺的合成减少，抑制乙酰胆碱的功能降低，则乙酰胆碱的兴奋作用相对增强。两者失衡的结果便出现了"震颤麻痹"。治疗上以拟多巴胺药和中枢抗胆碱药为主。

案例导入：

患者，女，74岁。5年前，家人发现其在静坐或吃饭时，经常出现头部不经意的颤动，未引起重视。一年后，又出现血压升高、口腔分泌物增多等症，遂到医院就诊,经系列检查后诊断为"帕金森病",给予帕金宁治疗,症状有所控制,维持治疗。前几月,无明显诱因,出现恶心、呕吐等症,给予维生素 B_6 口服,几天后,出现直立性低血压和精神障碍。

知识一　拟多巴胺药

左旋多巴（levodopa）

左旋多巴口服吸收迅速,0.5~2h 血药浓度达高峰。绝大多数左旋多巴在肝及胃肠黏膜等外周组织经多巴胺脱羧酶脱羧,转变为多巴胺,后者不能通过血-脑屏障,在外周组织引起不良反应,只有约1%的左旋多巴可通过血-脑屏障,进入中枢神经系统而发挥治疗作用,若同时服用外周多巴胺脱羧酶抑制剂如卡比多巴,既可抑制左旋多巴在外周脱羧,减轻不良反应,又增加入脑的左旋多巴而提高疗效。

主要作用为抗帕金森病和治疗肝昏迷。可引起恶心、呕吐、溃疡出血等胃肠道反应、体位性低血压、心绞痛、不自主异常运动、精神障碍等。维生素 B_6、单胺氧化酶抑制剂、抗精神病药等可加重其不良反应。

卡比多巴（carbidopa）

本药是较强的多巴胺脱羧酶抑制剂,不易穿过血-脑屏障。与左旋多巴合用时,仅抑制外周多巴胺脱羧酶的活性,减少多巴胺在外周组织的生成,减轻其外周副作用;同时又可提高脑内多巴胺的浓度,增加疗效,所以是左旋多巴的重要辅助药。卡比多巴单用无效,临床上通常将卡比多巴与左旋多巴按1∶10或1∶4的剂量配伍,作为治疗帕金森病的首选药。

左旋多巴/卡比多巴

【体内过程】口服后卡比多巴有40%~70%被吸收,而左旋多巴在胃中不吸收,但可在小肠吸收。吸收后卡比多巴分布于肾、肺、小肠和肝等组织,分布量与血浆浓度密切相关,血浆蛋白结合率约为36%,不易透过血-脑屏障,但可通过胎盘屏障。左旋多巴在吸收后可广泛分布于体内各种组织,单用时只有少量（不到1%）透过血-脑屏障,主要在外周经多巴胺脱羧酶代谢为多巴胺,而与卡比多巴合用时左旋多巴在外周的代谢受到抑制,进入脑内的量增加。卡比多巴代谢后50%~60%以原形和代谢物两种形式从尿中排出。左旋多巴也主要经肾脏排泄。

【药理毒理】本品是由左旋多巴和卡比多巴按一定比例组成的复方制剂。卡比多巴可以抑制中枢神经系统以外的左旋多巴转化成为多巴胺。因此,会有更多的左旋多巴到达中枢神经系统,从而转化为多巴胺,故可以用于缓解多巴胺缺乏所致的震颤麻痹。

【临床应用】主要用于各种原因引起的帕金森病和帕金森综合征。

【不良反应】

(1) 与左旋多巴相似。

（2）合剂较单用左旋多巴少发生厌食、恶心，呕吐，因左旋多巴的用量减少了。组合剂可能使精神方面的副作用和锥体外系症状加重，而且可能出现得更快更持久。

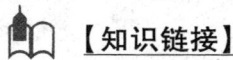【知识链接】

杀虫剂可能导致帕金森病

哈佛大学公共医学院在《神经学年报》上刊登了以艾尔伯特·阿斯彻里奥博士为首的一组医学人员的研究发现。那些于1992年称自己接触过杀虫剂的人中，有70%在以后的10年中被发现更易患帕金森病。此次研究是根据当事人在患帕金森病之前的说法，因此这一发现更具可信性。据悉，以阿斯彻里奥博士为首的医学研究小组使用了一项于1992年开始的饮食与癌症之间联系的调查数据。在填写原始数据的志愿者中，有14万多人在2001年又接受了后续一项的跟踪调查。在这些人中，413人自那次调查以后患上了帕金森病。在最初的问答中有一个是关于是否接触过杀虫剂的问题，共有5203名男子和2661名女子做出了肯定的回答。通过分析这些结果，研究小组发现，在考虑了年龄、性别和其他的危险因素后，那些曾表示自己接触过杀虫剂的人中，有70%的人更有可能患帕金森病。这项研究的作者得出结论说，还需要进一步研究来观察何种杀虫剂或者哪类杀虫剂会导致这种疾病的产生。

【药物相互作用】不能与单胺氧化酶抑制剂同服，如已用，至少停用2周以后方可使用本品。吩噻嗪和丁酰苯类可降低左旋多巴疗效。与降压药合用可产生直立性低血压。

【禁忌证】

（1）对本品成分过敏者、患有窄角型青光眼及疑有皮肤癌或有黑色素瘤史的患者禁用。

（2）妊娠或哺乳期妇女禁用。

知识二　中枢性抗胆碱药

苯海索（trihexyphenidyl）

【药理毒理】苯海索具有中枢M受体阻断作用，能对抗中枢神经系统黑质-纹状体内乙酰胆碱能系统的兴奋功能。对外周M受体阻断作用较弱，对迷走神经阻断作用为阿托品的1/10，扩瞳作用为其1/3，解痉作用为1/2，故对腺体及平滑肌的抑制作用较弱。乙酰胆碱为锥体外系黑质-纹状体通路的兴奋性神经递质。震颤麻痹是黑质-纹状体通路上的变性疾病，致使多巴胺的抑制作用减弱，而乙酰胆碱的兴奋作用相对增强而引起临床症状。因此，苯海索可通过中枢抗胆碱作用对震颤麻痹治疗有效。

【临床应用】
（1）治疗震颤麻痹。
（2）治疗畸形性肌张力障碍。
（3）治疗癫痫。
（4）治疗慢性精神分裂症。
（5）治疗抗精神病药物所致的静坐不能。

【不良反应】
（1）口干、瞳孔散大、视物模糊、便秘、心动过速较为常见。少数病人可出现尿潴留、头昏、眩晕、精神错乱、兴奋、激动、谵妄、幻觉等。
（2）老年患者可产生不可逆的脑功能衰竭。因过量而中毒时，可用拟扁豆碱药等解救。

【药物相互作用】
1. 与以下药物合用可增强疗效

吩噻嗪类药物、三环类抗抑郁药、单胺氧化酶抑制剂、左旋多巴、奎尼丁、硝酸酯类药物及抗组胺药等。

2. 苯海索应避免与以下药物合用

（1）强心苷类　因苯海索可延迟胃排空，使强心苷类药物在胃肠道停留时间延长，吸收量增加，易于中毒。必用时应选择吸收迅速的强心苷制剂。
（2）甘珀酸　合用可使甘珀酸疗效降低。

【禁忌证】窄角型青光眼、前列腺肥大者禁用。

【案例分析】

患者，男，45岁，患精神失常20余年，一直服用吩噻嗪类抗精神病药。一年前出现肌张力增高、面容呆板、动作迟缓等症，诊断为"帕金森综合征"。给予苄丝肼（左旋多巴与卡比多巴4:1）胶囊口服治疗，治疗过程中出现恶心、呕吐等症，又给予维生素 B_6 以改善症状。

问：此处理是否正确？为什么？

项目六　镇　痛　药

镇痛药是一类作用于中枢神经系统，减少或消除疼痛的药物。它与体内释放的内源性镇痛物质一样，直接作用于阿片受体，通过激动阿片受体，激活脑内镇痛系统，阻断痛觉传导，产生中枢性镇痛作用。

镇痛药的作用机理不同于解热镇痛药，能缓解解热镇痛药不能控制的剧烈疼痛，如严重创伤、烧伤、外科手术及恶性肿瘤等引起的各种急性锐痛，以减轻病人痛苦，防止病情恶化，有利于治疗和恢复健康。由于镇痛药主要作用于中枢神经系统，有抑制呼吸中枢的作用，长期使用能产生耐药及成瘾性等副作用，故按国家"麻醉药品管理条例"管理。

目前临床使用的镇痛药分为：①阿片生物碱类镇痛药，如吗啡、可待因；②人工合成镇痛药，如哌替啶、芬太尼等；③其他镇痛药，如罗痛定、曲马多等。④阿片受体拮抗剂，纳洛酮，纳曲酮。本项目主要介绍第一类代表药吗啡和第二类代表药哌替啶。

案例导入：

案例：一分娩妇女产程进行中，由于生产给患者带来巨大的疼痛，医生给予肌内注射吗啡10mg用于镇痛。

问：用药是否合理，为什么？

知识一 阿片生物碱类镇痛药

盐酸吗啡（morphine）

【体内过程】吗啡口服后易从胃肠道吸收，但首关消除明显，生物利用度仅为25%。常注射给药，皮下注射30min后吸收60%，硬膜外或椎管内注射可快速渗入脊髓发挥作用。但与海洛因、可待因和美沙酮不同，较难通过血－脑屏障，因此脑内浓度较低，但足以发挥药理作用。可通过胎盘屏障进入胎儿体内。大部分经肝脏代谢，主要代谢物吗啡－6－葡萄糖苷酸的生物活性比吗啡强，但也难透过血－脑屏障。吗啡血浆$t_{1/2}$为2~3h，吗啡－6－葡萄糖苷酸的$t_{1/2}$长于吗啡。主要经肾排泄，肾功能损害及老年人排泄较慢。

【作用机制】吗啡的作用可通过：①激动脊髓胶质区、脑室导水管周围灰质和丘脑内侧的阿片受体，形成突触前抑制，减少P物质释放，产生脊髓和脊髓以上水平的镇痛效应；②激动边缘系统、蓝斑核的阿片受体，消除疼痛的情绪反应，产生欣快感；③激动中脑盖前核的阿片受体呈现缩瞳效应；④激动延脑孤束核的阿片受体产生镇咳、呼吸抑制，同时引起中枢交感张力降低，使血压下降；⑤激动脑干极后区、孤束核、迷走神经背核等部位的阿片受体、导致胃肠活动改变等。

近年来有研究证明，吗啡还能够抑制由疼痛引起的内、外侧通路之间以及皮层－丘脑之间的信息流动，该效应能够被阿片受体拮抗剂纳洛酮所阻断。上述研究结果表明，吗啡通过抑制疼痛的情绪和感觉维度起到镇痛作用，进而在皮层和丘脑水平阐明了吗啡的镇痛机制。

【药理毒理】
1. 中枢神经系统

(1) 镇痛、镇静　吗啡的镇痛作用广泛,对各种疼痛有强大的镇痛作用,对慢性持续性钝痛的作用强于间断性锐痛。吗啡还有明显的镇静作用,可改善患者由疼痛引起的焦虑、紧张、恐惧等情绪反应,并可产生欣快感,在外界环境安静的情况下诱导入睡。临床用于各种原因所致的疼痛,尤其是对其他药物无效的急性锐痛;因吗啡有镇静和扩血管作用,可减轻患者的恐惧心理和心脏负荷,有利于心肌梗死引起的疼痛;对内脏绞痛应合用解痉药阿托品;对神经压迫性疼痛效果较差。

(2) 抑制呼吸　治疗量的吗啡明显降低呼吸中枢对 CO_2 的敏感性,使呼吸频率减慢、潮气量降低,剂量增大,抑制作用增强。急性中毒时呼吸频率可减至 3~4 次。呼吸抑制是吗啡急性中毒致死的主要原因。

(3) 镇咳　吗啡具有强大的镇咳作用,对各种原因引起的咳嗽均有效,但易成瘾,临床用可待因代替。

(4) 其他中枢作用　兴奋支配瞳孔的副交感神经而缩瞳;兴奋延髓催吐化学感受区而致恶心、呕吐;抑制促性腺释放激素和促肾上腺皮质释放激素的释放使血中 LH、FSH 和 ACTH 水平降低;还抑制抗利尿激素的释放。

2. 平滑肌

(1) 胃肠道平滑肌　胃肠道存在高密度的阿片受体,吗啡兴奋平滑肌,提高张力,使胃蠕动减慢;提高小肠及大肠的平滑肌张力,减弱推进性蠕动,导致肠内容物滞留;提高回盲瓣及肛门括约肌的张力,使肠内容物通过受阻。吗啡通过上述作用,减弱便意和排便反射,引起便秘。

(2) 胆道平滑肌　治疗量的吗啡引起胆道括约肌痉挛性收缩,使胆道排空受阻,胆囊内压明显增高。所以用于胆绞痛时,合用阿托品予以缓解。

(3) 其他平滑肌　吗啡降低子宫张力,对抗缩宫素兴奋子宫作用,使产妇产程延长;提高输尿管及膀胱括约肌张力,引起尿潴留;大剂量可引起支气管收缩,诱发或加重哮喘。

3. 心血管

吗啡扩张动脉和静脉,降低外周血管阻力和抑制压力感受器反射,产生体位性低血压;吗啡抑制呼吸导致 CO_2 积聚可使血管扩张、颅内压增高。

【临床应用】
1. 疼痛

吗啡用于各种原因引起的疼痛。特别是对其他镇痛药无效的疼痛,如手术后伤口痛、骨折、严重创伤、烧伤和晚期恶性肿瘤疼痛等;心肌梗死引起的剧痛,血压正常者也可用吗啡止痛;对胆绞痛和肾绞痛需加用解痉剂,如阿托品等;但对神经压迫性疼痛疗效较差。

2. 心源性哮喘

心源性哮喘是因左心衰竭引起的突发性的肺水肿而导致的呼吸困难，气促和窒息感。临床常需进行综合治疗（包括强心、利尿、扩张血管等）。静脉注射吗啡也是治疗的主要措施，这是因为吗啡具有镇静和欣快作用，可迅速缓解病人的紧张和窒息感；抑制呼吸中枢对二氧化碳的敏感性，降低外周阻力，减少回心血量，有利于左心衰竭缓解和肺水肿的消除。但若病人伴有休克、昏迷，严重肺部疾患或痰液过多者应禁用。

3. 腹泻

可用于止泻，效果明显。一般以含少量吗啡的阿片酊配成复方制剂用于严重的单纯性腹泻。

4. 咳嗽

吗啡止咳作用强大，但因成瘾性强，一般不用。必要时，以可待因代替用于无痰性干咳。

【不良反应】

1. 一般不良反应

治疗量吗啡可引起眩晕、恶心、呕吐、便秘、呼吸抑制、排尿减少等。

2. 耐受性和依赖性

反复使用吗啡容易产生耐受性和依赖性，此时必须加大剂量才能达到原有效果。如果突然停药出现戒断症状，表现为烦躁不安、失眠、出汗、流泪、呕吐、腹泻、肌肉疼痛、震颤、甚至虚脱、意识丧失，注射一定量的吗啡即可缓解。

3. 急性中毒

吗啡用量过大可致急性中毒，表现为昏迷、针尖样瞳孔、呼吸高度抑制、血压降低甚至休克，呼吸麻痹是主要的致死原因。抢救措施为立即人工呼吸、吸氧、静脉注射阿片受体拮抗剂纳洛酮等，也可用尼可刹米兴奋呼吸中枢。

【知识链接】

关于吗啡的管理

（1）吗啡及其盐和各种制剂均为麻醉药品，各有关部门应当按照《麻醉药品管理办法》的规定，组织生产、经营和使用。

（2）吗啡盐主要指盐酸吗啡及硫酸吗啡；吗啡制剂主要指盐酸吗啡、硫酸吗啡针剂、片剂及其控释制剂等。

（3）为了在全国范围内实施癌痛三级阶梯治疗工作方案，近年来，国家食品药品监督管理局批准进口了少量硫酸吗啡控释制剂。这些进口的吗啡制剂由中国医药北京采购供应站按照《麻醉药品管理办法》的规定和国家食品药品监督管理局核发的《麻醉药品进口准许证》组织收购,由各级麻醉药品经营单位销售。

(4) 根据《药品广告管理办法》的有关规定,禁止发布麻醉药品广告,因此,吗啡及其盐和各种制剂均不得在电视和报刊上做商业性广告。可在各省、自治区、直辖市药政管理部门的安排下向医疗单位的医务人员介绍。

【药物相互作用】镇静催眠药、三环类抗抑郁药、胆碱酯酶抑制药、乙醇等可增强吗啡的中枢抑制作用,延长作用时间;吩噻嗪类药物可增强吗啡的镇静、镇痛及心血管作用;氢氯噻嗪类利尿药可加重直立性低血压等。

【禁忌证】吗啡能通过胎盘或者乳汁抑制胎儿或者新生儿的呼吸,同时能对抗催产素对子宫的兴奋作用而延长产程,故分娩止痛及哺乳妇女止痛禁用。由于抑制呼吸及导致支气管收缩,故支气管哮喘及肺心病患者禁用。因致颅内压增高,故颅脑损伤的患者禁用。肝功能严重减退患者也禁用。

【案例分析】

案例:某癌症晚期患者,疼痛剧烈,每天注射哌替啶150mg,分三次注射。某天,患者疼痛剧烈,自行注射哌替啶200mg后出现震颤、肌肉痉挛、反射亢进并出现惊厥。发现后立即注射纳洛酮,并进行相应的对症治疗。

问:这样处理是否正确?为什么?

可待因(codeine)

可待因是吗啡的一个重要的衍生物。临床上用其磷酸盐,常含有一个半分子的结晶水,又称甲基吗啡,在阿片中含量约为0.5%。口服易吸收,首过效应较少,吸收率可达60%。吸收后,大约10%的可待因脱甲基后转变为吗啡而产生作用,所以可待因的镇痛作用仅为吗啡的1/10(可待因本身与阿片受体的亲和力很低),作用持续时间与吗啡相似;镇咳作用为吗啡的1/4;镇静作用不明显,欣快感及成瘾性弱于吗啡。在一般剂量时,呼吸抑制作用较轻,无明显的便秘、尿潴留及体位性低血压等副作用。

临床上可用于中等程度疼痛的止痛,与解热镇痛药合用有协同作用。也是典型的中枢镇咳药。

知识二 人工合成的阿片类镇痛药

盐酸哌替啶(pethidine)

【体内过程】本品口服易吸收,生物利用度为40%~60%,1~2h血药浓度达高峰;皮下或肌肉注射吸收更快,起效快,临床常注射给药。能透过胎盘屏障进入胎儿体内。主要在肝代谢,部分转化为具有中枢兴奋作用的去甲哌替啶,反复大量使用哌替啶引起的肌肉震颤、抽搐甚至惊厥可能与此有关。代谢产物以结合型或游离型自尿排出。哌替啶血浆半衰期为3h。

【药理毒理】哌替啶是人工合成的镇痛药，为阿片受体激动剂，其药理作用与吗啡相似。

（1）中枢神经系统　哌替啶具有较吗啡弱的镇痛、镇静作用及欣快感。镇痛作用为吗啡的1/10，作用维持时间短。抑制呼吸及催吐作用与吗啡相似，无明显的镇咳作用，也不引起缩瞳。临床用于镇痛时，哌替啶依赖性比吗啡小且产生慢，临床吗啡已逐渐被哌替啶替代治疗各种剧痛，对内脏绞痛合用解痉药阿托品。哌替啶的镇静作用可消除患者术前紧张、恐惧情绪，减少麻醉药的用量，常用于麻醉前给药。

（2）平滑肌　能中度提高胃肠道平滑肌及括约肌张力，减少推进性蠕动，但因作用时间短，故不引起便秘，也无止泻作用。能引起胆道括约肌痉挛，提高胆道内压力，但比吗啡弱。治疗量对支气管平滑肌无影响，大剂量则引起收缩。对妊娠末期子宫，不对抗催产素兴奋子宫的作用，故不延缓产程。

（3）治疗量的哌替啶对心率、心律及心肌收缩力无影响，但可扩张阻力血管和容量血管。又因有镇静作用，可用于心源性哮喘，并逐渐替代了吗啡。

（4）人工冬眠　哌替啶常与氯丙嗪、异丙嗪合用组成冬眠合剂，用于人工冬眠疗法。但对老人、婴幼儿及呼吸功能不良者，冬眠合剂中不宜加哌替啶，以免抑制呼吸。

【临床应用】

（1）镇痛　哌替啶对各种剧痛如创伤性疼痛、手术后疼痛、内脏绞痛、晚期癌痛都有止痛效果，但对慢性钝痛不宜使用。其镇痛作用相当于吗啡的1/10～1/8。胆、肾绞痛需与阿托品合用。

（2）麻醉前给药　哌替啶的镇静作用可消除患者手术前紧张、恐惧的情绪。麻醉前给药可减少麻醉药用量。

（3）心源性哮喘　哌替啶可取代吗啡，用于治疗心源性哮喘。

（4）人工冬眠　哌替啶与氯丙嗪、异丙嗪合用，用于人工冬眠。

【不良反应】

（1）哌替啶的副作用有头昏、头痛、出汗、口干、恶心、呕吐、心悸、直立性低血压等。

（2）哌替啶过量时可致瞳孔散大、心动过速、幻觉、血压下降、呼吸抑制、昏迷。偶可出现震颤、肌肉挛缩、反射亢进甚至惊厥。其解救同吗啡中毒的解救，但需配合巴比妥类药以抗惊厥。

（3）哌替啶成瘾性比吗啡小，但连续应用亦可成瘾。其脱瘾治疗同吗啡成瘾者。

（4）新生儿对哌替啶的抑制呼吸作用极为敏感，因此儿童慎用，一岁以内小儿一般不应静注本品或人工冬眠。

【知识链接】

癌症的三阶梯止痛

1. 三阶梯止痛

根据患者疼痛的轻、中、重不等的程度分别选择第一、第二及第三阶梯的不同止痛药物。第一阶梯用药是以阿司匹林为代表的非阿片类药物。第二阶梯用药是以可待因为代表的弱阿片类药物。第三阶梯用药是以吗啡为代表的强阿片类药物。非阿片类药物可增强阿片类药物的效果,针对疼痛性质不同各阶梯均可加辅助用药。

2. 一、二、三阶梯止痛治疗之间的关系

第一阶梯:非阿片类药物多指 NSAID 药物,该类药物为非处方药且对轻度疼痛有肯定疗效,并可增强第二阶梯及第三阶梯用药的效果,延长对阿片类剂量增加的需求,或减少其用量,从而减少中枢神经系统的副作用。

第二阶梯:第二阶梯弱阿片类药物,比吗啡更易被患者接受。首次使用弱阿片类药物加 NSAID 可产生良好的止痛效果,因而产生不少复方制剂。

第三阶梯:强效阿片类药物以吗啡为代表,该类药物种类多,可选取的剂型多。只要能正确选择药物,正确时间给药,正确滴定剂量,合理地选择辅助用药,预防及治疗不良反应,将使90%以上的中、重度疼痛患者免除疼痛。

【药物相互作用】

(1) 与单胺氧化酶抑制剂合用,可致严重呼吸抑制、中枢兴奋、谵妄、高热和惊厥。

(2) 氯丙嗪和三环类抗抑郁药能增强本药的呼吸抑制作用。

(3) 与氨茶碱、肝素钠、呋塞米、头孢哌酮钠等药配伍,易产生浑浊或沉淀。

(4) 能使吗啡的呼吸抑制作用增强,使吗啡更易成瘾的药物也尽量避免与哌替啶同时使用。

(5) 人工冬眠时,氯丙嗪可显著增强哌替啶的镇静作用,但其抑制呼吸和降低血压作用也同时被增强。合用时应注意剂量。

【禁忌证】

(1) 颅脑损伤、颅内疑有占位性病变、支气管哮喘、慢性阻塞性肺部疾病和严重肝功能不全者禁用。儿童慎用。

(2) 本品有成瘾性,程度介于吗啡与可待因之间,不宜连续久用。

(3) 对局部有刺激,不宜皮下注射。

(4) 有轻微的阿托品样作用,给药后可致心率增快,室上型心动过速者勿用。

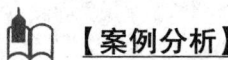
【案例分析】

案例：患者，男，于酒后出现剧烈的腹痛，伴恶心、呕吐，查血清淀粉酶为500单位，怀疑急性胰腺炎，给予对症治疗，用于止痛时选用吗啡还是哌替啶，为什么？

知识三 其他镇痛药

芬太尼（fentanyl）

芬太尼为强效镇痛药。镇痛作用比吗啡强100倍，约为哌替啶的650倍。化学结构与哌替啶相似，产生明显欣快、呼吸抑制和成瘾性，大剂量产生肌肉僵直。由于其高效和高亲脂性，可做成经皮给药系统，在3d内药物将以恒定的速度释放，临床上可用于各种剧痛，主要是癌症止痛。与氟哌利多配伍用于神经安定镇痛术；与全身麻醉药和局部麻醉药合用，可减少麻醉药的用量。

主要不良反应有眩晕、恶心、呕吐及胆道括约肌痉等。支气管哮喘、脑肿瘤、颅脑损伤患者及2岁以下小儿禁用。

美沙酮（methadone）

本品为阿片受体激动剂。主要作用于μ受体。其药理作用与吗啡相似，镇痛效能和持续时间也与吗啡相当。本品也能产生呼吸抑制、镇咳、降温、缩瞳的作用，镇静作用较弱，但重复给药仍可引起明显的镇静作用。本药特点是口服与注射效果相似。主要用于创伤、手术及晚期癌症所致的疼痛；也用于吗啡和海洛因成瘾者的脱毒治疗。因作用持续时间长，禁用于分娩止痛。

纳洛酮（naloxone）

本品为阿片受体拮抗剂，对阿片样物质及内源性阿片样物质内啡肽、脑啡肽有特异性拮抗作用。β-内啡肽在内源性阿片受体样物质中活性最强并在痛觉的感知、镇痛、垂体激素分泌、心血管活性和呼吸调节方面均起着一定的作用。在脑梗死、休克、脑缺氧及应激情况下，脑内β-内啡肽释放增加。纳洛酮通过对内啡呔的拮抗而发挥兴奋中枢神经、兴奋呼吸、抑制中枢迷走神经的作用，能使血中去甲肾上腺素和肾上腺素水平升高，使血压上升。动物实验表明纳洛酮能改善大脑皮质氧的供应，增加神经细胞的电活动。纳洛酮还具有稳定溶酶体，降低心肌抑制因子的作用。

纳洛酮口服生物利用度为30%，半衰期为2.7h。一般采用注射给药，半衰期为1.1h；临床主要用于吗啡类镇痛药急性中毒所致的呼吸抑制，休克，循环衰竭等症状的急救（可使昏迷患者迅速复苏）和用于对吸毒成瘾患者的诊断。在镇痛药的理论研究中，纳洛酮也是重要的工具药物。

项目七 中枢兴奋药

案例导入：

人们通常在闲暇时，几个人凑到一起喝茶、闲聊，但发现如果晚上喝茶较多或浓度较大，容易睡不着觉，分析一下，为什么？

中枢兴奋药是能提高中枢神经系统功能活动的药物，可作用于大脑、延髓和脊髓，对中枢神经的不同部位有一定程度的选择性。不过选择性是相对的，随着药物剂量的加大，不仅作用强度加强，而且作用于中枢神经系统的范围也扩大，从而选择性降低。当剂量过大时，则可导致中枢神经系统广泛和强烈的兴奋，导致惊厥，最后转为对中枢神经系统的抑制，危及生命，这时不能再用中枢神经抑制药来对抗。故在使用本类药物时要仔细观察病人用药后的反应，控制用量。

根据其主要作用部位不同分为：①主要兴奋大脑皮质的药物，如咖啡因、哌甲酯；②兴奋呼吸中枢的药物，如尼可刹米、洛贝林、二甲弗林等；③促进脑功能恢复的药物，如吡拉西坦、胞磷胆碱等。

知识一　兴奋大脑皮质药

该类药物有咖啡因、可可碱和茶碱，均为黄嘌呤的 N - 甲基衍生物。三者药理作用相似，均有兴奋中枢神经系统、兴奋心脏、松弛平滑肌和利尿的作用，但三者作用强度有差异。中枢兴奋作用：咖啡因＞茶碱＞可可碱；兴奋心脏、松弛平滑肌和利尿的作用：茶碱＞可可碱＞咖啡因。咖啡因在临床上主要用作中枢兴奋药，用于中枢性呼吸衰竭等；茶碱主要用作平滑肌松弛药、利尿药及强心药。可可碱曾为利尿药，现已少用。

咖啡因（caffeine）

【体内过程】咖啡因口服吸收快而完全，生物利用度接近100％，$t_{1/2}$ 为 2.5 ~ 4.5h。由于咖啡因脂溶性高，主要以简单扩散方式透过血 - 脑屏障，口服5min脑内浓度即上升，30min达高峰。咖啡因通过肝脏代谢，其中84％去甲基化成为副黄嘌呤，该产物有与咖啡因相同的药理活性。最终产物以 1，7 - 二甲基尿酸、1 - 甲基尿酸等形式排出体外，1％ ~ 5％以原形排泄。

【作用机制】咖啡因可能是世界上使用最广泛的神经兴奋剂，但不可思议的是，人们对其分子机制却知之甚少。现在，有人对老鼠所做的目标突变研究表明，蛋白质 DARPP - 32 的磷酸化和去磷酸化是咖啡因发生作用的关键。人们知道，腺苷 A2A 受体是咖啡因的作用目标之一，它与该物质结合并使其失去活性。正是这些 A2A 受体，再加上 DARPP - 32 越来越多的磷酸化和环状 AMP - 依赖型蛋白激酶的抑制,似乎造成了咖啡因的刺激效应。

【药理毒理】

1. 中枢神经系统

咖啡因对中枢神经系统的兴奋作用较弱,其作用范围和强度与剂量有关。①小剂量(50~200mg)可兴奋大脑皮质,使人睡意消失,振奋精神,减轻疲劳,提高工作效率。②较大剂量(250~500mg)可直接兴奋延髓呼吸中枢和血管运动中枢,使呼吸加深加快,血压升高,在呼吸中枢受抑制时作用更显著。③过量(>800mg)中毒时引起中枢神经系统广泛兴奋,甚至惊厥。

2. 收缩脑血管

咖啡因可兴奋心脏、扩张冠状血管及肾血管等,但此作用可被迷走中枢及血管运动中枢的作用掩盖,无临床意义。咖啡因对脑血管有收缩作用,减小脑血管搏动的幅度,缓解头痛症状。

3. 其他

对胆道和支气管平滑肌有较弱的松弛作用,有利尿与刺激胃酸分泌的作用,但无临床意义。

【临床应用】

(1) 临床主要用于解救严重传染病及中枢抑制药过量引起的呼吸抑制和循环衰竭。

(2) 与解热镇痛抗炎药阿司匹林或对乙酰氨基酚配伍,治疗一般性头痛。与麦角胺配伍治疗偏头痛。

【不良反应】治疗量不良反应较少。较大剂量可出现激动、不安、失眠、心悸、头痛等,剂量过大可致惊厥;久用可产生耐受性和依赖性。婴幼儿高热时易发生惊厥,故宜选用不含咖啡因的解热药。消化性溃疡患者不宜久用。

【知识链接】

麻黄碱与咖啡因

目前西方主要将麻黄碱与咖啡因联合作为减肥的辅助药物,但是含有麻黄碱的食品补充剂可以引发或加重某些人群的心血管或神经系统疾病。通过对近年来麻黄碱与咖啡因配伍应用临床研究的分析,认为麻黄碱加咖啡因可以起到减轻体重的作用,但是对正常生理功能有潜在的影响,应该在医生的监控下使用。

【药物相互作用】

(1) 口服避孕药、美西泮、西咪替丁、部分喹诺酮类抗菌药能减缓咖啡因的体内清除,导致作用增强和不良反应的增加。

(2) 异烟肼能提高脑内咖啡因的浓度。

（3）与麻黄碱或肾上腺素合用可相互增强作用，不宜同时使用。

（4）咖啡因与酒精无对抗效应。

【禁忌证】消化性溃疡患者和偏瘫型、眼肌麻痹型及基底动脉型偏头痛患者禁用；孕妇、哺乳期妇女及冠心病、肝肾功能不全者慎用。

【案例分析】

去痛片是解热镇痛抗炎药的一种复方制剂，主要用于镇痛。实际生活中，有很多人服用了去痛片后，睡眠不好，分析一下，为什么？

哌甲酯

哌甲酯又名利他林，为苯丙胺类药物。交感神经作用弱，中枢兴奋作用温和，能改善精神活动，振奋精神，解除轻度抑制及疲乏感。较大剂量也兴奋呼吸中枢，过量引起惊厥。临床用于对抗巴比妥类和其他中枢抑制药中毒引起的昏迷和呼吸抑制，也可用于治疗轻度抑郁症、儿童多动症和小儿遗尿症等。治疗量不良反应少，偶有失眠、心悸、焦虑等症；大剂量引起血压升高、眩晕、头痛等；久用可产生耐受性，抑制儿童生长发育。禁用于高血压、癫痫及胃溃疡患者。

知识二　呼吸中枢兴奋药

尼克刹米（nikethamide）

【体内过程】口服及注射均易吸收，作用时间短暂，一次静注只能维持作用 5~10min。这可能是因为药物进入机体后迅速分布全身各部位的结果。药物在体内代谢为烟酰胺，然后再被甲基化成为 N-甲基烟酰胺，经尿排出。

【作用机制】尼可刹米（可拉明），对延脑的呼吸中枢有直接的兴奋作用。对神经系统的其他部位，在一般剂量时影响较小。对血管运动中枢虽无直接作用，但当呼吸中枢解除抑制后，可间接地加强心血管的功能。

【药理毒理】治疗量的尼可刹米可直接兴奋延髓的呼吸中枢，也可刺激颈动脉体和主动脉体化学感受器，反射性地兴奋呼吸中枢，并能提高呼吸中枢对二氧化碳的敏感性，使呼吸加深加快，当呼吸中枢处于抑制状态时，其兴奋作用更明显。作用温和，维持时间短（一般一次用药仅维持5~10min），安全范围大。

【临床应用】临床用于各种原因所致的中枢性呼吸抑制，其中对吗啡中毒引起的呼吸抑制效果较好，对巴比妥类中毒引起的呼吸抑制效果较差。

【不良反应】治疗量不良反应少。反复用药或大剂量给药可引起血压升高、心动过速、出汗、呕吐、肌肉震颤等。中毒时可出现惊厥。一旦发生惊厥，立即注射苯二氮䓬类药物或小剂量硫喷妥钠对抗。

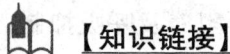【知识链接】

呼吸衰竭

呼吸衰竭是指各种原因引起的肺通气和（或）换气功能严重障碍以致在静息状态下也不能维持足够的气体交换，导致低氧血症，伴或不伴高碳酸血症，继而引起一系列病理生理改变和相应临床表现的综合征。确诊有赖于动脉血气分析：在海平面、静息状态、呼吸空气条件下，动脉血氧分压（p_{O_2}）<60mmHg（7.98×10^3kPa），伴或不伴 CO_2 分压（p_{CO_2}）>50mmHg（6.65kPa），并排除心内解剖分流和原发于心排出量降低等致低氧因素，即可诊断。

【药物相互作用】

（1）尼可刹米注射液（或溶液）与下列药物的注射液混合可产生拮抗、增毒、分解、浑浊、沉淀等，故不宜混合使用：苯巴比妥钠、戊巴比妥钠、异戊巴比妥钠、司可巴比妥钠、硫喷妥钠、苯妥英钠等。

（2）尼可刹米注射液与氯霉素注射液配伍，在混合前应用注射用水稀释。

【禁忌证】

（1）用药时需要密切观察病情变化，一旦出现烦躁、反射亢进、抽搐等惊厥先兆，应立即减量或停药。

（2）对心脏骤停引起的呼吸功能不全无效，早期禁用。

（3）对呼吸肌麻痹者无效，应避免应用。

【案例分析】

临床一脑外伤患者，昏迷、呼吸抑制、休克，给予急救处理后进行外科手术。由于在抢救过程中，连续用了两次尼克刹米，问手术过程中是否可以继续应用该药物，为什么？

二甲弗林

二甲弗林又名回苏灵，为人工合成品。可直接作用于呼吸中枢，作用快而强（比尼可刹米强100倍），但维持时间短。可增加肺换气量，提高动脉血氧饱和度，降低血中二氧化碳的分压，显著改善呼吸，使呼吸加深加快。临床用于各种原因引起的呼吸抑制，对肺性脑病有较好的促苏醒作用。本药安全范围小，过量易致惊厥，小儿更易发生。静脉给药需用葡萄糖稀释后缓慢注射。孕妇禁用。

洛贝林

洛贝林是从山梗菜碱中提取的生物碱，现已人工合成。能选择性地兴奋颈动脉体和主动脉体化学感受器，反射性兴奋呼吸中枢，大剂量也能直接兴奋呼吸中枢。作用快、弱、维持时间短。临床主要用于新生儿窒息、一氧化碳中毒引起的窒息、吸入麻醉药及其他中枢抑制剂（如阿片、巴比妥类）的中毒，以及肺炎、白喉等传染病引起的呼吸衰竭。大剂量能引起心动过速、传导阻滞及呼吸抑制，甚至可引起惊厥。

知识三 促进脑功能恢复的药

吡拉西坦

吡拉西坦进入血液后，透过血-脑屏障到达脑和脑脊液，大脑皮层和嗅球的浓度较脑干中浓度更高。易通过胎盘屏障。半衰期（$t_{1/2}$）为5~6h，体内分布容量为600mL/kg，肾脏消除速度为86mL/min。吡拉西坦能增加脑血流量，增加线粒体内ATP的合成，促进脑细胞代谢，提高脑组织对葡萄糖、氨基酸和磷脂的利用，保护缺氧脑细胞免受损伤，改善脑缺氧及理化因素所致记忆障碍；促进脑细胞信息传递，有利于大脑的整合功能，促进儿童大脑发育及智力发展。临床用于阿尔茨海默病、脑动脉硬化、脑外伤后遗症等。

胞磷胆碱

本品为核苷酸衍生物，作为辅酶参与脑细胞内卵磷脂的生物合成。通过降低脑血管阻力，增加脑血流而促进脑内物质代谢，改善脑循环。另外，它可增强脑干网状结构上行激活系统的机能，增强锥体系统的机能，改善运动麻痹，故对促进大脑功能的恢复和促进苏醒有一定作用。主要用于急性颅脑外伤和脑手术后所致的意识障碍。脑出血急性期不宜使用。

【案例分析】

上一案例中的患者，手术很成功，术后常规给予吡拉西坦注射。

问：此处方是否正确？为什么？

项目八 ▶ 解热镇痛抗炎药

案例导入：

患者，男性，54岁。1个月前左膝关节痛，诊断为风湿性关节炎，20d前开始口服布洛芬，2周症状不见缓解，停服3d后，改用塞来昔布。服药约2h后，双上肢开始出现散在红斑，随即红斑扩散至面部及全身，并伴面部水肿，尤以眼睑、上唇明显；自感关节酸痛、胸痛、排尿困难，病变部位灼热、瘙痒。

知识一 解热镇痛抗炎药的作用机制

解热镇痛抗炎药是一类具有解热、镇痛作用，而且大多数还有抗炎、抗风湿作用的药物。它们在化学结构上虽属不同类别,但都可抑制体内前列腺素(PG)的生物合成,目前认为这是它们共同作用的基础。由于其特殊的抗炎作用,故本类药物又称为非甾体抗炎药(NSAID)。乙酰水杨酸是这类药物的代表,因此有人将这类药物称为乙酰水杨酸类药物。它们有以下三项共同作用。

一、解热作用

解热镇痛抗炎药能降低发热者的体温,而对体温正常者几乎无影响。这和氯丙嗪对体温的影响不同,在物理降温配合下,氯丙嗪能使正常人体温降低。而本类药物的解热作用是通过抑制PG(前列腺素)合成酶,减少PG的合成和释放,恢复体温调节中枢的功能,使发热的体温下降。

正常人的体温为37℃左右,是下丘脑的体温调节中枢通过对产热及散热两个过程的精细调节,使体温维持于相对恒定水平。当细菌、毒素、病毒或抗原抗体复合物等进入人体后,刺激吞噬细胞,特别是粒细胞释放内热源,内热源进入中枢神经系统,促使中枢性致热物质PG的合成和释放,作用于体温调节中枢,将调定点提高至37℃以上,这时产热增加,散热减少,因此体温升高。

发热是机体的一种防御反应,而且热型也是诊断疾病的重要依据。故对一般发热患者可不必急于使用解热药。但热度过高和持久发热消耗体力,引起头痛、失眠、谵妄、昏迷,小儿高热易发生惊厥,严重者可危及生命,这时应用解热药可降低体温,缓解高热引起的并发症。但解热药只是对症治疗,因此应着重病因治疗。

二、镇痛作用

解热镇痛药仅有中等程度镇痛作用,对各种严重创伤性剧痛及内脏平滑肌绞痛无效。对临床常见的慢性钝痛如头痛、牙痛、神经痛、肌肉或关节痛、痛经等则有良好的镇痛效果。不产生欣快感与成瘾性,故临床广泛应用。

本类药物镇痛作用部位主要在外周。在组织损伤或发炎时,局部产生与释放某些致痛化学物质(也是致炎物质)如缓激肽等,同时产生与释放PG。缓激肽作用于痛觉感受器引起疼痛,PG则可使痛觉感受器对缓激肽等致痛物质的敏感性提高。因此,在炎症过程中,PG的释放对炎性疼痛起到了放大作用,而PG本身也有致痛作用。解热镇痛药可抑制炎症时PG的合成,因而有镇痛作用。

三、抗炎抗风湿作用

大多数解热镇痛药都有抗炎作用,对控制风湿性及类风湿性关节炎的症状有肯定疗效,但不能根治,也不能防止疾病发展及合并症的发生。PG还是参与炎症反应的活性物质,发炎组织(如类风湿性关节炎)中也有大量PG存在,PG与缓激肽等致炎物质有协同作用。解热镇痛药抑制炎症反应时PG的合成与释放,从而缓解炎症。

知识二　常见的解热镇痛抗炎药

常用的解热镇痛抗炎药按化学结构可分为水杨酸类、苯胺类、吡唑酮类及其他有机酸等四类。各类药物均具有镇痛作用，但在抗炎作用方面则各具特点，如乙酰水杨酸和吲哚美辛的抗炎作用较强，某些有机酸的抗炎作用中等，而苯胺类几乎无抗炎作用。

一、阿司匹林（aspirin）

【体内过程】阿司匹林口服后吸收完全，一次口服 2h 后达到血浆的峰浓度，$t_{1/2}$ 为 15min，因它很快去乙酰化变成水杨酸进入循环系统中。水杨酸和血浆蛋白结合率为 65%~90%，可分布于全身各组织，包括关节液、脑脊液等。去乙醇的水杨酸在肝内代谢为水杨尿酸、葡萄糖醛酸复合物等并由尿中排出，排出量受到尿 pH 的影响，pH 增高则排出量增多。

【药理毒理】本品具有镇痛、解热、抗炎、抗风湿及抗血栓作用。本品及所有的非甾体抗炎药（NSAID）的镇痛作用主要是外周性，它降低局部因缓激肽、组胺等介质引起的疼痛的敏感性，有别于麻醉药的中枢性抑制镇痛作用。前列腺素是很强的炎症介质，引起局部组织的疼痛、充血、水肿和破坏。阿司匹林通过对 COX 结构中的丝氨酸的乙酰化而抑制 COX，使前列腺素减少。同时也抑制胃、肾组织内生理性前列腺素合成，使胃酸产生过多，胃黏液生成减少，食道胃肌张力松弛。本品也可因影响 COX 而抑制血小板中血栓素（TXA_2）的合成以致降低血小板聚集。

【临床应用】

（1）口服单个剂量就可以有效地降低热度，因此可作为各种急、慢性发热性疾病降温的对症治疗。

（2）主要用于头痛、牙痛、肌关节痛、神经痛、痛经，对手术后疼痛也略有疗效。

（3）本药亦为各种风湿性疾患的一线药物，起着对关节消肿、镇痛的作用。早年它是治疗急性风湿热、风湿性关节炎的首选药物，以后在类风湿性关节炎等慢性关节病中也仍选用以控制其症状。

（4）近年来本药作为抗血小板药，用于急性心肌梗死的治疗，冠心病及脑动脉粥样硬化的二级预防。

【不良反应】

（1）胃肠道　消化不良、恶心、呕吐，虽不少见但大多均不严重，停药后多可消失。少部分人出现大便潜血，长期或较大剂量服用后有 1.6% 的病人出现血色素下降。服用 12 周后就有可能出现胃溃疡。

（2）中枢神经　有可逆性的耳鸣、听力下降、头晕、头痛、精神障碍。多在服用一定疗程血药浓度达到 200~300μg/L 后出现。

（3）过敏反应　出现于 0.2% 病人。表现为哮喘、荨麻疹、血管神经性水肿、休克。过敏反应多见于易感者，在服药后迅速出现呼吸困难、喘息、严重者甚至可以死亡，称为阿司匹林哮喘。对本药过敏者也可以对其他 NSAID 过敏，必须慎重。

(4) 肝、肾毒性　肝酶谱升高、肾功能降低均可出现，但多可逆。有过引起肾乳头坏死的报道。

(5) 延长出血时间　长期应用者的凝血酶原合成减少，凝血时间延长，增加出血倾向，故应监测凝血指标。

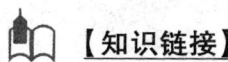【知识链接】

阿司匹林中毒的抢救

中毒解救：①对急性过量服用者必须进行洗胃和催吐。同时给以输液以促进其排出并维持电解质和酸碱平衡。保持碱性尿以利水杨酸的排出。有出血倾向者应补充维生素 K 并根据出血部位和量进行相应处理。对呼吸障碍、抽搐、高热者应予以对症治疗。严重者需进行血液透析或腹腔透析。②对慢性水杨酸中毒者，即有严重精神症状、呼吸加快、酸碱平衡失调、出血者应立即停用本药，并用碳酸氢钠的葡萄糖液静脉输入以促进药物的排出。③对过敏反应者应立即停用本药，并嘱以后永久禁用此药甚或其他 NSAID。有哮喘者应立即给以扩张气管的药物及氧吸入等。哮喘严重者给以静脉补液及氨茶碱静点。

【药物相互作用】

(1) 阿司匹林和其他 NSAID 药物同用时不增加疗效，而加剧胃肠道副作用，并增加出血的危险。

(2) 它增加抗凝药的作用以致增加胃肠出血的危险性；增加锂中毒和地高辛中毒的危险性；增加口服降糖药（甲磺丁脲）的降血糖作用；降低降压药、利尿药的作用；增加氨基糖苷类抗生素的血浓度；增加甲氨蝶呤的毒性（小剂量时无此毒性）；与糖皮质激素合用可增加胃溃疡和消化道出血的危险，因此避免合用。

(3) 丙磺舒能降低本药及其他 NSAID 的排出；甲氧氯普胺可以增加本药的吸收。

【禁忌证】

(1) 用药前询问有无药物过敏史及哮喘史，对阿司匹林或其他 NSAID 有过敏史者禁用。

(2) 孕妇、活动性溃疡或其他原因引起的消化道出血、血友病或血小板减少症等也禁用。

(3) 有哮喘及其他过敏反应时，6-磷酸-葡萄糖脱氢酶缺陷者，痛风，肝功能减退者，心功能不全或高血压，肾功能不全及血小板减少者等慎用。

(4) 对老年人、肝肾病患者的剂量必须个别化，因为往往有排出延迟的可能。

【案例分析】

案例导入中患者服用塞来昔布后，双上肢开始出现散在红斑，随即红斑扩散至面部及全身，并伴面部水肿，尤以眼睑、上唇明显；自感关节酸痛、胸痛、排尿困难，病变部位灼热、瘙痒。

问：这是一种什么现象，怎么处理？

塞来昔布为什么会出现此现象？

二、布洛芬（ibuprofen）

【体内过程】口服后90%以上被吸收，食物可延缓吸收。本品口服单剂量后血药浓度在90min时达峰值，以后下降。血浆$t_{1/2}$约为2h。在5h后关节液中浓度与血浓度相等，以后则关节液浓度高于血浆浓度并可维持约12h。98%与血浆蛋白结合，剂量增加则可以增加血浆中游离型药物浓度。主要经肝代谢为无活性的物质，有12%以葡萄糖醛酸酯由肾排出，仅1%以原形由肾排出。

【药理毒理】本药为非甾体抗炎镇痛药，具有镇痛、抗炎、解热作用。它有抑制细胞膜的环氧酶将花生四烯酸代谢为炎性介质前列腺素的作用，由此减轻因前列腺素（PGE1、PGE2、PGI2）引起的局部组织充血、肿胀，亦降低局部周围神经对缓激肽等的痛觉敏感性。起着抗炎、镇痛作用。PGE1亦是一个较强的致热原，当受抑后可以起到解热作用。它对引起炎症反应的另一些成分如氧离子和超氧化物自由基亦有一定的清除作用。本品对花生四烯酸的另一代谢酶——脂氧酶的作用很弱。由于本品除抑制诱导型（致炎性）环氧酶（即COX-2）外亦能抑制胃、肾等组织的结构型（生理性）环氧酶（COX-1），因此在服用本品后可出现胃酸增多，胃黏液分泌减少，胃食管张力降低，肾血流量减少等症状。

【临床应用】是各种急性疼痛和慢性风湿性疾病的镇痛药。对一些轻中度疼痛，如手术后创伤疼痛、牙痛、痛经、头痛都有疗效。对各种类型的肌关节疾病，如类风湿性关节炎、骨关节炎、强直性脊柱炎、痛风性关节炎、软组织风湿均能较长期服用，但所用剂量宜大于镇痛所需。本品对高热有解热作用。虽然能缓解肿、痛、热，但非病因性治疗，故应用时宜同时进行病因治疗。

【不良反应】本品安全，已被列为非处方药。

（1）服用者约16%出现消化不良症状，但较轻，停药即消失，不停药亦可耐受。

（2）引起胃肠道潜血者少于阿司匹林，但随服用剂量的增大而增加。

（3）引起消化性溃疡和消化道出血者低于1%。

（4）神经系统　偶可出现头痛、嗜睡、晕眩、耳鸣。

（5）其他少见的反应有支气管哮喘、粒细胞减少症和肝酶升高等。

【药物相互作用】应注意本品与乙醇、其他非甾体抗炎药、抗凝药（如双香豆素）、呋塞米、维拉帕米、硝苯定、地高辛、降血糖药、丙磺舒及甲氨蝶呤等药物的相互作用。

【禁忌证】

(1) 孕妇、哺乳期妇女，对本品及其他非甾体抗炎药过敏者禁用，活动期消化性溃疡或有溃疡合并出血和穿孔者禁用。有溃疡病史者宜严密观察或加用抗酸药物。

(2) 有支气管哮喘或对阿司匹林致支气管哮喘者、心功能不全者，高血压、血友病及其他出血性疾病者、有消化道溃疡病史者、肾功能不全者慎用。

【知识链接】

塞来昔布：别名塞来西布、西乐葆、赛来考西。塞来昔布适应证：用于急性期或慢性期骨关节炎和类风湿性关节炎的对症治疗。塞来昔布药理作用：炎症刺激诱导环氧化酶-2生成，从而导致炎性前列腺素类物质的合成和聚积，尤其是前列腺素 E_2，可引起炎症、水肿和疼痛。本药是具有独特作用机制的新一代解热镇痛抗炎药，可通过抑制环氧化酶-2阻止炎性前列腺素类物质的产生，达到抗炎、镇痛及退热作用。体外及体内试验表明，塞来西布与基础表达的环氧化酶（COX-1）的亲和力极弱，治疗剂量的塞来西布不影响由 COX-1 激活的前列腺素类特质的合成。因此不干扰组织中与 COX-1 相关的正常生理过程，尤其在胃、肠、血小板和肾等组织中。

三、其他常见的解热镇痛药

其他常见的解热镇痛药见表3-8。

表3-8　其他常见的解热镇痛药

药名	作用特点	适应证	注意事项
对乙酰氨基酚（paracetamol）	口服易吸收，主要经肝代谢，由肾排泄。抑制前列腺素合成，解热作用强而持久，镇痛作用较弱，几乎无抗炎抗风湿作用	主要用于感冒发热、头痛、神经痛等钝痛及对阿司匹林过敏和不能耐受者	治疗量可引起恶心、呕吐。偶见皮疹、药热等过敏反应。长期或过量应用可致肝、肾损害
保泰松（phenybutazone）	解热镇痛作用较弱，而抗炎抗风湿作用强，对炎性疼痛效果较好	主要用于风湿性和类风湿性关节炎、强直性脊柱炎	较大剂量可减少肾小管对尿酸盐的重吸收，促进尿酸排泄，可用于治疗急性痛风。不良反应较多，已少用
吲哚美辛（indometacin）	口服吸收迅速完全，主要经肝代谢，由尿、胆汁和粪便排出。为最强的前列腺素合成酶抑制药之一，有显著的解热、镇痛和抗炎作用，抗炎作用比阿司匹林强20~40倍	主要用于风湿性及类风湿性关节炎、强直性脊柱炎、骨关节炎、恶性肿瘤引起的发热及其他难以控制的发热	不良反应发生率高，约20%患者不能耐受而停药。常见胃肠道反应、中枢神经系统反应、造血系统反应和过敏反应

【知识训练】

一、单项选择题

1. 麻醉药作用于混合神经纤维，首先产生麻醉作用的是（　）
   A. 痛觉　　B. 温觉　　C. 触觉　　D. 压觉　　E. 冷觉
2. 穿透力最强的局麻药是（　）
   A. 普鲁卡因　B. 利多卡因　C. 丁卡因　D. 布比卡因　E. 罗哌卡因
3. 局麻药液中加入少量肾上腺素的目的是（　）
   A. 预防局麻药过敏　　　　　B. 延长局麻药作用时间
   C. 防止低血压　　D. 预防心脏骤停　　E. 预防手术中出血
4. 用药前必须做皮肤过敏试验的局麻药是（　）
   A. 普鲁卡因　B. 利多卡因　C. 丁卡因　D. 布比卡因　E. 罗哌卡因
5. 常用于抗心律失常的局麻药是（　）
   A. 普鲁卡因　B. 利多卡因　C. 丁卡因　D. 布比卡因　E. 罗哌卡因
6. 普鲁卡因不可用于哪种局麻方式（　）
   A. 蛛网膜下腔麻醉　　　B. 浸润麻醉　　　C. 表面麻醉
   D. 传导麻醉　　　　　　E. 硬膜外麻醉
7. 常用于麻醉前给药的是（　）
   A. 氟马西尼　B. 地西泮　C. 普鲁卡因　D. 水合氯醛　E. 利多卡因
8. 用硫喷妥钠做诱导麻醉是因为（　）
   A. 可增加镇痛作用　　　　B. 肌肉松弛效果好
   C. 能迅速进入外科麻醉期　D. 减少支气管分泌物的产生
   E. 减少麻醉药用量
9. 易燃易爆，有特殊臭味的麻醉药是（　）
   A. 乙醚　　B. 氟烷　　C. 恩氟烷　　D. 异氟烷　　E. 氧化亚氮
10. 癫痫持续状态首选（　）
    A. 氟马西尼　B. 地西泮　C. 苯巴比妥钠　D. 硫喷妥钠　E. 以上都不是
11. 下列哪种药物具有麻醉作用（　）
    A. 氟马西尼　B. 地西泮　C. 苯巴比妥钠　D. 硫喷妥钠　E. 以上都不是
12. 地西泮中毒的特效拮抗药是（　）
    A. 氟马西尼　B. 地西泮　C. 苯巴比妥钠　D. 硫喷妥钠　E. 以上都不是
13. 易出现后遗效应的镇静催眠药是（　）
    A. 氟马西尼　B. 地西泮　C. 苯巴比妥钠　D. 奥沙西泮　E. 三唑仑
14. 焦虑症的首选药物是（　）
    A. 氟马西尼　B. 地西泮　C. 苯巴比妥钠　D. 硫喷妥钠　E. 水合氯醛
15. 脂溶性最高的巴比妥类镇静催眠药是（　）

A. 戊巴比妥　　B. 司可巴比妥　C. 苯巴比妥钠　D. 硫喷妥钠　E. 异戊巴比妥
16. 常用于麻醉前给药的是（　）
A. 氟马西尼　　B. 地西泮　　C. 苯巴比妥钠　D. 水合氯醛　　E. 以上都不是
17. 地西泮不具有以下哪种作用（　）
A. 镇静　　　　B. 催眠　　　C. 抗焦虑　　　D. 抗精神分裂　E. 抗惊厥
18. 巴比妥类药物久用停药可引起（　）
A. 肌张力升高　B. 血压升高　C. 呼吸加快　　D. 多梦症　　　E. 食欲增加
19. 苯妥英钠连续用药多长时间可达稳态血药浓度（　）
A. 1~2d　　　 B. 3~5d　　　C. 4~6d　　　　D. 5~8d　　　　E. 6~10d
20. 以下不具有抗癫痫作用的药物是（　）
A. 阿司匹林　　B. 地西泮　　C. 乙琥胺　　　D. 卡马西平　　E. 苯妥英钠
21. 具有抗心律失常作用的抗癫痫药物是（　）
A. 阿司匹林　　B. 地西泮　　C. 乙琥胺　　　D. 丙戊酸钠　　E. 苯妥英钠
22. 长期服用以下哪种药物易导致巨幼细胞性贫血（　）
A. 阿司匹林　　B. 地西泮　　C. 乙琥胺　　　D. 卡马西平　　E. 苯妥英钠
23. 长期服用以下哪种药物，突然停药易导致癫痫持续状态（　）
A. 阿司匹林　　B. 地西泮　　C. 乙琥胺　　　D. 卡马西平　　E. 苯妥英钠
24. 患者，女，20岁，因患癫痫大发作长期服用某药，癫痫得到很好控制，但出现精神行为异常和齿龈增生，此药可能是（　）
A. 苯巴比妥　　B. 卡马西平　C. 苯妥英钠　　D. 扑痫灵　　　E. 丙戊酸钠
25. 癫痫小发作的首选药是（　）
A. 氯硝西泮　　B. 丙戊酸钠　C. 乙琥胺　　　D. 卡马西平　　E. 苯妥英钠
26. 对复杂局限性发作疗效较好的药物是（　）
A. 苯巴比妥　　B. 丙戊酸钠　C. 苯妥英钠　　D. 卡马西平　　E. 乙琥胺
27. 对癫痫大发作、小发作、精神运动性发作均有效的药物是（　）
A. 苯妥英钠　　B. 苯巴比妥　C. 丙戊酸钠　　D. 卡马西平　　E. 乙琥胺
28. 治疗三叉神经痛应首选（　）
A. 去痛片　　　B. 安定　　　C. 阿司匹林　　D. 卡马西平　　E. 苯妥英钠
29. 治疗癫痫大发作或局限性发作，最有效的药物是（　）
A. 安定　　　　B. 乙琥胺　　C. 苯妥英钠　　D. 卡马西平　　E. 丙戊酸钠
30. 苯妥英钠不宜用于（　）
A. 癫痫大发作　　　　　　　B. 癫痫持续状态
C. 癫痫小发作　　　　　　　D. 局限性发作　　E. 精神运动性发作
31. 关于氯丙嗪的应用，哪项是错误的（　）
A. 人工冬眠疗法　　　　　　B. 精神分裂症
C. 药物引起的呕吐　　　　　D. 晕动病引起的呕吐　　E. 躁狂症

32. 抑郁症首选（ ）
    A. 碳酸锂　　B. 丙咪嗪　　C. 氯丙嗪　　D. 奋乃静　　E. 五氟利多
33. 抗精神病最常用的药物是（ ）
    A. 碳酸锂　　B. 米帕明　　C. 氯丙嗪　　D. 奋乃静　　E. 五氟利多
34. 氯丙嗪属于下列哪类抗精神失常药（ ）
    A. 吩噻嗪类　B. 硫杂蒽类　C. 丁酰苯类　D. 其他类　　E. 以上都不是
35. 长期应用氯丙嗪治疗精神病的最常见不良反应是（ ）
    A. 锥体外系反应　　　　　B. 中枢抑制症状
    C. 直立性低血压　　　　　D. 内分泌紊乱　　E. 过敏反应
36. 碳酸锂主要用于（ ）
    A. 精神分裂症　B. 抑郁症　C. 焦虑症　D. 躁狂症　E. 以上均不是
37. 有关氯丙嗪的药理作用，以下哪一项是正确的（ ）
    A. 阻断α受体及拟胆碱作用
    B. 过量可引起低血压，可用肾上腺素治疗
    C. 抑制促性腺素分泌，因而使催乳素分泌增加
    D. 抗精神病作用，不会产生耐受性
    E. 大剂量可引起麻醉
38. 氯丙嗪所引起的低血压可用（ ）
    A. 异丙肾上腺素　　　　　B. 肾上腺素
    C. 后马托品　　　　　　　D. 去甲肾上腺素　　E. 多巴胺
39. 下列哪些不良反应对于丙咪嗪是错误的（ ）
    A. 阿托品样副作用　　　　B. 体位性低血压
    C. 心律失常　　　　　　　D. 诱发消化道溃疡　　E. 精神异常反应
40. 下列哪项不是丙咪嗪的作用特点（ ）
    A. 抗抑郁作用起效慢　　　B. 对精神分裂症的抑郁症明显
    C. 对正常人引起思睡、乏力等　D. 可用于单相型抑郁症
    E. 双相型抑郁症患者偶可促使抑郁转为躁狂
41. 丙咪嗪主要用于治疗（ ）
    A. 躁狂症　B. 精神分裂症　C. 抑郁症　D. 焦虑症　E. 恐惧症
42. 躁狂症的精神病患者，下列哪组药全可选用（ ）
    A. 氯丙嗪、丙咪嗪、碳酸锂
    B. 异丙嗪、丙咪嗪、碳酸锂
    C. 地西泮、碳酸锂、氟哌啶醇
    D. 氟哌啶醇、丙咪嗪、地西泮
    E. 氯丙嗪、碳酸锂、地西泮
43. 治疗帕金森病的首选药物是（ ）

A. 左旋多巴 B. 卡比多巴
C. 乙琥胺 D. 左旋多巴-卡比多巴 E. 苯妥英钠

44. 单用时无抗帕金森病作用的药物是（ ）
A. 左旋多巴 B. 卡比多巴
C. 苯海索 D. 左旋多巴-卡比多巴 E. 溴隐亭

45. 只有透过血-脑屏障在脑内转变成多巴胺才能产生抗帕金森病作用的药物是（ ）
A. 司来吉兰 B. 卡比多巴 C. 金刚烷胺 D. 左旋多巴 E. 苯妥英钠

46. 关于苯海索的叙述错误的是（ ）
A. 阻断黑质-纹状体通路
B. 阻断中枢胆碱受体
C. 对心脏的影响较阿托品弱
D. 抗震颤疗效好
E. 能致尿潴留，前列腺肥大者禁用

47. 增加左旋多巴抗帕金森病疗效，减少不良反应的药物是（ ）
A. 利血平 B. 卡比多巴 C. 金刚烷胺 D. 司来吉兰 E. 苯妥英钠

48. 吗啡不具有下列哪项作用（ ）
A. 镇痛 B. 镇静 C. 镇咳 D. 止吐 E. 止泻

49. 治疗胆绞痛，吗啡需合用阿托品是因为后者可（ ）
A. 减弱吗啡的成瘾性
B. 对抗吗啡的呼吸抑制作用
C. 解除吗啡所致的胆道括约肌痉挛
D. 对抗吗啡引起的瞳孔缩小
E. 对抗吗啡引起嗜睡的副作用

50. 吗啡一般不用于治疗（ ）
A. 急性锐痛 B. 心源性哮喘
C. 急慢性消耗性剧烈腹泻 D. 心肌梗死 E. 肺水肿

51. 哌替啶的各种临床应用错误的是（ ）
A. 可用于麻醉前给药 B. 可用于支气管哮喘
C. 可代替吗啡用于各种剧痛 D. 可用于氯丙嗪、异丙嗪组成冬眠合剂
E. 可用于治疗肺水肿

52. 心源性哮喘应选用（ ）
A. 肾上腺素 B. 麻黄碱 C. 异丙肾上腺素 D. 哌替啶 E. 氢化可的松

53. 吗啡的药理作用有（ ）
A. 镇痛、镇静、镇咳 B. 镇痛、镇静、抗震颤麻痹
C. 镇痛、呼吸兴奋 D. 镇痛、镇静、散瞳

139

E. 镇痛、止泻、缩血管

54. 阿片受体拮抗药为（　　）
A. 苯佐那酯　　B. 吗啡　　　C. 阿托品　　D. 哌替啶　　E. 纳洛酮

55. 吗啡的适应证是（　　）
A. 心源性哮喘　　　　　　　B. 支气管哮喘
C. 诊断未明的急腹症　　　　D. 颅内压增高　　E. 分娩止痛

56. 胆结石诱发的剧烈疼痛止痛应选用（　　）
A. 可待因　　　　　　　　　B. 哌替啶+阿托品
C. 吗啡　　　　　　　　　　D. 二氢埃托啡　　E. 阿司匹林

57. 不属于哌替啶适应证的是（　　）
A. 术后镇痛　　　　　　　　B. 人工冬眠
C. 心源性哮喘　　　　　　　D. 麻醉前用药　　E. 支气管哮喘

58. 吗啡禁用于分娩止痛，是由于（　　）
A. 可抑制新生儿呼吸　　　　B. 易产生成瘾性
C. 易在新生儿体内蓄积　　　D. 镇痛效果差
E. 可致新生儿便秘

59. 可用于阿片类药物成瘾者鉴别的药物是（　　）
A. 美沙酮　　B. 哌替啶　　C. 纳洛酮　　D. 曲马多　　E. 喷他佐辛

60. 广泛应用于治疗海洛因成瘾的药物是（　　）
A. 吗啡　　　B. 哌替啶　　C. 美沙酮　　D. 纳曲酮　　E. 曲马多

61. 吗啡急性中毒引起的呼吸抑制，最宜选用的中枢兴奋药是（　　）
A. 咖啡因　　B. 二甲弗林　C. 甲氯芬酯　D. 洛贝林　　E. 尼可刹米

62. 临床上用于小儿遗尿症的药物是（　　）
A. 咖啡因　　B. 哌甲酯　　C. 尼科刹米　D. 贝美格　　E. 二甲弗林

63. 用于治疗儿童多动症的药物是（　　）
A. 咖啡因　　B. 哌甲酯　　C. 二甲弗林　D. 山梗茶碱　E. 甲氯芬酯

64. 不易致惊厥的药物是（　　）
A. 咖啡因　　B. 山梗茶碱　C. 尼科刹米　D. 哌醋甲酯　E. 二甲弗林

65. 用于治疗偏头痛的药物是（　　）
A. 咖啡因　　B. 山梗茶碱　C. 尼科刹米　D. 哌醋甲酯　E. 二甲弗林

66. 下列药物中哪种不具有中枢兴奋作用（　　）
A. 尼克刹米　B. 咖啡因　　C. 诺氟沙星　D. 哌醋甲酯　E. 二甲弗林

67. 解热镇痛抗炎药的共同作用机制是（　　）
A. 抑制细胞间黏附因子的合成　　B. 抑制肿瘤坏死因子的合成
C. 抑制前列腺素的合成　　　　　D. 抑制白介素的合成
E. 抑制血栓素的合成

68. 有关解热镇痛药，下列说法正确的是（　　）

A. 对临床常见的慢性钝痛有良好的镇痛效果

B. 易产生欣快感和成瘾性

C. 对内脏平滑肌绞痛有效

D. 仅有轻度镇痛作用

E. 仅在外周发挥镇痛作用

69. 下列有关阿司匹林的体内过程叙述错误的是（　　）

A. 口服吸收迅速，2h后达到血药浓度峰值

B. 可分布到关节腔和脑脊液中

C. 尿液pH的变化对其排泄量影响不大

D. 小剂量时按一级动力学消除

E. 水杨酸与血浆蛋白结合率高

70. 下列哪个药物属于芳基丙酸类（　　）

A. 双氯芬酸　　B. 布洛芬　　C. 舒林酸　　D. 尼美舒利　　E. 美洛昔康

71. 阿司匹林与其他解热镇痛药不同的作用是（　　）

A. 解热　　　　　　　　　　B. 镇痛

C. 抗炎　　　　　　　　　　D. 抗风湿　　E. 抑制血栓形成

72. 按化学结构划分，阿司匹林属于哪类解热镇痛药（　　）

A. 水杨酸类　　B. 吡唑酮类　　C. 苯胺类　　D. 有机酸类　　E. 其他

73. 虽不良反应多，但因其作用强故用于不易控制的发热药物是（　　）

A. 阿司匹林　　B. 尼美舒利　　C. 布洛芬　　D. 吲哚美辛　　E. 舒林酸

74. 下列哪个药物属于吡唑酮类（　　）

A. 保泰松　　　　　B. 阿司匹林　　　　C. 对乙酰氨基酚

D. 布洛芬　　　　　E. 吲哚美辛

75. 易出现阿司匹林哮喘的解热镇痛药物是（　　）

A. 保泰松　　　　　B. 阿司匹林　　　　C. 对乙酰氨基酚

D. 布洛芬　　　　　E. 吲哚美辛

76. 一胃癌晚期患者在病房大叫疼痛，浑身大汗淋漓，根据癌痛治疗原则，应选用（　　）

A. 布桂嗪　　B. 美沙酮　　C. 阿司匹林　　D. 萘丁美酮　　E. 美洛昔康

77. 不属于阿司匹林禁忌证的是（　　）

A. 维生素K缺乏症　　　　　B. 支气管哮喘

C. 溃疡病　　　　　　　　　D. 冠心病　　E. 低凝血酶原血症

78. 解热镇痛作用强而抗炎作用很弱的药物是（　　）

A. 吡罗昔康　　　　　　　　B. 双氯芬酸

C. 吲哚美辛　　　　　　　　D. 布洛芬　　E. 对乙酰氨基酚

79. 阿司匹林预防血栓形成的机制是（ ）

   A. 抑制血栓素 A_2 合成　　　B. 促进前列腺素的合成

   C. 促进血栓素 A_2 合成　　　D. 抑制前列腺素的合成

   E. 抑制凝血酶原

80. 对急性风湿性关节炎，解热镇痛药的作用是（ ）

   A. 缩短疗程　　　　　　　　B. 对因治疗

   C. 对风湿性关节炎可根治　　D. 对症治疗

   E. 阻止肉芽组织及瘢痕形成

81. 何种药物对阿司匹林引起的出血最有效（ ）

   A. 维生素C　B. 立止血　C. 维生素K　D. 氨甲苯酸　E. 止血敏

二、多项选择题

1. 硫喷妥钠的麻醉作用时间短是因为（ ）

   A. 脂溶性高　　　　　　　　B. 在体内重新分布

   C. 在肝脏代谢快　　　　　　D. 在肾脏排泄　　E. 以上均不是

2. 以下对氯胺酮描述正确的是（ ）

   A. 意识完全消失　　　　　　B. 肌张力降低

   C. 血压升高　　　　　　　　D. 镇痛效果满意　　E 常有梦幻

3. 恩氟烷和异氟烷的优点是（ ）

   A. 镇痛作用强　　　　　　　B. 肌肉松弛好

   C. 副作用少　　　　　　　　D. 苏醒快　　E. 增加心肌收缩力

4. 下列属于酰胺类的局麻药是（ ）

   A. 普鲁卡因　　　　　　　　B. 利多卡因

   C. 丁卡因　　　　　　　　　D. 布比卡因　　E. 罗哌卡因

5. 可用于浸润麻醉的药物是（ ）

   A. 普鲁卡因　B. 利多卡因　C. 丁卡因　D. 布比卡因　E. 罗哌卡因

6. 丁卡因可用于（ ）

   A. 蛛网膜下腔麻醉　　　　　B. 浸润麻醉

   C. 表面麻醉　　　　　　　　D. 传导麻醉　　E. 硬膜外麻醉

7. 下列具有镇静催眠作用的药物是（ ）

   A. 戊巴比妥　B. 地西泮　C. 苯巴比妥钠　D. 水合氯醛　E 氟马西尼

8. 具有药酶诱导作用的药物有（ ）

   A. 苯巴比妥钠　B. 地西泮　C. 苯妥英钠　D. 氟马西尼　E. 甲氰咪胍

9. 苯二氮䓬类可能引起下列哪些不良反应（ ）

   A. 嗜睡　　　　　　　　　　B. 共济失调

   C. 依赖性　　　　　　　　　D. 成瘾性

   E. 长期应用突然停药可出现戒断症状

10. 巴比妥类药物可能出现下列哪些不良反应（ ）
A. 眩晕、困乏　　　　　　　　B. 精神运动不协调
C. 偶见剥脱性皮炎　　　　　　D. 中等剂量即可轻度抑制呼吸中枢
E. 严重肺功能不全或颅脑损伤所致呼吸抑制禁用
11. 以下哪些药物可作为复合麻醉药（ ）
A. 山梗菜碱　　B. 地西泮　　　C. 硫喷妥钠　　D. 贝美格　　E. 尼可刹米
12. 巴比妥类药物镇静催眠剂量即可引起（ ）
A. 安静作用　　B. 缩短睡眠时相　　C. 抗惊厥　　D. 麻醉　　E. 缓解焦虑
13. 巴比妥类药物久用可产生（ ）
A. 习惯性　　　　　　　　　　B. 诱导肝药酶产生
C. 加速其他药物代谢　　　　　D. 激动、失眠　　E. 戒断症状
14. 苯妥英钠为肝药酶诱导剂，能使以下哪些药物药效降低（ ）
A. 避孕药　　B. 维生素D　　C. 保泰松　　D. 阿司匹林　　E. 苯妥英钠
15. 苯妥英钠常见的不良反应有（ ）
A. 局部刺激　　　　　　　　　B. 牙龈增生
C. 过敏反应　　　　　　　　　D. 巨幼细胞性贫血　　E. 神经系统反应
16. 卡马西平用药初期可见的不良反应有（ ）
A. 皮疹　　B. 心血管反应　　C. 过敏反应　　D. 共济失调　　E. 恶心、呕吐
17. 癫痫的主要特点有（ ）
A. 突然性　　B. 死亡率高　　C. 短暂性　　D. 反复性发作　　E. 病因不明
18. 应用抗癫痫药物需注意（ ）
A. 单纯型癫痫可先联合用药效果好
B. 疗效不佳时应立即换药
C. 癫痫发作时需静脉给药
D. 长期用药直至控制症状与发作
E. 用药期间注意毒副反应
19. 精神失常包括以下几种类型（ ）
A. 精神分裂症　B. 躁狂症　　C. 抑郁症　　D. 焦虑症　　E. 妄想症
20. 精神分裂症分为几种类型（ ）
A. Ⅰ型　　　B. Ⅱ型　　　C. Ⅲ型　　　D. Ⅳ型　　　E. Ⅴ型
21. 氯丙嗪临床常用于（ ）
A. 精神分裂症　B. 人工冬眠　　C. 各种呕吐　D. 感染　　E. 高血压危象
22. 氯丙嗪引起的锥体外系的反应有（ ）
A. 惊厥与癫痫　　　　　　　　B. 震颤麻痹
C. 静坐不能　　　　　　　　　D. 迟发性运动障碍　　E. 急性肌张力障碍
23. 氯丙嗪降温作用的特点是（ ）

A. 降温作用随环境温度的变化而改变
B. 使产热减少,不影响散热过程
C. 降低正常与发热患者的体温
D. 使产热和散热均减少
E. 剂量越大,降温作用越明显

24. 注射氯丙嗪可引起低血压或体位性低血压,是因为（　　）
A. 抑制血管运动中枢　　　　B. 直接扩张血管
C. 阻断α受体　　　　D. 阻断M受体　　E. 阻断DA受体

25. 氯丙嗪的不良反应有（　　）
A. 中枢抑制症状　　　　B. 视物模糊
C. 直立性低血压　　　　D. 锥体外系反应　　E. 药源性精神病

26. 抗胆碱药苯海索可用于（　　）
A. 对左旋多巴不能耐受者
B. 氯丙嗪引起的帕金森综合征
C. 氯丙嗪引起的迟发性运动障碍
D. 轻度帕金森病患者
E. 可与左旋多巴合用

27. 下列药物组合能增加前者疗效的是（　　）
A. 左旋多巴与维生素B_6　　　B. 左旋多巴与苄丝肼
C. 左旋多巴与苯海索　　　　D. 左旋多巴与氯丙嗪
E. 左旋多巴与司来吉兰

28. 不宜与左旋多巴合用的药物是（　　）
A. 氟哌啶醇　B. 维生素B_6　C. 卡比多巴　D. 氯丙嗪　E. 利血平

29. 左旋多巴的特点（　　）
A. 不良反应少见　　　　B. 在脑内才能转变为多巴胺
C. 作用较慢　　　　D. 可引起轻度体位性低血压
E. 与卡比多巴合用减少不良反应

30. 吗啡与哌替啶的共性有（　　）
A. 激动中枢阿片受体　　　　B. 用于人工冬眠
C. 提高胃肠平滑肌及括约肌张力　　D. 引起体位性低血压
E. 产生依赖性

31. 哌替啶（杜冷丁）的临床应用为（　　）
A. 心源性哮喘　B. 冬眠疗法　C. 各种剧痛　D. 麻醉前给药　E. 剧烈咳嗽

32. 属于非麻醉品的药物是（　　）
A. 芬太尼　B. 喷他左辛　C. 罗通定　D. 哌替啶　E. 曲马多

33. 可缓解心源性哮喘的药物有（　　）

A. 毒毛旋花子苷K B. 呋塞米（速尿）
C. 哌替啶 D. 氨茶碱 E. 吗啡

34. 吗啡的不良反应有（ ）
A. 恶心，呕吐 B. 便秘
C. 排尿困难 D. 粒性白细胞减少 E. 成瘾性

35. 可引起体位性低血压的药物有（ ）。
A. 吗啡 B. 喷他佐辛 C. 罗通定 D. 氯丙嗪 E. 哌替啶

36. 吗啡的药理作用有（ ）
A. 镇痛 B. 镇静 C. 镇咳 D. 止吐 E. 扩张脑血管

37. 哌替啶的药理作用有（ ）
A. 镇痛 B. 镇静 C. 镇咳 D. 缩瞳 E. 扩张脑血管

38. 吗啡急性中毒的临床表现是（ ）
A. 针尖样瞳孔 B. 呼吸高度抑制 C. 昏迷 D. 血压下降 E. 腹泻

39. 哌替啶药理作用的特点是（ ）
A. 镇痛作用弱于吗啡 B. 镇咳作用弱
C. 无止泻作用 D. 成瘾性比吗啡小
E. 不对抗催产素兴奋子宫的作用

40. 以下哪些是呼吸兴奋剂（ ）
A. 咖啡因 B. 山梗茶碱 C. 尼科刹米 D. 哌醋甲酯 E. 二甲弗林

41. 关于咖啡因的叙述哪些是正确的（ ）
A. 是一种生物碱 B. 是世界上使用最广泛的神经兴奋药
C. 对中枢神经系统的兴奋作用较强 D. 不易透过血－脑屏障
E. 剂量过大易导致惊厥

42. 有关呼吸兴奋剂尼科刹米的正确说法是（ ）
A. 对呼吸中枢有直接的兴奋作用
B. 对吗啡中毒引起的呼吸抑制效果较好
C. 对中枢神经系统的兴奋作用较强
D. 剂量过大易导致惊厥
E. 对巴比妥类中毒引起的呼吸抑制效果较差

43. 下列哪个药物不属于增加尿酸排泄的药物（ ）
A. 丙磺舒 B. 苯磺吡酮 C. 苯溴马隆 D. 别嘌醇 E. 秋水仙碱

44. 如何避免阿司匹林诱发的胃溃疡和胃出血（ ）
A. 与酸奶一同服用 B. 服用肠溶片
C. 不与影响凝血功能的药物合用 D. 同服碳酸氢钠 E. 饭后服用

45. 下列药物中有较强抗炎作用的是（ ）
A. 吡罗昔康 B. 塞来昔布

C. 双氯芬酸　　　　　　D. 对乙酰氨基酚　　E. 吲哚美辛

46. 阿司匹林的不良反应有（　　）

A. 胃肠道的反应　　　　B. 过敏反应

C. 肝肾毒性　　　　　　D. 中枢反应　　　E. 延长出血时间

47. 关于布洛芬正确的说法是（　　）

A. 本品安全性小，属于处方药　B. 具有解热、镇痛、抗炎作用

C. 蛋白结合率高　　　　D. 用于癌症晚期止痛

E. 对风湿性疾病可根治

48. 关于阿司匹林的解热说法正确的是（　　）

A. 降低基础代谢率

B. 降低正常人和发热患者体温

C. 抑制体温调节中枢，增加散热

D. 对直接注射前列腺素的致热作用无效

E. 抑制中枢 PG 的合成而发挥散热作用

49. 下列哪些属于阿司匹林的不良反应（　　）

A. 胃黏膜糜烂和出血　　B. 出血时间延长

C. 溶血性贫血　　　　　D. 诱发哮喘　　　E. 血管神经性水肿

50. 可与阿司匹林竞争与血浆蛋白结合的药物是（　　）

A. 甲氨蝶呤　　　　　　B. 丁胺卡那

C. 香豆素类抗凝药　　　D. 磺酰脲类降糖药　E. 肾上腺皮质激素

51. 解热抗炎镇痛药的特点是（　　）

A. 属于非甾体类抗炎药

B. 大多数药物都有解热、抗炎、镇痛作用

C. 属于对症治疗

D. 对锐痛无效，对炎性所致钝痛疗效较好

E. 降温时必须配以物理降温

参考答案：

一、1. A　2. C　3. B　4. A　5. B　6. C　7. B　8. C　9. A
10. B　11. D　12. A　13. C　14. B　15. D　16. B　17. D　18. D
19. E　20. A　21. E　22. E　23. E　24. C　25. C　26. D　27. C
28. D　29. C　30. C　31. D　32. C　33. C　34. C　35. A　36. D
37. A　38. D　39. D　40. B　41. C　42. C　43. D　44. B　45. D
46. A　47. B　48. D　49. C　50. C　51. B　52. C　53. A　54. E
55. A　56. B　57. E　58. A　59. C　60. B　61. C　62. B　63. B
64. C　65. A　66. C　67. C　68. A　69. C　70. B　71. E　72. A

73. D 74. A 75. B 76. B 77. D 78. E 79. A 80. D 81. C

二、1. AB   2. CDE   3. ABCD   4. BDE   5. ABDE
6. ACDE   7. ABCD   8. AC   9. ABCDE   10. ABCDE
11. BC   12. ABE   13. ABC   14. ABC   15. ABCDE
16. ABDE 17. ACD   18. CDE   19. ABCE   20. AB
21. ABC   22. BCDE 23. AC   24. CE   25. ABCDE
26. ABDE 27. BCE   28. ABDE   29. CDE   30. ACDE
31. ABCD 32. BCE   33. ABCDE 34. ABCE   35. ADE
36. ABCE 37. ABE   38. ABCD   39. ABCDE 40. BCE
41. ABE   42. ABE   43. DE   44. BCDE   45. ABCE
46. ABCDE 47. BC   48. DE   49. ABDE   50. ABCDE
51. ABCD

模块四
心血管系统药物

【知识目标】

1. 掌握各类抗心绞痛药的药理毒理、临床应用和主要不良反应；利尿药、β受体阻断药、血管紧张素转化酶抑制药和血管紧张素Ⅱ受体阻断药的降压作用、临床应用及不良反应；强心苷的药理毒理、临床应用、不良反应及中毒的防治；血管紧张素转化酶抑制药在抗慢性心功能不全中的应用；呋塞米、氢氯噻嗪、螺内酯的药理毒理、临床用途和不良反应。
2. 熟悉血管扩张药的作用和用途；甘露醇的药理作用、临床用途和不良反应。
3. 了解各类抗动脉粥样硬化药的药理毒理、临床用途及主要不良反应；正常心肌电生理和心律失常形成的机制；抗心律失常药的基本作用、药物的分类及其代表药物；常用抗心律失常药物的作用、作用机制、临床应用及常见的不良反应。

【技能目标】

学会分析、解释涉及本模块药物处方的合理性，具备提供用药咨询服务的能力。

项目一 调血脂药

案例导入：

赵某，女，58岁，忽觉身体出现肢体麻木、头晕、乏力。送往医院检测血压为 180/140mmHg。血脂胆固醇为 10.9mmol/L，血浆黏稠度为 4.12mPa·s，患侧上肢略浮肿，触之稍凉，舌淡有齿痕，脉弦滑。诊断为高血脂并发脑梗塞、中风，伴有半身不遂的症状。

血浆脂质尤其是 TC 和（或）TG 水平升高达一定程度时即为高脂血症或高脂蛋白血症。高脂血症按病因分为原发性和继发性，原发性者为遗传性脂代谢紊乱疾病，按脂蛋白升高的类型不同分为 6 种类型。继发性者常见于糖尿病、酒精中毒、肾病综合征、慢性肾衰竭、甲状腺功能低下、肝脏疾病和药物因素如应用 β 受体阻断药、噻嗪类利尿药等。

【知识链接】

原发性高脂蛋白血症各类型及特点见表 4-1。

表 4-1　原发性高脂蛋白血症各类型及特点

类型	升高的脂蛋白	血脂变化		动脉粥样硬化的危险
Ⅰ	CM	TC↑	TG↑↑↑	—
Ⅱ	LDL	TC↑↑	—	高度
Ⅱ	LDL + VLDL	TC↑↑	TG↑↑	高度
Ⅲ	βVLDL	TC↑↑	TG↑↑	中度
Ⅳ	VLDL	TC↑	TG↑↑	中度
Ⅴ	CM + VLDL	TC↑	TG↑↑	—

知识一　羟甲基戊二酰辅酶 A 还原酶抑制剂

HMG-CoA（3-羟基-3-甲基戊二酰辅酶 A）还原酶抑制药最早是从霉菌培养液中提取的，有洛伐他汀（lovastatin）、辛伐他汀（simvastatin）、普伐他汀（pravastatin）、氟伐他汀（fluvastatin）等，是目前最强的降低胆固醇的他汀类药物。

【体内过程】洛伐他汀和辛伐他汀口服后在肝脏内将内酯环打开转化为活性物质。本类药物除了氟伐他汀外，吸收不完全，洛伐他汀和普伐他汀的吸收可受食物干扰。氟伐他汀吸收迅速而完全，不受食物影响。除普伐他汀外，大多数与血浆蛋白结合率较高。

【药理毒理】

1. 调血脂作用

本类药物在肝脏竞争抑制 HMC-CoA（羟甲基戊二酰辅酶 A）还原酶活性，

使肝脏胆固醇合成明显减少，引起肝脏 LDL（低密度脂蛋白）受体表达增强，使血浆 LDL 的清除增加。治疗量时降 LDL 作用强，TC（总胆固醇）次之，TG（甘油三酯）作用小；另可加速 VLDL（极低密度脂蛋白）代谢，减少 VLDL 合成和释放，使 VLDL 减少，间接导致 HDL（高密度脂蛋白）升高。

2. 非调脂作用

可改善内皮功能，抑制血管平滑肌的增殖和迁移，减少动脉壁巨噬细胞及泡沫细胞的形成，减轻动脉壁硬化过程的炎性反应和抑制单核-巨噬细胞功能及抑制血小板聚集等作用。

【临床应用】

1. 动脉粥样硬化

适用于杂合家族性和非家庭性Ⅱa型高脂蛋白血症。严重者可与胆汁酸螯合剂合用。

2. 其他

本类药物还可用于肾病综合征、血管成形术后再狭窄、预防心脑血管急性事件、缓解器官移植后的排异和骨质疏松。

【不良反应】不良反应轻微。部分患者有轻度胃肠道反应、皮疹、头痛等。严重的不良反应少见，可出现横纹肌溶解症，表现为肌痛、肌无力、肌酸磷酸激酶升高等症状，与苯氧酸类、烟酸、红霉素、环孢素合用可增加横纹肌溶解症的发生率或使其加重。少数患者出现肝炎以及血管神经性水肿等，故长期用药应定期检查肝功能，有肝病史者慎用。孕妇和哺乳期妇女也不宜应用。

知识二 胆汁酸结合树脂

影响胆固醇吸收药又称为胆汁酸螯合剂，为一种强碱性阴离子交换树脂，常用药物为考来烯胺（cholestyramine，消胆胺）和考来替泊（cholestipol，降胆宁）。

【药理毒理】胆固醇在肝脏代谢生成胆汁酸，随胆汁排入肠腔，参与脂肪的消化吸收，然后经"肝肠循环"被重新利用。此类药物不溶于水，在消化道内不被吸收，以氯离子形式与胆汁酸进行离子交换，形成不被吸收的胆汁酸螯合物，随粪便排出，阻碍了胆汁酸的肝肠循环，从而抑制了肠道内胆固醇的吸收，促进了胆固醇向胆汁酸的转化，降低了血中低密度脂蛋白（LDL）和胆固醇水平。

【临床应用】主要用于总胆固醇及 LDL 升高的高胆固醇血症。如Ⅱa型高脂蛋白血症，对杂合子家族性高脂血症效果好。常与氯贝丁酯或烟酸联合应用，产生协同作用。本药亦可用于黄疸时的皮肤瘙痒和治疗洋地黄中毒。

【不良反应】本类药物不良反应较多，主要为胃肠道反应，如恶心、腹胀、便秘等，一般在用药2周后自行消失。大剂量可引起脂肪泻。长期应用可影响脂溶性维生素及叶酸的吸收，应注意补充。

知识三 烟 酸 类

烟酸（nicotinic acid，尼克酸）

【药理毒理】口服较大剂量可抑制肝脏合成三酰甘油和VLDL，继而减少LDL水平。也能促进胆固醇经胆汁排泄，阻止胆固醇的酯化。还能适度升高高密度脂蛋白（HDL）水平。

【临床应用】为广谱调血脂药，可用于Ⅱ、Ⅲ、Ⅳ、Ⅴ型高脂血症的治疗。还有一定的抗动脉粥样硬化和冠心病作用。

【不良反应】口服易出现胃肠道刺激症状，如恶心、呕吐、腹泻等，并可加重消化性溃疡，引起转氨酶升高。皮肤血管扩张可引起皮肤潮红、瘙痒等。大剂量可引起血糖、尿酸增高，长期应用可致肝功能异常。故长期应用应定期检查血糖、肝功能和肾功能。肝病、消化性溃疡、痛风、糖尿病患者禁用。

知识四 苯 氧 酸 类

氯贝丁酯（clofibrate）

【药理毒理】氯贝丁酯激活脂蛋白脂肪酶，促进血液中极低密度脂蛋白（VLDL）和三酰甘油的分解，还能轻度抑制胆固醇在肝脏的合成，显著降低血液中的VLDL和三酰甘油，轻度降低胆固醇。当VLDL降至最低时，可伴有LDL的升高。

【临床应用】用于三酰甘油及VLDL升高的高脂血症的治疗，如Ⅱb、Ⅲ、Ⅳ、Ⅴ型高脂血症的治疗。

【不良反应】少数患者有胃肠道反应、恶心、腹痛、头痛、乏力、脱发、皮肤过敏和肌炎样综合征，也可见肝功能异常及肾功能改变。长期应用胆石症发病率增高。用药期间应定期检查肝、肾功能。孕妇、哺乳期妇女及肝、肾功能不全者禁用。

【案例分析】

刘某，男，49岁，近期常感心悸、头晕、胸闷、失眠，前往医院检查，体检：BP160/90mmHg（11.97kPa），HR92次/min，血脂：LDL-C 4.1mmol/L，TG：2.0mmol/L，TC：6.03mmol/L，HDL-C 1.16mmol/L，临床诊断为混合型高血脂，医师为其开具处方，请分析是否合理，为什么？

```
Rp：洛伐他汀片      20mg×40
    用法           40mg/次  1 次/d
    阿昔莫司        250mg×60
    用法           250mg/次  3 次/d
```

【知识链接】

美国推出降脂新药：WelChol

美国 Sankyo Pharma 公司 2009 年 10 月宣布 Colesevelam（商品名 WelChol）作为一种新的降低胆固醇的药物已在全美国投放市场，可供医师和病人选用。WelChol 不但可以单独使用降低 LDL 胆固醇，而且还是唯一的经 FDA 批准的可与他汀类药物联合使用的降脂药。对以胆固醇升高为主的高脂血症，当饮食和锻炼不能很好达到效果时，WelChol 单独使用或与他汀类合用可有效地降低血浆胆固醇。WelChol 的一个优点是它与其他常用的降低胆固醇的药物不同，它不被吸收入血而散布全身。美国芝加哥临床研究中心主席 Michael Davidson 教授在评价这种新药时说："对于血浆胆固醇较高而正在服用其他降脂药的病人来说，WelChol 是他们的福音，因为它不被吸收的特性决定了它无全身副作用，这些副作用在其他降脂药中很常见。这使得已经服药很久的病人可以在加服 WelChol 的同时继续服用其他降脂药。"此外，WelChol 与其他药之间的交叉反应也很小。在药物交叉反应研究中，WelChol 没有明显地影响地高辛、洛伐他汀、奎尼丁和华法令等药的吸收，而这些药与其他降脂药之间却有显著的反应。尽管如此，病人还是应该在服用 WelChol 之前将他们正在服用的药物告诉医生。

项目二 ▶ 抗心绞痛药

案例导入：

患者，男，66 岁，近 2 个月在用力、情绪激动时反复发作心前区闷痛，每次持续数分钟，伴冷汗、头昏、乏力，同时伴左上肢酸痛，经休息或含服"速效救心丸"后症状可缓解，每个月发作 5~6 次。有原发性高血压病史 10 年，血压控制不详。查体：急性病容，神志清楚，口唇无发绀；心率 70 次/min，心音有力，心律齐，其他无明显阳性体征。诊断为"稳定型心绞痛"。

请思考治疗心绞痛的基本原则是什么？针对上述案例临床可选用什么药物治疗？

心绞痛是缺血性心脏病的常见症状，是因冠状动脉供血不足引起的心肌急剧、暂时性缺血与缺氧的综合征。发作时，病人胸骨后部或左前胸出现压榨性疼痛，疼痛可放射至左肩、心前区和左上肢，疼痛一般持续数分钟，休息或服用抗心绞痛药物可缓解。心绞痛的主要病理生理机制是心肌需氧与供氧的平衡失调（图 4-1），导致心肌暂时性缺血缺氧，心肌无氧代谢增加，产生大量的代谢产物如乳酸、丙酮酸、组胺、K^+等，刺激神经末梢经交感神经传入中枢后引发疼痛。

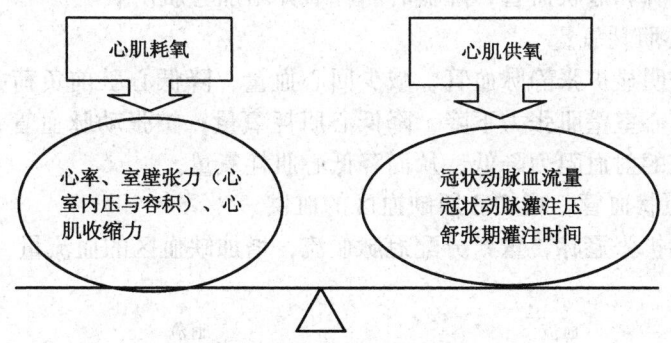

图 4-1 心肌耗氧与供氧影响因素

【知识链接】

心绞痛的分类

临床上一般将心绞痛分为三类：

（1）稳定型心绞痛或称劳累性心绞痛　多在劳累或情绪激动时发作，休息或舌下含服硝酸甘油后迅速缓解。这种患者多数已有动脉粥样硬化斑块形成。

（2）变异型心绞痛　由冠状动脉痉挛所引起，常在安静时发作。

（3）不稳定型心绞痛　通常在活动减少的情况下发生，甚至在安静时达到高峰。被认为是稳定型心绞痛和心肌梗死之间的中间状态，可发展成为心肌梗死或猝死，也可恢复为稳定型心绞痛。

抗心绞痛药是一类能调节心肌需氧与供氧平衡失调的药物，增加心肌供氧、降低心肌耗氧是其作用的基础。目前常用的抗心绞痛药物主要有三类：硝酸酯类、β受体阻断药及钙通道阻滞药。

知识一　硝　酸　酯　类

硝酸甘油（nitroglycerin）
【体内过程】硝酸甘油脂溶性大，口服易吸收，但首关效应强，生物利用度不足 10%，故不宜采用口服。舌下含服易经口腔黏膜吸收，且可避免首关消除的影响，含服后 1～2min 起效，维持 20～30min，生物利用度达 80%，$t_{1/2}$ 为 2～4min，舌下含服为硝酸甘油最常用的给药方法。也可经皮肤吸收，将硝酸甘油软膏或贴膜剂涂抹或贴在皮肤上，作用持续时间较长。

【药理毒理】硝酸甘油的基本作用是松弛平滑肌，特别是松弛血管平滑肌，扩张静脉、动脉和冠状血管，降低心肌耗氧并增加心肌供氧。

1. 降低心肌耗氧量

硝酸甘油明显扩张静脉血管，减少回心血量，降低心脏前负荷并使心室容积缩小，进而使心室壁肌张力下降，降低心肌耗氧量；扩张动脉血管，减轻心脏后负荷，使心脏的射血阻力降低，从而降低心肌耗氧量。

2. 扩张冠状血管，增加心肌缺血区的血供

硝酸甘油扩张冠脉，重新分配冠脉血流，增加缺血区的血流量（图 4-2）。

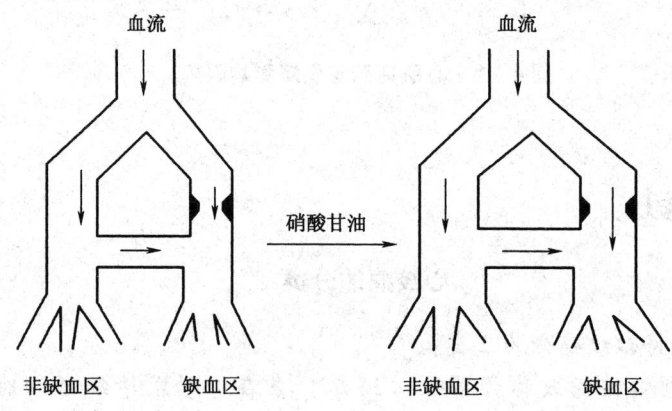

图 4-2 硝酸甘油对冠脉血流分布的影响

【临床应用】

1. 心绞痛

硝酸甘油是缓解心绞痛最常用的药物，可用于预防和治疗各型心绞痛，为稳定型心绞痛首选药物。

2. 急性心肌梗死

早期应用可减少心肌的耗氧量，缩小梗死面积，降低梗死的病死率。但血压过低者不宜应用，且剂量不可过大，否则血压下降明显，冠脉的灌注压下降，心肌供血减少，加重病情。

3. 心功能不全

硝酸甘油扩张静、动脉血管，减轻心脏的前、后负荷，用于重度及难治性心功能不全的治疗。

【不良反应】
1. 常见的不良反应
多为扩张血管所引起,如颅内血管扩张,引起搏动性头痛,颅内压升高、颅脑损伤、颅内出血者禁用。外周血管扩张,引起颜面潮红,严重时可引起直立性低血压和昏厥。眼内血管扩张可升高眼内压,青光眼患者慎用。剂量过大使血管扩张明显,血压降低,反射性引起交感神经兴奋,心率加快,心肌收缩力加强,反而可使耗氧量增加而加重心绞痛发作。

2. 高铁血红蛋白血症
超剂量时还会引起高铁血红蛋白血症,表现为呕吐、发绀等。

3. 耐受性
连续用药 2~3 周或不间断地静脉输注数小时后可出现耐受性,停药 1~2 周后可恢复。

【案例分析】

患者,男性,57 岁,患高血压伴动脉粥样硬化 8 年,一月来,常感劳累后或情绪激动后心前区闷痛,经检查医生诊断为劳累型心绞痛。开处方如下,请分析该处方是否合理?为什么?

   Rp:硝酸甘油片   0.5mg×20
   用法   0.5mg/次   舌下含服

知识二 β 受体阻断药

普萘洛尔(propranolo)
【药理毒理】
1. 降低心肌耗氧量
阻断心脏 β_1 受体,可使心率减慢,心肌收缩力减弱,心输出量减少,血压下降,心肌耗氧量降低;阻断 β_1 受体,肾素分泌减少,肾素－血管紧张素－醛固酮系统功能降低,舒张动脉和静脉血管,减少心脏前、后负荷,降低心肌耗氧量。

2. 增加缺血区血液供应
阻断 β_1 受体,减慢心率而使舒张期延长,增加了冠状动脉的灌注时间,有利于血液从心外膜流向心内膜下层缺血区;阻断 β_2 受体,使非缺血区阻力血管收缩,而缺血区血管则由于缺氧呈代偿性舒张状态,促使血液从非缺血区流向缺血区。

3. 改善心肌代谢
阻断 β 受体,减少心肌脂肪代谢,改善糖代谢,降低心肌的耗氧量。

4. 其他

促进氧合血红蛋白的解离，促进氧的释放，增加组织供氧；抑制缺血时血小板聚集，改善心肌血液循环。

【临床用途】

1. 稳定型心绞痛

主要用于对硝酸酯类不敏感或疗效差的患者，常和硝酸酯类联合应用，减少用量，提高疗效。特别适用于伴有心率快和高血压的心绞痛患者。

2. 不稳定型心绞痛

其发病机制是冠脉器质性狭窄和痉挛，应用普萘洛尔可降低心肌耗氧量，增加缺血心肌供血，预防缺血复发和猝死。

3. 变异型心绞痛

普萘洛尔阻断冠脉血管上的 β_2 受体，使 α 受体作用占优势，易致冠脉痉挛，加重病情，故 β 受体阻断药不宜应用。

普萘洛尔与硝酸酯类合用治疗心绞痛，可获得较好的协同效果，又可互补不足。硝酸酯类因扩张血管引起心率加快、心肌收缩力增强，使心肌耗氧量增加，而被普萘洛尔减慢心率，抑制心肌收缩力，使心肌耗氧量减少。普萘洛尔增大心室容积导致耗氧量增加的作用也可被硝酸酯类缩小心室容积的作用所抵消。但由于两类药均有降压作用，剂量过大，血压下降明显，冠脉的灌注压降低，冠脉血流减少，加重心绞痛发作，故合用时应减少剂量。

【不良反应】与心脏有关的不良反应为心功能抑制，心率减慢，严重者可致心动过缓、房室传导阻滞、心功能不全。本类药物可诱发和加重支气管哮喘，支气管哮喘及慢性阻塞性肺部疾病禁用。低血压者不宜应用。久用应逐渐减量至停药，如果突然停用，可导致心绞痛加剧或诱发心肌梗死。

知识三　钙通道阻滞药

常用的抗心绞痛钙通道阻滞药有维拉帕米、硝苯地平、地尔硫䓬、尼群地平及氨氯地平等。

【药理毒理】

1. 降低心肌耗氧量

（1）作用于心肌细胞，阻断 Ca^{2+} 内流，使心肌收缩力减弱，心率减慢，从而降低心肌耗氧量。

（2）阻滞血管平滑肌细胞 Ca^{2+} 内流，使外周血管扩张，对动脉的扩张作用明显，减轻心脏后负荷，从而降低心肌耗氧量。

（3）阻断 Ca^{2+} 进入突触前膜，抑制交感神经递质的释放，降低交感神经活性，降低心肌耗氧量。

2. 增加心肌血液供应

能明显扩张冠状动脉，对较大的冠状血管包括输送血管和侧支血管以及小阻力血管均有扩张作用，能改善缺血区血液供应。

3. 保护缺血心肌细胞

心肌缺血或再灌注时细胞内"钙超载"可造成心肌细胞，尤其是线粒体功能严重受损，钙通道阻滞药可通过抑制Ca^{2+}内流而减轻心肌细胞Ca^{2+}超负荷，可起到保护心肌细胞的作用。

【临床应用】对各型心绞痛均有效，尤其对变异型心绞痛最为有效，也可用于稳定型和不稳定型心绞痛。不同钙通道阻滞药对各型心绞痛疗效不同。硝苯地平扩张冠脉作用强，是治疗变异型心绞痛的首选药。维拉帕米对心脏抑制作用强，对血管的扩张作用弱，对劳累型心绞痛疗效好。地尔硫草可用于各型心绞痛。

知识四 合理用药原则

目前，最常用的抗心绞痛药有三类，即硝酸酯类、β肾上腺素能受体阻滞剂和钙通道阻滞剂。临床实践证明，单独使用某一类药物控制心绞痛往往难以取得满意疗效，常需联合用药，最常用的是"二联"，即两类药物联合使用。其中，硝酸酯类与β或钙阻滞剂联用是最安全有效的方法。因为硝酸酯类可减少β阻滞剂引起的心脏扩大，而后者可对抗硝酸酯类引起的反射性心动过速。硝酸酯类与钙阻滞剂联用，以与地尔硫草FDA_2（合心爽）合用为主，因为地尔硫草FDA_2对心肌和房室结有较强的抑制作用，故可减慢心率，可对抗硝酸酯类引起的反射性心动过速。而心痛定具有反射性刺激交感神经活性的作用，与心痛定联用时可能加重头痛、面红及反射性心动过速，故应引起重视。

β阻滞剂与钙阻滞剂联用，应特别慎重，钙阻滞剂异搏定和β阻滞剂同时静脉输注，可引起严重心脏阻滞甚至心脏停搏，明显抑制心功能，因此禁止使用。口服联用也不可取。钙阻滞剂地尔硫草FDA_2与β阻滞剂口服联用常可耐受，但联用时抑制心功能和加重心脏阻滞的副反应不容忽视。钙阻滞剂心痛定与β阻滞剂临床上常常联合使用，因为β阻滞剂可以减少心痛定引起的反射性心动过速。

如果"二联"用药控制心绞痛效果不佳时，可采用"三联"用药，即三类药物联合使用。尽管文献报道一般情况下"三联"不比"二联"更有效，但临床实践证明，部分病人可获得强于"二联"的效果。若经二、三联用药仍不能理想控制心绞痛症状，常提示冠脉狭窄较严重，易发展为心肌梗塞，应及时做冠脉造影，以决定是否需进行经皮腔内冠状动脉成形术及冠状动脉旁路移植术。

【知识链接】

曲美他嗪缓释片——全面防治心绞痛

心血管疾病是临床常见的多发性疾病，好发于中老年人，随着社会老龄化发展，心血管疾病发生率呈现上升趋势，严重威胁中老年人的生命健康安全。多项大型研究发现，心血管事件的发生具有明显的周期节律，其中心肌缺血发作日周期以每日4:00~8:00为高峰，该时段发病数占全天的40%。但由于传统的抗心绞痛药效覆盖时长有限，多在清晨形成空窗期，不能有效预防心肌缺血的发生，因此选择持续有效且能覆盖清晨时段的抗心肌缺血药物对防止心肌缺血性疾病极为重要。

曲美他嗪是全球首个获得欧美各国指南推荐的代谢类抗心肌缺血药物。曲美他嗪的作用机制主要是选择性抑制脂肪酸β氧化过程中的线粒体酶——长链3-酮酰辅酶A-硫解酶（3-KAT），部分抑制脂肪酸β氧化（高耗氧产能途径），增强葡萄糖氧化（低耗氧产能途径），提高心肌细胞氧利用率，从而增加ATP合成，同时可显著减轻细胞内酸中毒和Ca^{2+}超载，从而发挥抗心肌缺血作用。而曲美他嗪缓释片的问世，更是为临床医师提供了全面治疗缺血性心脏病新的有力武器。曲美他嗪缓释片的主要优势为显著改善药代动力学特点，从而使抗心肌缺血疗效更持久，有效地覆盖清晨危险时段。有效预防心绞痛清晨发作，曲美他嗪缓释片还进一步强化了曲美他嗪的抗心肌缺血疗效，甚至改善患者左心室功能，是目前防治冠心病心绞痛的理想新选择。

心绞痛的临床治疗原则是治疗、预防危险因素如高血压、糖尿病等，消除诱因如劳累、精神刺激等和药物治疗。发作期的药物选择是：①硝酸甘油片剂：舌下含服，0.3~0.6mg/次，必要时可间隔5min重复使用；②硝酸甘油针剂：对于发作频繁的，静脉滴注硝酸甘油10~50μg/min，逐渐加量至症状控制；③硝酸异山梨酯：5~10mg，舌下含服。缓解期的药物选择是：①抗心肌缺血药物：硝酸酯类、β受体阻断剂和钙通道阻滞剂；②抗血小板及抗凝类药物：阿司匹林、肝素等；③血管紧张素转换酶抑制剂：如依那普利5~10mg，1次/d；④他汀类：是目前治疗冠心病必不可少的药物，如洛伐他汀20~40mg，1次/d；⑤代谢调节剂：如曲美他嗪，20mg，3次/d。

项目三 ▶ 抗心律失常药

案例导入：

患者，女，37岁，有阵发性心悸发作病史18年，每年发作10余次，每次发作前均无明显诱因,心悸发作的特点为突发突止,持续数分钟至数小时不等,开始发作时自己诱发恶心或压迫眼球后可终止发作;近半年以来心悸发作比较频繁,且发作时伴胸闷、出汗及头晕,需静脉注射"心律平"等药物方可终止发作,但无黑矇及意识丧失。查体无明显阳性体征。心电图提示为"阵发性室上性心动过速"。针对该患者临床可选用什么药物治疗?为什么?

心律失常是指心脏兴奋功能或电生理活动的异常。一般包括心动频率及节律的改变、心脏冲动形成或冲动传导的异常。临床上根据心动频率的变化将其分为两种类型:缓慢型和快速型心律失常。缓慢型心律失常包括窦性心动过缓、房室传导阻滞等,可应用阿托品及异丙肾上腺素治疗;而快速型心律失常的形成机制则较复杂,常见的有房性期前收缩、房性心动过速、阵发性室上性心动过速、心房扑动、心房颤动以及室性期前收缩、室性心动过速和心室纤颤等。

知识一 心律失常的电生理学基础

一、正常心肌电生理

心肌的生理特性包括兴奋性、自律性、传导性和收缩性。前三者是以生物电活动为基础的,故又称心肌的电生理特性。

(一) 兴奋性

兴奋性是心肌受刺激后产生动作电位的能力。兴奋性高低可用刺激的阈值作指标,阈值大表示兴奋性低,阈值小表示兴奋性高。

(二) 自律性

窦房结、房室结和房室传导系统均为自律性细胞,即达4相最大舒张电位后能够自动缓慢地除极化,达到阈电位后即发生动作电位,称为自律性。

(三) 传导性

心肌传导的快慢主要取决于0相除极速率、幅度、膜电位水平和阈电位水平,其中以0相除极速率及幅度最为重要。速率高、幅度大则传导快,反之则慢。

二、心律失常发生的电生理学机制

心律失常产生有冲动起源异常和冲动传导异常,或二者兼有。

(一) 冲动起源异常

引起冲动起源异常的原因有自律细胞的自律性异常、非自律细胞产生异常自律性以及后除极与触发活动。

1. 自律细胞的自律性异常

自律细胞(如窦房结、房室结、浦肯野纤维)4相除极加快,阈电位下移或最大舒张电位减少,即与阈电位的差距减小,使冲动形成增多,则自律性升高,引起快速心律失常。

2. 非自律细胞产生异常自律性

在某些病理情况下，如心肌梗死、心肌缺血、缺氧等，膜电位减小，心房肌、心室肌这些非自律细胞可产生异常自律性。

3. 后除极与触发活动

后除极是指在一个动作电位中继0相除极后所发生的除极，其频率较快，振幅较小，膜电位不稳定，一旦这种振荡性除极化引起可扩布的动作电位，则产生异常冲动发放，即所谓触发活动。

（二）冲动传导异常

冲动传导异常包括单纯性传导异常和折返激动两大类。

1. 单纯性传导异常

包括传导减慢、传导阻滞、传导速度不一致等。由于房室传导主要由副交感神经控制，因此，一些传导减慢、房室传导阻滞可用阿托品来治疗。

2. 折返激动

指一个冲动沿着环形通路折返回原处而反复运行则形成折返激动。它也是引起心律失常的重要机制之一。

单次折返可引起期前收缩，连续折返则可引起阵发性心动过速、扑动和颤动（图4-3）。

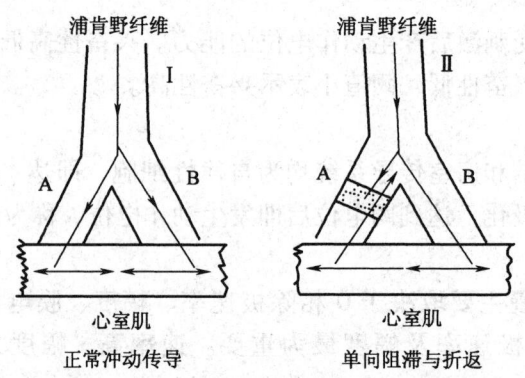

图4-3 正常传导和折返形成示意图

消除折返的药物通常是通过进一步减慢传导（阻断Na^+和Ca^{2+}内流），使单向传导阻滞变为双向阻滞。

知识二 常用的抗心律失常药物

一、抗心律失常药物的基本作用

抗心律失常药物主要是通过降低心肌自律性，特别是异位节律点的自律性或消除折返而发挥抗心律失常作用。

（一）降低自律性

通过抑制快反应细胞 4 相 Na^+ 内流或抑制慢反应细胞 4 相 Ca^{2+} 内流，减慢 4 相自动除极速率，降低自律性；通过促进 K^+ 外流而增大最大舒张电位而降低自律性；提高阈电位。

（二）减少后除极与触发活动

早后除极的发生与 Ca^{2+} 内流增多有关，因此钙通道阻滞药对之有效。迟后除极所致的触发活动与细胞内 Ca^{2+} 过多和短暂 Na^+ 内流有关，因此钙通道阻滞药和钠通道阻滞药对之有效。

（三）改变膜反应性而改善传导性

(1) 增强膜反应性加快传导，以取消单向传导阻滞而终止折返激动。

(2) 降低膜反应性减慢传导，变单向阻滞为双向阻滞而终止折返激动。

（四）改变有效不应期（ERP）及动作电位时程（APD）

(1) 延长 APD、ERP，但 ERP 延长更显著，为绝对延长 ERP。

(2) 缩短 APD、ERP，但 APD 缩短更显著，为相对延长 ERP。

(3) 使邻近细胞不均一的 ERP 趋向均一化。一般延长 ERP 的药物，可使 ERP 较短的心肌细胞延长较多，使 ERP 较长的心肌细胞延长较少。而缩短 ERP 的药物，则使 ERP 短者，缩短少些，ERP 长者，缩短多些。理想的抗心律失常药应该对 APD 的长短进行双向调节而发挥作用。

二、常用药物

（一）Ⅰ类——钠通道阻滞药

IA 类药

适度阻滞 Na^+ 通道，降低 0 相除极的上升速率，减慢传导；使异位自律细胞的 4 相 Na^+ 内流减少而降低其自律性；延长 Na^+ 通道失活后恢复开放状态所需要的时间，从而延长有效不应期和动作电位时程，以延长 ERP 更为显著。不同程度地抑制心肌细胞膜对 K^+、Ca^{2+} 的通透性，有较明显的膜稳定作用。

奎尼丁

【体内过程】口服吸收迅速而完全，约 2h 血药浓度达高峰，血浆蛋白结合率约为 80%，心肌中的药物浓度约较血药浓度高 10~20 倍。药物主要经肝脏代谢，其活性代谢产物及药物原形由肾排泄，酸化尿液可使肾排泄增加。$t_{1/2}$ 为 6~8h，肝、肾功能不全者 $t_{1/2}$ 延长，并易出现毒性反应。

【药理毒理】奎尼丁可适度阻滞 Na^+ 通道，高浓度尚能抑制 K^+ 外流及 Ca^{2+} 内流。还具有抗胆碱作用和阻断外周受体的作用。

1. 降低自律性

治疗剂量的奎尼丁能降低浦肯野纤维的自律性以及心房肌、心室肌的异常自律性。对正常窦房结影响很小，但对窦房结功能不全者（如病窦综合征）则可呈现明显的抑制作用。

2. 减慢传导

奎尼丁能通过阻滞 Na^+ 通道，抑制 0 相 Na^+ 内流，减慢心房肌、心室肌和浦肯野纤维的传导速度，使单向传导阻滞变为双向传导阻滞，以消除折返激动引起的心律失常。奎尼丁的抗胆碱作用可加快房室结的传导性，故用其治疗心房颤动和心房扑动时，应先用强心苷类药物抑制房室结的传导，以防心室率过快。

3. 延长 ERP

奎尼丁减少 3 相复极化时 K^+ 外流，延长心室肌和浦肯野纤维等的 APD 和 ERP，以延长 ERP 更为显著，可消除折返激动引起的心律失常。

4. 其他作用

奎尼丁还有明显的阻断 α 受体和抗胆碱作用，此外还阻滞 Ca^{2+} 内流，抑制心肌收缩力，使外周血管舒张，血压下降而反射性兴奋交感神经。

【临床应用】奎尼丁为广谱抗心律失常药，临床上可用于治疗多种快速型心律失常，如频发性室上性和室性期前收缩、室上性和室性心动过速、心房扑动、心房颤动等，是重要抗心律失常转复药物之一。

【不良反应】不良反应较多，安全范围小。

1. 胃肠反应

表现为食欲不振、恶心、呕吐、腹痛、腹泻等。

2. 金鸡纳反应

表现为胃肠不适、头痛、头晕、耳鸣、视觉障碍和眩晕、晕厥等症状。

3. 心血管反应

较严重，可导致低血压、房室及室内传导阻滞、心衰，甚至室性心动过速或室颤，严重者可发展为奎尼丁晕厥，发作时患者意识突然丧失，伴有惊厥、阵发性心动过速，甚至室颤而导致死亡。

【药物相互作用】奎尼丁与地高辛合用，可减少后者的肾清除率而增加其血药浓度；肝药酶诱导剂苯巴比妥等能加速奎尼丁在肝脏的代谢；西咪替丁和钙通道阻滞药等能减慢奎尼丁在肝脏的代谢。

普鲁卡因胺（procainamide）

普鲁卡因胺是局麻药普鲁卡因的酰胺型衍生物。

【药理毒理】对心肌的直接作用与奎尼丁相似但较弱，不具有阻断受体和抗胆碱作用。治疗剂量能降低浦肯野纤维的自律性，降低快反应细胞动作电位 0 相上升最大速率与幅度而减慢传导速度，使单向传导阻滞变为双向传导阻滞而取消折返激动。延长心房、心室及浦肯野纤维的 ERP 及 APD。高浓度时可因阻断神经节而导致低血压。

【临床应用】为广谱抗心律失常药物，临床主要用于室性心律失常如室性心动过速的治疗，也可用于治疗急性心肌梗死等。对室上性心律失常如心房颤动及心房扑动的疗效不及奎尼丁。

【不良反应】口服常见胃肠道反应，静脉注射给药可导致低血压及室内传导阻滞等。过敏反应也较常见，表现为皮疹、药热和白细胞减少等。长期应用时少数患者可出现红斑狼疮综合征，停药可恢复。用药期间应连续监测血压和心电图的变化。肝肾功能不全及原有房室传导阻滞者慎用或禁用。

IB 类药

轻度阻滞钠通道，抑制 4 相 Na^+ 内流，降低自律性；通过促进 K^+ 外流而加速复极过程，缩短 ERP、APD，以缩短 APD 更为显著。

利多卡因（lidocaine）

利多卡因为局部麻醉药，也是目前防治急性心肌梗死及各种心脏病并发快速室性心律失常的安全、高效及速效药物。

【体内过程】口服吸收因具有明显的首关效应，故一般采用静脉注射给药。静脉注射起效快，维持时间仅 20min 左右，常用静脉滴注来维持。体内分布广泛，在肝脏代谢，经肾排泄。

【药理毒理】利多卡因能轻度阻滞 Na^+ 通道，促进 K^+ 外流。其基本作用如下：

1. 降低自律性

通过抑制 Na^+ 内流而减小 4 期舒张期除极速率，降低浦肯野纤维的自律性，可提高心室肌阈电位，对窦房结和心房几乎无作用。

2. 改善传导性

治疗量的利多卡因对传导速度无明显影响，但对心肌梗死区缺血浦肯野纤维或室内传导已有阻滞者，通过抑制 0 相 Na^+ 内流而减慢传导，甚至加重传导阻滞，对有单向传导阻滞者可转为双向阻滞，从而消除折返。

3. 缩短 APD，相对延长 ERP

抑制 2 相少量 Na^+ 内流，促进 3 相 K^+ 外流而缩短浦肯野纤维及心室肌的 APD、ERP，但以缩短 APD 更为显著，故相对延长 ERP，有利于消除折返激动而治疗快速型心律失常。

【临床应用】为窄谱抗心律失常药，主要用于治疗室性心律失常，一般作为首选药物应用，如急性心肌梗死或强心苷中毒所致室性心律失常等。特别适用于危急案例。

【不良反应】主要表现有中枢神经系统症状，多发生于静脉给药时，主要表现为头晕、兴奋、嗜睡及吞咽障碍甚至抽搐和呼吸抑制等，剂量过大可引起心率减慢、房室传导阻滞和血压下降等。原有传导障碍、心动过缓、心衰或肝功能障碍者应减慢静脉滴注速度。眼球震颤为利多卡因中毒的早期信号之一。严重房室传导阻滞患者禁用。

苯妥英钠（phenytoinsodium）

【作用与用途】作用类似于利多卡因，降低浦肯野纤维自律性，相对延长 ERP。但能增加房室结 0 相除极化速率而加快其传导，故可改善强心苷中毒所致的房室传导阻滞。此外，苯妥英钠尚可与强心苷竞争 $Na^+ - K^+ - ATP$ 酶，减轻强心苷的中毒，并抑制强心苷中毒所致的迟后除极和触发活动。临床主要用于治疗室性心律失常，尤其对强心苷中毒引起的室性心律失常有效。

【不良反应】主要不良反应为静脉注射过快易引起低血压、呼吸抑制和心律失常。原有窦性心动过缓或严重房室传导阻滞等心脏疾病患者禁用。孕妇禁用。

IC 类药

重度阻滞心肌细胞膜的 Na^+ 通道，降低动作电位 0 相上升速率和幅度，显著减慢传导，亦能抑制 4 相 Na^+ 内流，降低自律性。本类药物安全范围窄，近年报道有较明显的致心律失常现象，可增加病死率，应予注意。

普罗帕酮（propafenone，心律平）

主要抑制 Na^+ 内流，减慢传导速度，降低浦肯野纤维的自律性，延长 APD 和 ERP。此外，尚具有弱的 β 受体阻断作用。适用于室上性和室性心律失常。

常见不良反应有胃肠道反应，亦可引起房室传导阻滞、直立性低血压等心血管系统反应，也可加重心力衰竭。一般不宜与其他抗心律失常药物合用，以免加重心脏抑制。严重心衰、心源性休克、心动过缓、严重房室传导阻滞及低血压者禁用。

恩卡尼（encainide）

阻滞 Na^+ 通道作用强，能明显减慢心肌细胞 0 相最大上升速率而减慢传导；抑制 4 相 Na^+ 内流而降低自律性。亦能阻滞 K^+ 通道，延长心房肌和心室肌的 APD。对于室上性和室性心律失常均有效。临床主要用于顽固性心律失常或危及生命的心律失常治疗。

不良反应最严重的是引起致死性的心律失常，可导致室性心动过速或室颤、房室传导阻滞、诱发折返性心律失常，增加心肌梗死后病人的病死率等。

（二）Ⅱ类——β 受体阻断药

β 受体阻断药抗心律失常作用主要是阻断 β 受体而拮抗去甲肾上腺素能神经对心脏的影响，同时可阻滞 Na^+ 通道，促进 K^+ 外流，并具有抗心肌缺血作用。

普萘洛尔（propranolol）

【药理毒理】

1. 降低自律性

对窦房结、心房传导纤维及浦肯野纤维都能降低自律性，在运动及情绪激动时作用明显。也能降低儿茶酚胺所致的迟后除极而防止触发活动。

2. 减慢传导

在较高浓度时，本药可抑制房室结和浦肯野纤维，减慢传导速度，并延长其

ERP，这是降低 0 相 Na^+ 内流的结果。

【临床应用】主要用于治疗室上性心律失常，如心房颤动、心房扑动、阵发性室上性心动过速，尤其对交感神经兴奋或儿茶酚胺释放过多所致的窦性心动过速疗效更好。与洋地黄合用可增加疗效，显著控制心室率。也可用于由于运动或情绪激动所致的室性心律失常的治疗。

【不良反应】可致窦性心动过缓、房室传导阻滞、低血压等，并可诱发心力衰竭和哮喘。长期应用后对脂肪及糖代谢可产生不良影响，高脂血症和糖尿病患者慎用。

索他洛尔（sotalol）

索他洛尔是非选择性 β 受体阻断药，并能阻滞 K^+ 通道。其基本电生理作用表现为降低自律性、减慢房室结的传导，延长 ERP 和 APD。口服吸收快，无首关消除，生物利用度达 90%～100%。临床主要用于各种严重室性心律失常的治疗，也可治疗阵发性室上性心动过速及心房颤动。不良反应较少，少数 Q-T 间期延长者应用偶可出现尖端扭转型室性心动过速。

（三）Ⅲ类——延长动作电位时程药

本类抗心律失常药又称为 K^+ 通道阻滞药，能阻断电压依赖性 K^+ 通道，延长 APD 和 ERP，对室颤具有较好的防治作用。

胺碘酮（amiodarone）

【体内过程】口服吸收缓慢而不完全，服药一周左右出现作用，静脉注射 10min 起效，可维持数小时。药物分布至各组织器官中。在肝脏代谢，原药及其代谢产物的脂溶性高，可在组织中蓄积，故停药后作用可持续数周甚至数月。

【药理毒理】可显著延长房室结、心房肌、心室肌的 APD 和 ERP，有利于消除折返激动。这可能与阻断 K^+ 通道，延迟细胞复极有关。同时也阻滞 Na^+ 通道及 Ca^{2+} 通道而减慢房室结的传导，降低窦房结的自律性。尚能阻断 α、β 受体，扩张血管，减少心肌耗氧量。

【临床应用】属于广谱抗心律失常药，适用于室上性和室性心律失常。治疗心房扑动、心房颤动和室上性心动过速疗效好。对反复发作，常规药无效的顽固性室性心动过速也有效。因具有舒张冠脉、减少心肌耗氧的作用，故也适用于冠心病并发的心律失常。

【不良反应】可见窦性心动过缓、房室传导阻滞、低血压及 Q-T 间期延长甚至心功能不全等心血管系统反应。还可引起胃肠道反应、光敏反应等，亦可见角膜褐色微粒沉着，一般不影响视力，停药后可逐渐消失。本药含碘，部分患者可引起甲状腺功能亢进或减退。少数患者出现间质性肺炎或肺纤维化，虽少见但为最严重的不良反应，长期用药应监测肺功能、定期进行肺部 X 线检查等，一旦发现应立即停药，可采用肾上腺皮质激素治疗。

（四）Ⅳ类——钙通道阻滞药

在治疗心律失常中以维拉帕米最为常用，地尔硫䓬也可使用。

维拉帕米（verapamil）

【药理毒理】阻滞心肌细胞膜 Ca^{2+} 通道，抑制 Ca^{2+} 内流，主要作用于窦房结和房室结的慢反应细胞，可降低自律性，减慢传导，延长 ERP，消除折返。

【临床应用】可作为治疗阵发性室上性心动过速的首选药，也可用于减慢房颤病人的心室率。忌用于预激综合征患者。

【不良反应】静脉注射给药可引起低血压，严重者或注射速度过快可导致心动过缓、房室传导阻滞甚至心力衰竭，多见于与 β 受体阻断药合用或近期内用过此药的患者。禁用于Ⅱ或Ⅲ度房室传导阻滞、低血压、心功能不全及心源性休克患者。老年人和肾功能减退者慎用。

地尔硫䓬（diltiazem）

地尔硫䓬的电生理特性及临床用途与维拉帕米相似，但其扩张血管的作用较强，而减慢心率的作用较弱。主要用于室上性心律失常，如阵发性室上性心动过速及频发性房性期前收缩，对阵发性心房纤颤也有效。口服后也有明显的首关消除。口服时不良反应较小，可见头昏、乏力及胃肠道反应，偶有过敏反应。

（五）Ⅴ类——其他类药

腺苷（adenosine）

【体内过程】体内代谢迅速，起效快而作用短暂，其 $t_{1/2}$ 只有 10~20s，故该药的静脉注射速度要迅速，否则在到达心脏之前可能已被消除。

【药理毒理】腺苷为内源性嘌呤核苷，作用于 G 蛋白偶联的腺苷受体。在心房、窦房结、腺苷通过于腺苷受体结合而激活与 G 蛋白偶联的 K^+ 通道，使 K^+ 外流增加，细胞膜超级化而降低自律性。它还能明显增加 cGMP 水平，延长房室结的不应期和减慢传导，抑制交感神经的兴奋或异丙肾上腺素所致的早后、晚后除极而发挥抗心律失常作用。此外，腺苷在脑起着抑制性递质的作用，可抑制某些神经递质如谷氨酸的释放，并具有神经保护功能。

【临床应用】治疗折返性阵发性室上性心律失常。

【不良反应】常见头晕、恶心、呼吸困难、胸部不适、颜面潮红等，但在 1min 内消失。吸入给药时可能诱发支气管收缩，加剧哮喘，有时可引起心动过缓、停搏及传导阻滞等心律失常。本药不宜用于支气管哮喘及阻塞性肺部疾患者。病窦综合征、房室传导阻滞者也不宜应用。

知识三 合理用药原则

本类药物安全范围较窄，应用不当甚至发生致死性心律失常，临床使用应注意以下原则。

消除各种促发因素：患者体内电解质的紊乱（如低钾血症）、心肌缺血缺氧、多种药物（如强心苷类、茶碱类、抗组胺药等）和多种病理状态（如甲亢）都是促发心律失常的常见因素，应采取有效措施及时消除。

（1）明确诊断，按临床适应证合理选药 ①窦性心动过速宜用 β 受体阻断药或维拉帕米；②心房纤颤的纠复和窦性心律的维持宜选用胺碘酮、索他洛尔或奎尼丁；③控制阵发性室上性心动过速可选用维拉帕米、普萘洛尔、胺碘酮、普罗帕酮等；④室性期前收缩宜选用普鲁卡因胺、胺碘酮、美西律；⑤室性心动过速宜选用利多卡因静脉注射或普鲁卡因胺、普罗帕酮、索他洛尔、胺碘酮静脉注射；⑥心室颤动宜选用利多卡因、胺碘酮、普鲁卡因胺静脉给药；⑦急性心肌梗死、强心苷中毒引起的室性心动过速或心室纤颤选用苯妥英钠、利多卡因。

（2）实施个体化治疗方案 患者的年龄、心脏功能、肝肾功能及电解质平衡状况，都会影响对药物的反应，在确定用药方案时，均应予以重视。适时进行血药浓度监测，有利于及时调整临床用药方案。

（3）注意用药禁忌 为减少发生严重不良反应的危险因素，需重视临床用药禁忌，如强心苷类、钙通道阻滞药、β 受体阻断药延缓房室传导的作用显著，有房室传导阻滞的患者不宜用；丙吡胺负性肌力作用较强，心功能不全患者不宜用；奎尼丁、索他洛尔延长 APD 作用明显，Q-T 延长综合征患者禁用。此外，也应注意一些非心血管疾病，如有慢性肺部疾病的患者勿用胺碘酮，以减少药物所致肺纤维改变；前列腺增生患者勿用丙吡胺，以免加重尿潴留；慢性类风湿关节炎患者勿用普鲁卡因胺，以减少发生红斑狼疮的可能性。

【案例分析】

患者确诊为"阵发性室上性心动过速"的依据是无器质性心脏病史，心动过速发作突发突止，持续时间长短不一及心电图提示。治疗原则为无心动过速发作或偶有发作且症状轻微者，无需治疗；心动过速发作频繁且伴有明显症状者，应给予治疗，包括药物、导管消融术、外科手术等。治疗方案是：①刺激迷走神经：如颈动脉窦按摩，诱导恶心、面部浸冰水等；②使用药物：如维拉帕米、普罗帕酮、腺苷或三磷酸腺苷等；③直流电复律：严重心绞痛、低血压、心力衰竭时应立即电复律，但在治疗应用洋地黄者除外；④食管调搏或静脉心房/室起搏；⑤发作频繁或伴严重心绞痛、低血压、心力衰竭等，应首选射频消融术预防发作。

项目四 抗高血压药

案例导入：

患者，男性，64岁，高血压病史17年。近几天病情急剧加重，测血压为210/140mmHg（27.9/18.6kPa），并伴有头痛、恶心、视物模糊、一侧肢体麻木等症状，临床诊断为高血压危象。针对此患者临床治疗原则是什么？应该选用什么降压药物？

高血压是最常见的心血管疾病，尤其在中老年人群高发。高血压最大的危害是导致心、脑、肾等重要器官的严重病变，包括脑血管意外、心肌梗死、心功能不全、肾功能不全及外周血管供血不足等。收缩压≥140mmHg（18.6kPa）和（或）舒张压≥90mmHg（12.6kPa）即可诊断为高血压。抗高血压药能有效地控制血压，防止或减少心、脑、肾等重要器官损伤，从而提高患者的生活质量，延长寿命。

【知识链接】

正常血压的维持对于机体各组织器官功能的正常运行具有重要意义。动脉血压随年龄及生理状态而有不同，很难在正常与高血压之间划一明确界限。目前，世界卫生组织建议的血压判别标准为：正常成人安静时血压≤18.6kPa（140mmHg）/12.6kPa（90mmHg）；成人血压经常高于以上标准者可诊断为高血压。高血压可分为原发性和继发性两类。原发性高血压病因不明，约占高血压患者的90%。继发性高血压又称症状性高血压，是某些疾病的一部分症状表现，约占高血压患者的10%。

知识一 抗高血压药物的分类

现有的抗高血压药都是通过直接或间接的方式影响血压的调节。根据各种药物在血压调节中的主要作用部位和作用机制，可将抗高血压药物分成如下几类（图4-4）。

抗高血压药物根据作用部位及作用机制，分为以下四大类。

一、交感神经阻滞药

（1）中枢性抗高血压药 可乐定等。
（2）神经节阻断药 美加明、咪噻吩。
（3）抗去甲肾上腺素能神经末梢药 利舍平、胍乙啶。
（4）肾上腺素受体阻断药

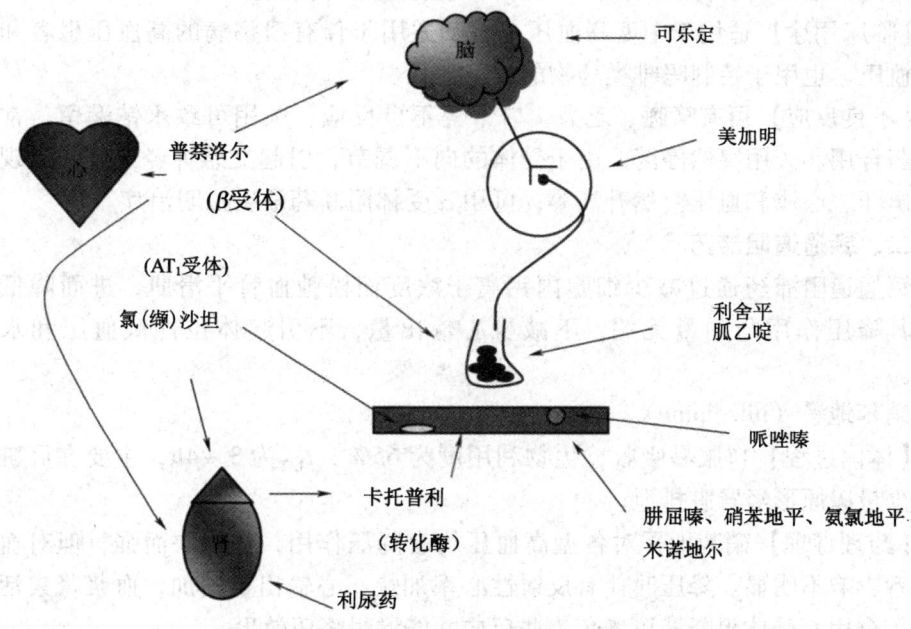

图 4-4 抗高血压药物的分类

① β 受体阻断药：普萘洛尔等。
② α 受体阻断药：哌唑嗪等。
③ α 和 β 受体阻断药：拉贝洛尔等。

二、血管舒张药

（1）直接舒张血管药　肼屈嗪、硝普钠。
（2）钙通道阻滞药　硝苯地平等。
（3）钾通道开放药　米诺地尔等。

三、影响血管紧张素Ⅱ的形成和作用药

（1）血管紧张素转化酶抑制药　卡托普利等。
（2）血管紧张素Ⅱ受体阻断药　氯沙坦、缬沙坦等。

四、利尿药

氢氯噻嗪、吲达帕胺等。

知识二　常用的抗高血压药物

一、作用于中枢神经系统的药物

可乐定（clonidine）

【药理毒理】可乐定降压作用中等偏强。口服给药后，可降低外周血管阻力，并伴有心肌收缩力减弱、心率减慢、心输出量减少。静脉给药时，先出现短暂的

血压升高,继而出现持久的血压下降,高血压危象时慎用。

【临床用途】适用于中度高血压,尤其适用于伴有溃疡病的高血压患者和肾性高血压。也用于控制吗啡类药物的戒毒症状。

【不良反应】可有嗜睡、乏力、口干等不良反应,久用可致水钠潴留,常与利尿药合用。久用突然停药,由于受体的向下调节,引起交感神经亢进,出现头痛、出汗、心悸和血压突然升高等,可用α受体阻断药酚妥拉明治疗。

二、钙通道阻滞药

钙通道阻滞药通过减少细胞内钙离子浓度而松弛血管平滑肌,进而降低血压。其降压作用与剂量无关,不减少心输出量,不引起体位性低血压和水钠潴留。

硝苯地平(nifedipine)

【体内过程】口服易吸收,生物利用度为65%,$t_{1/2}$为3~4h,主要在肝脏代谢,少量以原形经肾脏排泄。

【药理毒理】硝苯地平对各型高血压均有降压作用,作用快而强,但对血压正常者影响不明显。降压时伴有反射性心率加快,心输出量增加,血浆肾素活性增高,合用β受体阻断药可避免这些反应并能增强降压效果。

【临床应用】用于治疗轻、中、重度高血压。可单独应用,也可与β受体阻断药、利尿药、血管紧张素I转化酶抑制药联合应用。目前多推荐使用缓释片剂。

【不良反应】常见不良反应为颜面潮红、踝部水肿、头痛、心悸等。长期使用可引起牙龈增生。

三、肾上腺素受体阻断药

(一)β受体阻断药

β受体阻断药能降低心血管并发症如脑卒中和心肌梗死的发生率和死亡率。用于治疗高血压的β受体阻断药有普萘洛尔、纳多洛尔、美托洛尔、阿替洛尔等。

【药理毒理】β受体阻断药的降压作用与β受体阻断作用有关:①阻断心脏$β_1$受体,抑制心肌收缩力,降低心输出量;②阻断肾小球旁器$β_1$受体,减少肾素分泌,抑制肾素-血管紧张素-醛固酮系统活性,导致血管张力降低,血容量减少;③阻断交感神经末梢突触前膜的β受体,抑制正反馈作用,使去甲肾上腺素分泌减少;④阻断中枢β受体,使外周交感神经活性降低。

【临床应用】可用于各型高血压,可单独应用,也可与其他抗高血压药如利尿药、ACE抑制药、钙通道阻滞药及$α_1$受体阻断药合用。对高肾素活性、高血流动力学的青年高血压患者更为适宜。高血压伴心绞痛、偏头痛患者均为适应证。

普萘洛尔(propranolol)

降压作用缓慢、温和,口服用药1~2周内收缩压及舒张压逐渐下降,作用持续时间较长，不易产生耐受性。适用于轻、中度高血压，尤其适用于心率快的中青年高血压患者及伴有心绞痛的患者。长期用药可使血浆甘油三酯升高，高密度脂蛋白降低。

美托洛尔（metoprolol）

美托洛尔为选择性β_1受体阻断药，无内在拟交感神经活性。口服吸收完全，服药后1~2h作用达高峰，控释剂一次给药后降压作用可维持24h，故一日给药一次即可。不良反应较少。

（二）α_1受体阻断药

α_1受体阻断药能选择性阻断血管平滑肌突触后膜的α_1受体，舒张小动脉和静脉平滑肌，降低外周阻力，引起血压下降。

哌唑嗪（prazosin）

【药理毒理】哌唑嗪阻断血管壁上的α_1受体，扩张小动脉及小静脉，对立位及卧位血压均有降压作用。其作用特点是降压时不加快心率，对心输出量、肾血流量及肾小球滤过率无明显影响，不增高血浆肾素活性。长期应用有调血脂作用，降低血浆甘油三酯、总胆固醇、低密度脂蛋白，升高高密度脂蛋白。

【临床应用】适用于各型高血压，主要用于治疗轻、中度高血压及伴有肾功能不全的高血压患者，亦适用于高血压合并前列腺肥大的老年患者，能减轻排尿困难症状。对重度高血压患者，可合用利尿药及β受体阻断药增加疗效。

【不良反应】部分病人首次用药后可出现严重的直立性低血压、心悸、晕厥等，称为"首剂现象"，多发生在用药后1h内。若首次剂量减为0.5mg，卧位或睡前服用可避免。尚有口干、眩晕、鼻塞等不良反应。

（三）α、β受体阻断药

拉贝洛尔（labetalol）

拉贝洛尔能阻断α、β受体，阻断β受体的作用较强。通过阻断α、β受体，降低外周血管阻力而产生降压作用。降压作用温和，对心率和心排血量无明显影响。适用于各型高血压，静脉注射可治疗高血压危象。尚可用于治疗心绞痛。

四、肾素-血管紧张素系统抑制药

（一）血管紧张素Ⅰ转化酶抑制药

血管紧张素Ⅰ转化酶抑制药是一类发展很快的降压药物。其降压机制为：抑制血管紧张素Ⅰ转化酶，减少血管紧张素Ⅱ（AngⅡ）的生成，减少醛固酮的分泌；血管紧张素Ⅰ转化酶可水解缓激肽，抑制血管紧张素Ⅰ转化酶，可减少缓激肽的水解，扩张血管（图4-5）。该类药物也作为糖尿病、左心室肥厚、左心功能障碍及急性心肌梗死的高血压患者的首选药物。

卡托普利（captopril，开博通）

【药理毒理】具有较强的降压作用，可舒张血管，降低血压，其降压特点为：①降压时不伴有反射性心率加快；②降低肾血管阻力，增加肾血流量；③可预防

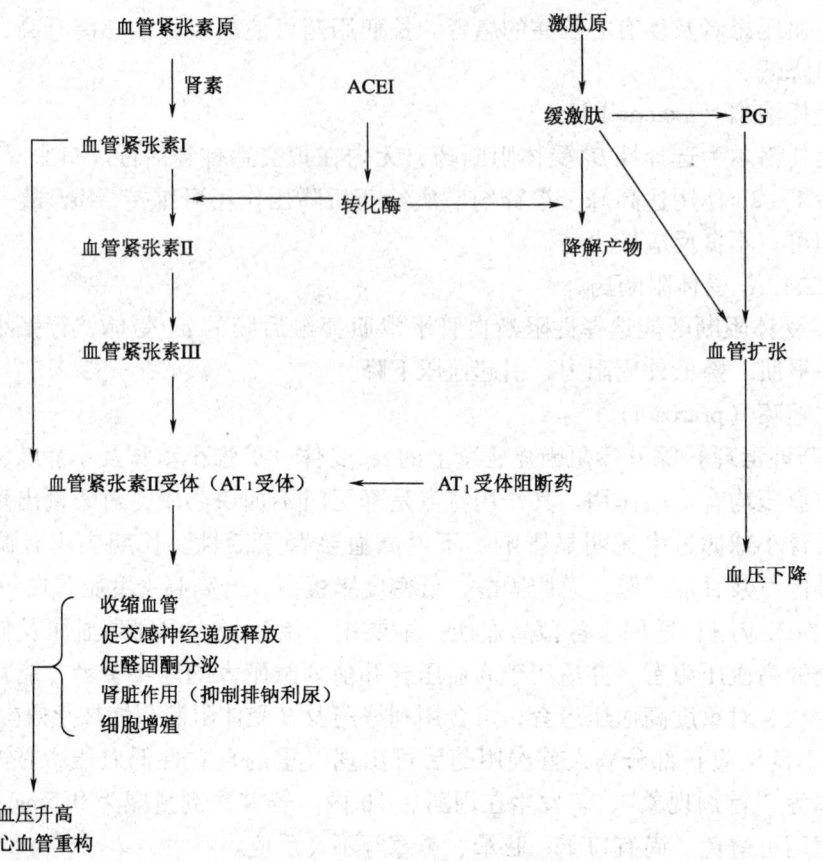

图4-5 肾素-血管紧张素系统及其抑制药的作用环节

和逆转心肌和血管重构；④不引起电解质紊乱和脂质代谢改变。

【临床应用】适用于各型高血压，尤其适用于伴有慢性心功能不全、左室肥大、糖尿病性肾病等高血压患者。

【不良反应】①刺激性干咳，女性较为多见，应预先告知患者；②低血压，与开始用药剂量过大有关；③皮疹、瘙痒、嗜酸性粒细胞增多等过敏反应及味觉、嗅觉缺失，脱发等不良反应较为常见；④高血钾，一般不会引起，但伴有肾功能不良者、与保钾利尿药合用时须谨慎；⑤对胎儿的影响，在妊娠中期和末期使用，会引起胎儿颅盖及肺发育不全、生长迟缓甚至引起胎儿死亡。

（二）血管紧张素Ⅱ受体（AT_1受体）阻断药

氯沙坦（losartan）

氯沙坦能有效地阻断AngⅡ与AT_1受体的结合，降低外周血管阻力，使血压下降，降压作用强大、持久。降压时增加肾血流量和肾小球滤过率，逆转心室的重构现象。每日口服一次，降压作用可维持24h。氯沙坦对肾脏还有促进尿酸排泄的作用。本品可用于各型高血压，可用作抗高血压的首选药。不良反应较轻而短暂，偶有头痛、头昏、胃肠不适、乏力等。用药期间应慎用保钾利尿药及补钾药。妊娠及哺乳妇女禁用。

知识三　其他抗高血压药物

一、血管扩张药

血管扩张药包括直接舒张血管平滑肌药和钾通道开放药。根据对动、静脉选择性差异，分为主要扩张小动脉药（肼屈嗪、米诺地尔、二氮嗪等）和对动脉、静脉均有扩张作用的药物（硝普钠）。本类药物通过松弛血管平滑肌，降低外周阻力，产生降压作用。长期应用因反射性增高交感神经活性，增加心肌收缩力和心排出量；增高肾素活性，激活肾素-血管紧张素-醛固酮系统，导致外周阻力增加和水钠潴留。因此，一般不宜单用，常与利尿药和 β 受体阻断药等合用，以提高疗效，减少不良反应。

硝普钠（sodium nitroprusside）

【药理毒理】硝普钠为快速、强效而短暂的降压药。口服不吸收，静脉滴注给药，直接扩张小动脉及小静脉，降低外周血管阻力和心排出量，可迅速降低收缩压和舒张压。尚可减轻心脏前、后负荷，有利于改善心脏功能。

【临床应用】主要用于高血压危象，适用于伴有心力衰竭的高血压患者。也可用于急、慢性心功能不全。

【不良反应】给药速度过快，使血压过度下降，易引起呕吐、头痛、心悸、出汗等。长时间大量用药可致硫氰化物蓄积中毒，引起急性精神病和甲状腺功能低下。肝、肾功能不全及甲状腺功能低下者慎用。本药对光敏感，应现用现配，静脉滴注时应避光。

二、去甲肾上腺素能神经末梢阻滞药

去甲肾上腺素能神经末梢阻滞药主要通过影响儿茶酚胺的贮存及释放产生降压作用。

利血平（reserpine）

【药理毒理】本药降压作用缓慢、温和而持久，降压的同时伴有心率减慢。口服用药1周以上才起效，2～3周作用达高峰，增大剂量降压效应并不增加，只能延长作用时间和增加不良反应。

利血平降压机制主要是抑制交感神经末梢囊泡膜胺泵对去甲肾上腺素（NA）的再摄取和阻止多巴胺（DA）进入囊泡内，使 NA 的合成和贮存逐渐减少而耗竭，从而阻断交感神经冲动的传递，使血管扩张，血压下降。

【临床应用】用于轻、中度高血压，与利尿药合用可提高疗效。

【不良反应】常见不良反应有镇静、嗜睡和副交感神经亢进症状，如鼻塞、

胃酸分泌过多、腹泻等。长期大剂量应用可致抑郁症。伴有溃疡病者、有抑郁症病史者及哺乳期妇女禁用或慎用。

三、神经节阻断药

本类药物阻断神经节 N_1 受体，对交感神经和副交感神经均有阻断作用。降压作用迅速、显著。因副作用多，仅用于高血压危象、主动脉夹层动脉瘤、外科手术中的控制性低血压等。

知识四 抗高血压药物的合理用药原则

一、根据病情选用药物

轻度高血压患者的血压上升不高且不稳定，症状不明显，可首先采取控制体重，用低盐低脂肪饮食，适当运动等措施。不能奏效时，始用抗高血压药物，一般先用利尿药氢氯噻嗪，效果不佳时改用或加用普萘洛尔。中度高血压，在上述用药基础上加用可乐定、哌唑嗪、肼屈嗪等，也可用卡托普利或硝苯地平。重度高血压，在上述药物基础上改用或加用胍乙啶、米诺地尔等。高血压危象及高血压脑病，宜用硝普钠、二氮嗪，也可用咪噻吩或强效利尿药呋喃苯胺酸，但降压速度不宜过快。

二、联合用药

现有药物长期单独使用，常会引起耐受性，加大剂量又易致不良反应，为此，常将数种药联合应用。联合用药时要注意各药的作用特点，不宜将同类药物联合应用。如可乐定与 α-甲基多巴都能使血容量增加，合用将导致降压作用减弱；利舍平和胍乙啶都能使心率减慢，合用将导致心动过缓；而利尿药和可乐定合用则可纠正后者引起的水钠潴留。

三、根据合并症选用药物

伴有心悸或情绪激动者宜用利舍平或降压灵；合并心力衰竭者用利尿药、卡托普利、硝苯地平、哌唑嗪等，不宜用 β 受体阻断药和胍乙啶；合并心绞痛者宜用硝苯地平、β 受体阻断药；合并肾功能不全者宜用卡托普利、硝苯地平、α-甲基多巴、肼屈嗪等；合并消化性溃疡者宜用可乐定，不用利舍平；伴有窦性心动过速者宜用普萘洛尔；合并精神抑郁者不宜用利舍平和 α-甲基多巴；合并支气管哮喘者不宜用 β 受体阻断药；合并糖尿病或痛风者不宜用噻嗪类利尿药。

四、注意剂量个体化

不同患者或同一患者在不同病程阶段对药物的反应性不同，所需剂量也不同。应根据"最好疗效、最小不良反应"的原则，为每一患者选用适宜的药物和剂量。

【知识链接】

高血压治疗原则及治疗药物

1. 迅速降低血压

采用静脉滴注给药。静脉滴注给药的优点是便于调整给药的剂量。如果情况允许，及早开始口服降压药治疗。

2. 控制性降压

高血压急症在短时间内血压急剧下降，有可能使重要器官的血流灌注明显减少，应采取逐步控制性降压，即开始的 24h 内将血压降低 20%～25%，48h 内血压不低于 160/100mmHg（21.3/13.3kPa），在随后的 1～2 周内，再将血压逐步降到正常水平。

3. 合理选择降压药

高血压急症处理对降压药的选择要求起效迅速，作用持续时间短，停药后作用消失较快，不良反应较小。另外，最好在降压过程中不明显影响心率、心排出量和脑血流量。硝普钠、硝酸甘油、尼卡地平和地尔硫䓬注射液相对比较理想。在大多数情况下，硝普钠往往是首选的药物。

项目五 ▶ 抗慢性心功能不全药

案例导入：

患者，男性，57 岁，以胸骨后疼痛和呼吸困难为主要症状入院。体格检查所见：肝增大，颈静脉怒张，下肢水肿。X 线检查显示：心脏显著增大，心胸比为 0.7。诊断为：充血性心力衰竭。下列处方是否合理，并说明选药理由。

Rp：

毒毛旋花苷 K 注射剂	0.25mg×1 支
50% 葡萄糖	40mL
螺内酯	20mg×12 片 缓慢静脉注射

慢性心功能不全又称为充血性心力衰竭（congestive heart failure，CHF），是由多种病因所引起的超负荷的心脏病，表现为心输出量减少，动脉供血不足，静脉淤血，不能满足机体组织需要的一种病理状态。临床上以组织血液灌流不足及肺循环和（或）体循环淤血为主要特征的一种综合征。

知识一 强 心 苷

强心苷是一类选择性作用于心脏，增强心肌收缩力的苷类化合物，主要从洋地黄类植物中提取,故又称洋地黄类药物。常用的药物有地高辛、洋地黄毒苷、毛花苷丙(西地兰)和毒毛花苷 K 等。

【药理毒理】

1. 正性肌力作用

治疗量的强心苷在对人体其他组织器官无明显影响的情况下,能选择性地作用于心肌,增强其收缩力,对功能不全的心脏作用更为显著。

(1) 加快心肌收缩速度　使心肌收缩有力、敏捷,加快心肌纤维缩短速度,使收缩期在整个心动周期中所占的时间缩短,舒张期相对延长。

(2) 降低衰竭心脏的耗氧量　使用强心苷后,虽然心肌收缩力增强而增加耗氧量,但由于心肌收缩力增强后心脏射血充分,心腔内残余血量减少,心室容积缩小,室壁张力下降以及负性频率的综合作用使心肌总耗氧量降低。

(3) 增加衰竭心脏的排出量　强心苷对正常人心脏在其增强心肌收缩力的同时还能收缩血管平滑肌,使外周阻力升高,加重心脏的后负荷,抵消了心肌收缩增强而增加的心排出量。

2. 负性频率作用

强心苷可明显减慢 CHF 患者的心率,并降低心肌耗氧量。CHF 患者因心排出量减少,反射性增加交感神经活性而加快心率,是机体的代偿性反应。强心苷通过增强心肌收缩力,心输出量增加,反射性兴奋迷走神经而使心率减慢,这是继发于强心苷正性肌力作用的结果。

3. 负性传导作用

治疗量强心苷通过兴奋迷走神经而使房室结和浦肯野纤维传导减慢,不应期延长,但心房的不应期缩短。大剂量可直接抑制窦房结、房室结和浦肯野纤维传导,使部分心房冲动不能到达心室。

4. 其他作用

强心苷对 CHF 患者具有利尿及扩张血管作用。其利尿作用能减少血容量,减轻心脏的负担。

【作用机制】强心苷类可与心肌细胞膜上的 Na^+-K^+-ATP 酶结合并抑制其活性,是强心苷类正性肌力作用的机制。

目前认为 Na^+-K^+-ATP 酶是强心苷受体。治疗量强心苷抑制心肌细胞膜上 Na^+-K^+-ATP 酶,使 Na^+-K^+ 交换减少,Na^+-Ca^{2+} 交换增加,从而 Ca^{2+} 内流增加,导致心肌细胞内 Ca^{2+} 增多,使心肌收缩力加强。中毒量强心苷严重抑制 Na^+-K^+-ATP 酶,使细胞内失 K^+ 而使最大舒张电位负值变小,导致心肌细胞自律性增高,易引起心律失常。

【临床应用】

1. 慢性心功能不全

目前仍是治疗 CHF 的重要药物,可用于多种原因所致的心功能不全。其中对伴有心房颤动和心室率快的 CHF 疗效最好；对瓣膜病、高血压和先天性心脏病所引起的低排出量 CHF 疗效较好；但对贫血、甲状腺功能亢进及维生素 B 缺乏等原因所诱发的 CHF 疗效较差；对肺源性心脏病、心肌炎的 CHF 疗效差，且易致中毒。对伴有机械阻塞型病变，如缩窄性心包炎及重度二尖瓣狭窄所致的 CHF 无效。

2. 某些心律失常

（1）心房颤动　强心苷通过抑制房室传导，使房颤时过多的冲动不能下传至心室，以减慢心室频率。但对大多数病人并不能制止房颤。

（2）心房扑动　强心苷类能缩短心房的有效不应期，使心房扑动转为心房颤动，然后再发挥治疗心房颤动的作用。

（3）阵发性室上性心动过速　强心苷可增强迷走神经的功能以终止阵发性室上性心动过速的发作，但一般只在其他方法无效时应用。

【不良反应】

1. 胃肠道反应

为最常见的早期中毒症状，包括厌食、恶心、呕吐及腹泻等。剧烈呕吐可导致失钾而加重强心苷中毒，所以应注意补钾或考虑停药。恶心、呕吐需注意与 CHF 引起的胃肠道症状相鉴别，常为中毒先兆。

2. 神经系统反应及视觉异常

可表现为眩晕、头痛、失眠、疲倦和谵妄以及黄视、绿视、视物模糊等，视觉异常为强心苷中毒的先兆，是停药指征之一。

3. 心脏反应

心脏反应是最严重的毒性反应。主要表现为各种类型的心律失常。常见：①快速型心律失常：表现为室性期前收缩、房性、房室结性以及室性心动过速，甚至室颤，其中室性期前收缩一般出现较早，为强心苷类中毒的先兆，是停药的指征之一；②房室传导阻滞：强心苷类中毒也可引起各种程度的房室传导阻滞；③窦性心动过缓：若心率低于 60 次/min，亦为中毒的先兆，是停药的指征之一。

【药物相互作用】地高辛与维拉帕米、奎尼丁或胺碘酮合用可升高地高辛的血药浓度；强心苷类与排钾利尿药合用可增加机体对强心苷类药物的敏感性。

知识二　非苷类正性肌力药

一、拟交感神经药

这类药物的特点是通过兴奋心脏的 β 受体以及血管平滑肌上的 β_2 受体和 DA 受体，分别产生正性肌力作用和血管扩张作用。

在 CHF 的病理生理过程中，因心排出量的减少代偿性使交感神经系统长期处于激活状态，内源性儿茶酚胺类的增多使 β_1 受体发生向下调节和敏感性下降，因此拟交感神经药通过激动 β_1 受体而加强心肌收缩力的作用较弱，却能加快心率而增加心肌耗氧量。故一般不宜使用拟交感神经药，仅用于其他药物治疗无效且无禁忌证的 CHF 患者。

二、磷酸二酯酶抑制药

本类药物能抑制磷酸二酯酶Ⅲ的活性，减少 cAMP 的降解，增加细胞内 cAMP 的水平。心肌细胞内的 cAMP 含量增加可产生正性肌力作用，血管平滑肌细胞内 cAMP 增加可松弛血管平滑肌，扩张血管，又称正肌扩管药。

米力农（milrinone）

米力农属于双吡啶类衍生物。仅供短期静脉给药治疗严重 CHF 患者，可明显改善心收缩功能和舒张功能，缓解症状，提高运动耐力。

维司力农（vesnarinone）

维司力农口服有效，临床报道能降低 CHF 患者的病死率。

知识三　减轻心脏负荷药

一、利尿药

利尿药能促进 Na^+、水的排泄，减少血容量，降低心脏的前、后负荷，消除或缓解静脉充血及其所引发的肺水肿和外周水肿，是慢性心功能不全的主要治疗措施之一。轻、中度心性水肿可选用噻嗪类利尿药，疗效较好，常用氢氯噻嗪，也可与保钾利尿药合用。严重的 CHF 应选用高效能利尿药如呋塞米静脉注射。

二、血管扩张药

血管扩张药通过各自不同的作用机制，打断神经内分泌反应引起的恶性循环，扩张小静脉和（或）小动脉而产生疗效。

（一）硝酸酯类

常用硝酸甘油、硝酸异山梨醇酯等。其基本作用是扩张静脉，减少回心血量，减轻 CHF 的肺淤血和呼吸困难等症状；也能扩张动脉，降低心脏的后负荷；还能增加冠脉血流量。临床适用于伴有心肌缺血的 CHF 患者。

（二）硝普钠

硝普钠能增加静脉、主动脉的顺应性，降低心脏的前、后负荷，增加心排出量，恢复心脏功能。静脉滴注用于危急案例或顽固性心衰。

（三）肼屈嗪

肼屈嗪能明显舒张动脉，降低后负荷；也可增加肾血流量，故适用于伴有肾功能不良或不能耐受 ACE 抑制药的患者。

血管扩张药是治疗 CHF 的辅助药物，一般仅用于强心苷类和利尿药治疗无效的 CHF 或顽固性 CHF 的治疗。血管扩张药共同的不良反应为钠水潴留，因此应联合应用利尿药以减少副作用。

知识四 血管紧张素转化酶抑制药和血管紧张素Ⅱ受体拮抗药

一、血管紧张素转化酶抑制药（ACE）

ACE 最初作为扩血管药用于治疗 CHF，后来发现其疗效较其他扩血管药为优，而且其作用机制也有特点。常用药物包括卡托普利、依那普利等。

【药理毒理】

1. 抑制血管紧张素Ⅰ转化酶

ACE 抑制药能抑制血液循环及局部组织中的血管紧张素Ⅰ（AngⅠ）向血管紧张素Ⅱ（AngⅡ）的转化，降低血浆及组织（心脏、血管等）中的 AngⅡ 浓度，减少 AngⅡ 收缩血管及促进心肌细胞增生的作用。AngⅡ 生成减少又使醛固酮的释放减少，可减轻由此引起的钠水潴留。

2. 对血流动力学的影响

ACE 抑制药可降低外周血管阻力、扩张冠状动脉、降低左室充盈压和心室壁张力以及增加肾血流量等，能改善心功能，缓解 CHF 的症状，提高患者的生活质量。

3. 抑制心肌肥厚、血管增生及心室重构

CHF 是一种超负荷心肌病，发病早期的适应性反应就可见心肌肥厚和心室重构，ACE 抑制药可通过阻断 AngⅡ 生成、增加缓激肽含量，有效地阻抑和逆转心肌肥厚、心肌纤维化及血管壁的增厚。

二、血管紧张素Ⅱ受体（AT_1）阻断药

血管紧张素Ⅱ受体拮抗药能直接阻断血管紧张素Ⅱ与其受体的结合，阻止 AngⅡ 对心血管系统发挥的作用，逆转心肌肥厚、左室重构及心肌纤维化。此类药物抗 CHF 的作用与 ACE 抑制药相似，不同点是拮抗作用更完全，能拮抗 ACE 和非 ACE 途径产生的血管紧张素Ⅱ而发挥作用；同时因其对缓激肽途径无影响，故不引起咳嗽、血管神经性水肿等不良反应。

【知识链接】

ACE 的合理应用

回顾 ACE 治疗慢性心功能不全的循证历程可以发现以下事实：ACE 能减轻心力衰竭患者的症状，改善心衰患者在运动峰值时的做功，降低所有左室收缩功能障碍患者的病死率，ACE 适用于心功能Ⅰ～Ⅳ级的患者，是目前治疗慢性心功能不全的首选药物，但目前在我国存在使用 ACE 不足的现象。这里包括两个方面：①在已明确诊断为心衰的患者中只有不足一半的患者使用 ACEI；②使用剂量

远远不足以达到靶剂量，所用量常是临床试验中靶剂量的 1/4~1/2。主要是对 ACE 副作用的过度担心，尤其是发生低血压和肾功能损害，当然还有一部分仍停留在原来心衰的传统治疗模式上。在临床上，医生往往使用小剂量 ACE，因为他们认为较小的 ACE 剂量可能同样有效，而副作用减少，国内患者对国外临床试验应用的 ACE 剂量的耐受性可能较差等。这是一种误解，一些研究表明，大剂量 ACE 应用比较小剂量应用对血流动力学、神经内分泌、症状和预后产生更大作用。大量临床试验证明患者可良好耐受大剂量 ACE，并且效果明确。我们应提高对 ACE 和心衰的认识，更新观念，按照"建议"和循证医学指出的正确使用方法，足量、长期应用，让每个心衰患者能耐受最大靶剂量，不断提高应用 ACE 的水平，使心衰治疗更合理和有效。

项目六 ▶ 利尿药和脱水药

案例导入：

患者，男，40 岁。5 年来，劳累后心悸、气短、纳差、水肿，2 周来上感后症状加重。检查：血压 127/70mmHg（16/9.3kPa），心大，心尖区闻及舒张期雷鸣样杂音，心率 123 次/min，心律不齐，心音强弱不等，颈静脉怒张，双肺底闻及湿性罗音，肝肋下 4cm，压痛（+），脾未触及，下肢水肿（+），脉率 80 次/min。诊断为：①风湿性心脏病，二尖瓣狭窄；②全心功能不全。

根据目前患者的病情，应进行强心利尿，①可选用哪些利尿药？并说明原因。②是否可选用甘露醇进行利尿？为什么？

知识一　利　尿　药

利尿药是一类作用于肾脏，促进电解质和水的排出，增加尿量的药物。临床上主要用于治疗各种原因引起的水肿，也可用于高血压、心功能不全等疾病的治疗。

一、利尿药的作用机制

尿液的生成过程包括肾小球滤过、肾小管和集合管的重吸收和分泌。利尿药主要通过影响肾小管和集合管的重吸收及分泌功能而发挥利尿作用（图 4-6）。

二、利尿药的分类

按其利尿效能可分为以下三种。

（一）高效能利尿药

主要作用于髓袢升支粗段，减少 Na^+ 的重吸收 15%~25%，利尿作用强大。

（二）中效能利尿药

主要作用于髓袢升支粗段皮质部和远曲小管始段，减少 Na^+ 的重吸收 5%~

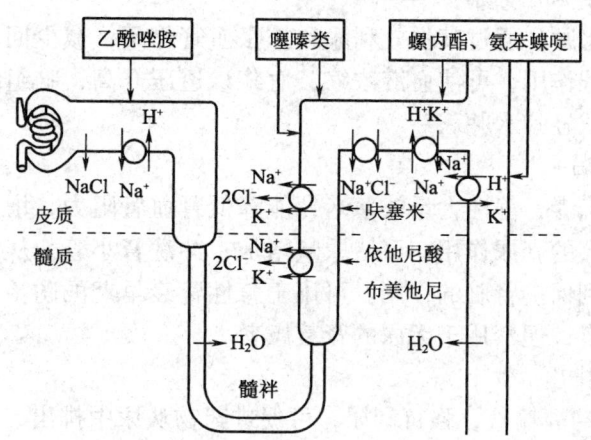

图4-6 肾小管各段功能及利尿药作用部位示意图

10%,利尿作用中等。

（三）低效能利尿药

主要作用于远曲小管末段和集合管,减少 Na^+ 的重吸收1%~3%,利尿作用弱于上述两类药物。

三、常用利尿药

（一）高效能利尿药

呋塞米（furosemide,速尿,呋喃苯胺酸）

【体内过程】口服易吸收,30min 显效,1~2h 达高峰,维持4~6h。静注后5min 显效,1h 高峰,维持2~3h。与血浆蛋白结合率为95%~99%。药物大部分以原形从尿中排出。

【药理毒理】

1. 利尿作用

抑制髓袢升支粗段 $Na^+-K^+-2Cl^-$ 同向转运系统,妨碍 NaCl 的重吸收,使管腔液中 NaCl 的浓度增加,降低了肾脏的稀释功能。同时,降低肾髓质间隙渗透压梯度,使水的重吸收减少,降低了肾脏的浓缩功能,从而产生迅速强大的利尿作用。

2. 扩血管作用

可扩张肾血管,增加肾血流量,静注可增加达30%以上。也能扩张全身静脉,降低前负荷和肺楔压。

【临床应用】

1. 严重水肿

因利尿作用强大,易引起电解质和水的紊乱,对一般水肿不宜常规使用,主要用于其他利尿药无效的心、肝、肾性严重水肿。

2. 急性肺水肿和脑水肿

对于急性肺水肿，通过其强效利尿和扩张血管作用，减少回心血量，降低左心负荷。因其利尿作用，可使血液浓缩，血浆渗透压升高，脑组织脱水，从而降低颅内压，迅速减轻脑水肿。

3. 急性肾衰竭

对于少尿期患者，静注大量呋塞米，能降低肾血管阻力，增加肾血流量，改善肾脏缺血。强大的利尿作用，可使尿量增加，冲洗肾小管，从而防止肾小管的萎缩和坏死，起到保护肾脏的作用。可用于急性肾衰早期的防治，也可用于甘露醇无效的少尿患者，但禁用于无尿的肾衰患者。

4. 加速毒物排出

配合10%葡萄糖输液，强行利尿，可促进药物从尿中排出，主要用于苯巴比妥、水杨酸类等药物中毒的解救。

【不良反应】

1. 水和电解质紊乱

用药过量或连续应用时，因过度利尿而引起低血容量、低血钾、低血钠及低血氯性碱中毒。其中以低钾血症最为常见，应注意补钾或加服留钾利尿药。对晚期肝硬化腹水病人可因血钾过低诱发肝性脑病，故肝硬化腹水患者应慎用或忌用。

2. 听力损害

大剂量呋塞米快速静注可引起眩晕、耳鸣、听力下降，多为暂时性，少数为不可逆性，肾功能减退者尤易发生。

3. 胃肠道反应

可见恶心、呕吐、上腹部不适等症状，重者可引起胃肠出血。

【药物相互作用】

（1）与氨基苷类药物合用可诱发和加重耳毒性。

（2）因引起低血钾，可增强强心苷的毒性。

（3）与糖皮质激素类药物或两性霉素B合用，可增加低钾血症的发生机会。

（二）中效能利尿药

氢氯噻嗪（hydrochlorothiade）

【体内过程】脂溶性较高，口服可迅速吸收。本类药物部分与血浆蛋白结合，大部分以原形从肾脏排出，少量经胆汁分泌。

【药理毒理】

1. 利尿作用

主要作用部位在远曲小管始段，抑制 Na^+-Cl^- 同向转运系统，减少 Na^+、Cl^- 重吸收，增加尿量。此外，也可轻度抑制碳酸酐酶，使 H^+ 分泌减少，减少 H^+-Na^+ 交换，促进 K^+-Na^+ 交换，K^+ 排出增多。同时尿中 Mg^{2+}、HCO_3^- 排出也增多。

2. 降压作用

见抗高血压药物。

3. 抗利尿作用

可能与其促进 Na^+ 排泄，降低血浆渗透压，改善烦渴，减少饮水量有关。

【临床应用】

1. 水肿

利尿作用温和，可用于消除各种水肿。对轻、中度心性水肿疗效较好；对肾性水肿的疗效与肾功能损伤程度有关，严重肾功能不全者疗效较差；对慢性肝病引起的水肿疗效较差。

2. 高血压

3. 尿崩症

对尿崩症患者有一定疗效，可使患者的尿量明显减少，临床上主要用于肾性尿崩症及用加压素无效的中枢性尿崩症。

【不良反应】

1. 电解质紊乱

可引起低血钾、低血镁、低氯性碱血症等，其中以低钾血症最为常见，表现为恶心、呕吐、腹胀和肌无力等，用药时应注意补钾或与留钾利尿药合用。

2. 高尿酸血症

可使尿酸排出减少而引起高尿酸血症，痛风患者应慎用。

3. 高血糖症

可抑制胰岛素释放和葡萄糖的利用而使血糖升高，糖尿病患者慎用。

4. 脂肪代谢紊乱

可升高血浆低密度脂蛋白-胆固醇、总胆固醇、三酰甘油的水平，而降低高密度脂蛋白的水平。

此外，偶见过敏反应、胃肠道反应、粒细胞减少、血小板减少等。

【药物相互作用】

（1）因致低血钾，可增加强心苷的毒性，与强心苷合用时宜补钾。

（2）与糖皮质激素类药物、两性霉素 B 合用，可增加低钾血症发生的机会。

（3）因升高血糖，与降血糖药合用时应注意调整降糖药物的剂量。

（4）非甾体类抗炎药可减弱本类药物的利尿作用。

（三）低效能利尿药

螺内酯（spironolactone，安体舒通）

【体内过程】口服后能迅速吸收，起效较慢，维持时间较长。服后 1d 起效，2~3d 达高峰，维持 5~6d。有首关消除和肝肠循环。主要体内代谢物为有活性的坎利酮。

【药理作用与应用】可与醛固酮竞争远曲小管和集合管细胞内的醛固酮受体，拮抗醛固酮的排钾保钠作用，促进钠和水的排出。由于本药仅作用于远曲小管和集合管，对肾小管其他各段无作用，故利尿作用较弱。利尿作用与体内醛固酮水平有关。主要用于与醛固酮升高有关的顽固性水肿，如充血性心力衰竭、肝硬化腹水及肾病综合征。常与排钾利尿药合用，可增强利尿效果并预防低钾血症。

【不良反应】

1. 电解质紊乱

高钾血症最为常见，以心律失常为首发表现，用药期间必须密切注意血钾和心电图的变化。严重肾功能不全者禁用。

2. 内分泌紊乱

女性可致面部多毛、月经紊乱、乳房触痛、性功能下降等，男性可致乳房女性化、阳痿等，停药后可消失。

【知识链接】

抗利尿激素（ADH）

ADH是由下丘脑的视上核和室旁核的神经细胞分泌的9肽激素，经下丘脑－垂体束到达神经垂体后释放出来。其主要作用是提高远曲小管和集合管对水的通透性，促进水的吸收，是尿液浓缩和稀释的关键性调节激素。此外，该激素还能增强内髓部集合管对尿素的通透性。

ADH与远曲小管和集合管上皮细胞管周膜上的V2受体结合后，激活膜内的腺苷酸化酶，使上皮细胞中cAMP的生成增加；cAMP生成增加激活上皮细胞中的蛋白激酶，蛋白激酶的激活，使位于管腔膜附近的含有水通道的小泡镶嵌在管腔膜上，增加管腔膜上的水通道，从而增加水的通透性。当ADH缺乏时，管腔膜上的水通道可在细胞膜的衣被凹陷处集中，后者形成吞饮小泡进入胞浆，称为内移。因此，管腔膜上的水通道消失，对水就不通透。这些含水通道的小泡镶嵌在管腔膜或从管腔膜进入细胞内，就可调节管腔内膜对水的通透性。基侧膜对水可自由通过，因此，水通过管腔膜进入细胞后自由通过基侧膜进入毛细血管而被重吸收。

知识二 脱 水 药

脱水药又称渗透性利尿药，是指能使组织脱水的药物。此类药物多是在体内不被代谢，经肾小球滤过后不被肾小管重吸收的小分子化合物。

甘露醇

【药理毒理】

1. 脱水作用

静脉给药后能迅速升高血浆渗透压，使组织间水分向血浆转移，引起组织脱水，注射 100g 甘露醇可使 2000mL 细胞内水转移至细胞外。给药 30min 生效，2~3h 达高峰，维持 6h 左右。

2. 利尿作用

药物从肾小球滤过后，不被肾小管重吸收，在肾小管腔内形成高渗，减少 Na^+ 和水的重吸收。也可扩张肾血管，增加肾血流量，提高肾小球滤过率。

【临床应用】

1. 预防急性肾衰竭

急性肾衰竭早期及时应用甘露醇通过其脱水、利尿及增加肾血流量作用可迅速消除水肿和排出有毒物质，从而防止肾小管萎缩、坏死及改善肾缺血等。

2. 脑水肿及青光眼

静脉给药后通过其脱水作用可降低颅内压，用于各种原因所致的颅内压升高，是安全有效的首选药。也可降低眼内压，用于青光眼手术前降眼压。

【不良反应】轻微，注射过快可引起一过性头痛、头晕和视物模糊等。心功能不全者慎用、活动性颅内出血者禁用。

山梨醇（sorbitol）

山梨醇为甘露醇的同分异构体，临床应用、不良反应与甘露醇相似。但本品水溶性较大，可制成 25% 的高渗溶液使用。在体内有一部分转化为果糖而失去高渗作用，故作用弱于甘露醇。心功能不全患者慎用。

葡萄糖（glucose）

临床用其 50% 的高渗溶液。静注时，可产生脱水和渗透性利尿作用。因部分葡萄糖可从血管扩散到组织中，且易被代谢利用，故作用较弱，持续时间较短。单独用于脑水肿时可有"反跳"现象，一般可与甘露醇交替使用，以巩固疗效。

【知识训练】

一、单项选择题

1. 下列药物中哪个不是降血脂药（　　）
A. 消胆胺　　　　B. 强心苷　　　　C. 烟酸　　　　D. 安妥明

2. 下列药物中哪个是苯氧酸类的降脂药（　　）
A. 消胆胺　　　　B. 非诺贝特　　　C. 巴烟酸　　　D. 美伐他汀

3. 下列药物中属于 HMG–CoA 还原酶抑制药的是（　　）
A. 消胆胺　　　　B. 非诺贝特　　　C. 烟酸　　　　D. 美伐他汀

4. 治疗原发性高胆固醇血症的首选药是（　　）

A. 烟酸　　　　　B. 考来烯酸　　　C. 洛伐他汀　　D. 氯贝丁酯

5. 治疗糖尿病和肾性高脂血症的病人首选（　）

A. 烟酸　　　　　B. 考来烯酸　　　C. 洛伐他汀　　D. 氯贝丁酯

6. 口服后在肝内将内酯环打开才转化成有活性物质的药是（　）

A. 消胆胺　　　　B. 烟酸　　　　　C. 环丙贝特　　D. 洛伐他汀

7. 有抗血小板聚集，抗凝血和降低血浆黏度的降脂药为（　）

A. 消胆胺　　　　B. 烟酸　　　　　C. 美伐他汀　　D. 安妥明

8. 不具有直接扩张冠状动脉的药物是（　）

A. 普萘洛尔　　　B. 硝酸异山梨酯　C. 硝酸甘油　　D. 维拉帕米

9. 硝酸甘油对下列哪类血管扩张作用很弱（　）

A. 冠状动脉的小阻力血管　　　　　B. 较大静脉

C. 较大动脉　　　　　　　　　　　D. 冠状动脉的侧支血管

10. 下述哪种不良反应与硝酸甘油扩张血管的作用无关（　）

A. 心率加快　　　　　　　　　　　B. 眼内压增高

C. 房室传导阻滞　　　　　　　　　D. 体位性低血压

11. 硝酸酯类舒张血管的作用机制是（　）

A. 阻断血管平滑肌β_2受体

B. 兴奋血管平滑肌α受体

C. 间接松弛血管平滑肌

D. 在平滑肌细胞及血管内皮细胞中产生NO（一氧化氮）

12. 不宜用于变异型心绞痛的药物是（　）

A. 硝酸甘油　　　B. 普萘洛尔　　　C. 维拉帕米　　D. 硝苯地平

13. 不宜与普萘洛尔联合应用的抗心绞痛药物是（　）

A. 维拉帕米　　　B. 硝酸异山梨酯　C. 硝苯地平　　D. 硝酸甘油

14. 下列药物中属于广谱抗心律失常药的是（　）

A. 利多卡因　　　B. 苯妥英钠　　　C. 普萘洛尔　　D. 奎尼丁

15. 下列药物中不良反应有金鸡钠反应的是（　）

A. 利多卡因　　　B. 苯妥英钠　　　C. 普萘洛尔　　D. 奎尼丁

16. 奎尼丁不宜用于（　）

A. 房室传导阻滞　B. 房颤　　　　　C. 房扑　　　　D. 室性心动过速

17. 奎尼丁不具备下列哪项作用（　）

A. 阻钠内流　　　　　　　　　　　B. M受体阻断作用

C. α受体阻断作用　　　　　　　　D. β受体阻断作用

18. 应用奎尼丁治疗心房纤颤时，常先用强心苷，因为后者能（　）

A. 对抗奎尼丁引起的心脏抑制　　　B. 对抗奎尼丁的血管扩张作用

C. 防止室性心动过速的产生　　　　D. 增加奎尼丁抗房颤的作用

19. 关于奎尼丁对心脏的作用，下述哪一项是错误的（　）
    A. 对正常窦房结无明显影响　　B. 缩短心室肌的不应期
    C. 延长心房肌的不应期　　　　D. 减慢浦肯野纤维传导
20. 硝苯地平在降压的同时会引起（　）
    A. 心率减慢　　　　　　　　　B. 心输出量降低
    C. 血浆肾素增高　　　　　　　D. 肾血流量减少
21. 硝苯地平不适用于（　）
    A. 心绞痛　　　　　　　　　　B. 高血压
    C. 慢性心功能不全　　　　　　D. 心源性休克
22. 利尿药在降压的同时往往伴有（　）
    A. 血糖降低　B. 血脂降低　C. 血钠降低　D. 血钙升高
23. ACEI 在降压时（　）
    A. 引起脂质代谢紊乱　　　　　B. 有耐受性及停药的反跳现象
    C. 伴有反射性心率加快　　　　D. 改善心肌和动脉顺应性
24. 卡托普利的不良反应不包括（　）
    A. 致畸　　B. 味觉缺失　　C. 顽固性干咳　D. 脱发
25. 卡托普利长期使用应补充一定量的（　）
    A. 钙　　　B. 钾　　　　　C. 锌　　　　　D. 铁
26. 氯沙坦可引起的不良反应不包括（　）
    A. 咳嗽　　B. 体位性低血压　C. 头晕　　　　D. 高血钾
27. 强心苷的正性肌力作用是通过（　）
    A. 阻断心迷走神经　　　　　　B. 兴奋 β 受体
    C. 直接作用于心肌　　　　　　D. 促进神经递质释放
28. 强心苷的正性肌力作用机制是（　）
    A. 兴奋 β 受体　　　　　　　 B. 抑制 $Na^+ - K^+ - ATP$ 酶
    C. 交感神经递质释放增加　　　D. 激动 $Na^+ - K^+ - ATP$ 酶
29. 强心苷的最佳适应证是（　）
    A. 严重二尖瓣狭窄所致的 CHF　B. 甲亢所致的 CHF
    C. 贫血所致的 CHF　　　　　　D. 伴有心房纤颤的 CHF
30. 强心苷可用于治疗（　）
    A. 充血性心力衰竭　　　　　　B. 心脏传导阻滞
    C. 室性早搏　　　　　　　　　D. 缩窄性心包炎
31. 口服生物利用度最高的强心苷类药物是（　）
    A. 洋地黄毒苷　B. 地高辛　C. 西地兰　　　D. 毒 K
32. 强心苷治疗心衰的重要药理学依据是（　）
    A. 直接加强心肌收缩力

B. 增加心室传导

C. 增加衰竭心脏心输出量的同时不增加心肌耗氧量

D. 心输出量增多

33. 纠正强心苷中毒所致的心动过缓宜选用（　）

A. 阿托品　　　　B. 利多卡因　　　C. 苯妥英钠　　　D. 氯化钾

34. 关于强心苷的叙述正确的是（　）

A. 有肝毒性　　　B. 有肾毒性　　　C. 给药不方便　　D. 安全范围小

35. 肾功能不全患者最不易蓄积中毒的药物是（　）

A. 西地兰　　　　B. 地高辛　　　　C. 毒K　　　　　D. 洋地黄毒苷

36. 强心苷最严重的不良反应为（　）

A. 心脏毒性　　　B. 胃肠道反应　　C. 视觉异常　　　D. 中枢毒性

37. 下列药物中属于高效利尿药的是（　）

A. 乙酰唑胺　　　B. 阿米洛利　　　C. 依他尼酸　　　D. 螺内酯

38. 下列药物中长期用药会升高血脂的是（　）

A. 硝酸甘油　　　B. 强心苷　　　　C. 维拉帕米　　　D. 氢氯噻嗪

39. 排钠效能最高的利尿药是（　）

A. 氢氯噻嗪　　　B. 氨苯蝶啶　　　C. 呋喃苯胺酸　　D. 环戊氯噻嗪

40. 有关呋塞米的叙述正确的是（　）

A. 作用快、强、长　　　　　　　　B. 口服无效

C. 可抑制PGE合成　　　　　　　　D. 可用于治疗顽固性水肿

41. 呋塞米的不良反应不包括（　）

A. 低血钾　　　　B. 碱血症　　　　C. 高血钙　　　　D. 低血钠

42. 噻嗪类药物的药理作用不包括（　）

A. 利尿作用　　　D. 降压作用　　　C. 拮抗醛固酮　　D. 抗尿崩症

43. 伴有糖尿病的水肿病人不宜选用哪一种利尿药（　）

A. 氢氯噻嗪　　　B. 氨苯蝶啶　　　C. 呋喃苯胺酸　　D. 乙酰唑胺

44. 对青光眼有效的利尿药是（　）

A. 螺内酯　　　　D. 氢氯噻嗪　　　C. 呋喃苯胺酸　　D. 乙酰唑胺

45. 慎用噻嗪类利尿药的是（　）

A. 尿崩症　　　　B. 心性水肿　　　C. 高血压　　　　D. 糖尿病

46. 肝性水肿患者消除水肿应选用（　）

A. 螺内酯　　　　B. 氢氯噻嗪　　　C. 呋喃苯胺酸　　D. 乙酰唑胺

二、多项选择题

1. 能降低血中极低密度脂蛋白和甘油三酯的药物是（　）

A. 烟酸　　B. 吉非贝齐　　C. 洛伐他汀　　D. 普罗布考　　E. 氯贝丁酯

2. 能提高血中高密度脂蛋白的药物是（　）

A. 烟酸　　B. 吉非贝齐　　C. 洛伐他汀　　D. 普罗布考　　E. 氯贝丁酯

3. 考来烯胺的主要不良反应有（　　）

A. 面红和皮肤瘙痒　　　　　B. 长期应用可发生脂肪痢

C. 血尿酸增加　　　　　D. 血糖增加　　　　　E. 便秘

4. HMG-CoA 还原酶抑制剂的主要不良反应包括（　　）

A. 轻度胃肠道反应　　　　　B. 血清转氨酶升高

C. 面红和皮肤瘙痒　　　　　D. 脂溶性维生素缺乏　　　　　E. 血糖增加

5. 除了调血脂作用外，HMG-CoA 还原酶抑制剂还具有（　　）

A. 改善血管内皮功能　　　　　B. 抑制血管平滑肌细胞的增殖和迁移

C. 减少动脉壁泡沫细胞的形成　　　　　D. 减轻炎性反应

E. 抑制血小板聚集

6. 关于苯氧酸类药物的不良反应正确的是（　　）

A. 导致脂溶性维生素的缺乏　　　　　B. 胃肠道反应

C. 转氨酶升高　　　　　D. 血尿素氮升高　　　　　E. 乏力、头痛、失眠

7. HMG-CoA 还原酶抑制药的降脂作用包括（　　）

A. 减少内源性胆固醇合成　　　　　B. 增加血 LDL 的清除

C. 可使 VLDL-ApoB 合成减少　　　　　D. 降低 HDL 的水平

E. 升高 HDL 的水平

8. 硝酸甘油的不良反应有（　　）

A. 搏动性头痛　　　　　B. 直立性低血压及晕厥

C. 眼内压升高　　　　　D. 心率加快　　　　　E. 面颊部皮肤发红

9. 普萘洛尔治疗心绞痛时其缺点是（　　）

A. 无冠状动脉扩张作用　　　　　B. 心率减慢

C. 心肌收缩力降低　　　　　D. 心室容积增大，射血时间延长

E. 突然停药可致"反跳"

10. 硝酸甘油治疗心绞痛时产生下列哪些作用（　　）

A. 缺血区血流灌注增加　　　　　B. 心率减慢

C. 心室容积增大　　　　　D. 室壁肌张力降低

E. 射血时间延长

11. 加快心率的抗心绞痛药有（　　）

A. 硝苯地平　　　　　B. 维拉帕米

C. 硝酸甘油　　　　　D. 普萘洛尔　　　　　E. 地尔硫䓬

12. 广谱抗心律失常药有（　　）

A. 利多卡因　　B. 奎尼丁　　C. 普萘洛尔　　D. 胺碘酮　　E. 苯妥英钠

13. 治疗强心苷中毒所致的过速性室性心律失常宜选用（　　）

A. 利多卡因　　B. 奎尼丁　　C. 普萘洛尔　　D. 胺碘酮　　E. 苯妥英钠

14. 奎尼丁的作用包括（ ）
A. 抑制 Na^+ 内流　　　　B. 抑制 K^+ 外流
C. 抑制 Ca^{2+} 内流　　　D. 阻断 β 受体　　　E. 抗胆碱作用
15. 下列药物中具有抗胆碱作用的抗心律失常药有（ ）
A. 普鲁卡因胺　B. 奎尼丁　C. 普萘洛尔　D. 胺碘酮　E. 苯妥英钠
16. 奎尼丁的主要不良反应包括（ ）
A. 胃肠道反应　　　　　　B. "金鸡纳反应"
C. 过敏反应　　　　　　　D. 心脏毒性　　　　E. 低血压
17. 可用于治疗心房纤颤的药物有（ ）
A. 地高辛　　B. 普萘洛尔　C. 奎尼丁　D. 胺碘酮　E. 利多卡因
18. 利多卡因主要用于（ ）
A. 局部麻醉　　　　　　　B. 室性心律失常
C. 癫痫病　　　　　　　　D. 室上性心律失常　E. 窦性心动过速
19. 老年高血压患者应选用下列哪些降压药（ ）
A. 大剂量利尿剂　　　　　B. β 受体阻断剂
C. α 受体阻断剂　　　　　D. 钙拮抗剂　　　　E. ACEI
20. 噻嗪类利尿药长期应用可致下列哪些不良反应（ ）
A. 血糖升高　　　　　　　B. 尿酸升高
C. 血脂升高　　　　　　　D. 肾素活性升高　　E. 血钾降低
21. 既有降压作用，又具有抗心绞痛、抗心律失常作用的药物是（ ）
A. 利舍平　B. 普萘洛尔　C. 硝普钠　D. 卡托普利　E. 地尔硫䓬
22. 既能用于治疗高血压，又能用于治疗慢性心功能不全的药物是（ ）
A. 卡托普利　B. 哌唑嗪　C. 硝普钠　D. 可乐定　E. 利舍平
23. 高血压伴有糖尿病的患者宜选用（ ）
A. 哌唑嗪　B. 卡托普利　C. 双氢克脲噻　D. 硝苯地平　E. 心得安
24. 可用于治疗慢性心衰的药物有（ ）
A. 地高辛　B. 酚妥拉明　C. 美托洛尔　D. 卡托普利　E. 米力农
25. 可用于治疗慢性心衰的非正性肌力药有（ ）
A. 地高辛　B. 毒 K　C. 卡维地洛　D. 卡托普利　E. 米力农
26. 强心苷在临床上可用于治疗（ ）
A. 房颤　　　　　　　　　B. 房扑
C. 室上性心动过速　　　　D. 室性心动过速　　E. 充血性心力衰竭
27. 强心苷对哪些原因引起的心衰疗效较好（ ）
A. 严重二狭　B. 高血压　C. 先天性心脏病　D. 甲亢　E. 心肌炎
28. 治疗急性左心衰以及其导致的心源性哮喘可选用（ ）
A. 毒 K　　B. 西地兰　C. 速尿　D. 吗啡　E. 氨茶碱

29. 强心苷治疗心衰可产生的作用是（　）
    A. 增加衰竭心脏的心输出量　B. 排钠利尿
    C. 缩小已扩大的心脏　　　　D. 加快心率　　　E. 降低中心静脉压
30. 地高辛对心脏的作用有（　）
    A. 增强心肌收缩力　　　　　B. 延长房室结传导时间
    C. 使衰竭心脏体积缩小　　　D. 对衰竭心脏有负性频率的作用
    E. 使正常心脏的输出量明显增加
31. 可诱发强心苷中毒的原因有（　）
    A. 低血钾　B. 低血钙　　C. 低血氧　　D. 低血容量　　E. 高血钙
32. 强心苷中毒所致呕吐的原因是（　）
    A. 刺激了胃肠黏膜　　　　　B. 体内失钾
    C. 血钙过高　　　　　　　　D. 兴奋了延脑的催吐化学感受区
    E. 血钠过高
33. 强心苷的主要不良反应包括（　）
    A. 粒细胞减少　B. 过敏反应　C. 致畸　　D. 胃肠道反应　E. 心脏毒性
34. 会抑制碳酸酐酶活性的利尿药物为（　）
    A. 氢氯噻嗪　B. 乙酰唑胺　C. 布美他尼　D. 安体舒通　E. 氨苯蝶啶
35. 具有直接或间接利尿作用的药物包括（　）
    A. 氢氯噻嗪　B. 乙酰唑胺　C. 甘露醇　　D. 安体舒通　E. 氨茶碱
36. 能用于治疗青光眼的药物有（　）
    A. 毒扁豆碱　B. 乙酰唑胺　C. 甘露醇　　D. 安体舒通　E. 氨茶碱
37. 具有耳毒性的药物包括（　）
    A. 呋塞米　　B. 依他尼酸　C. 链霉素　　D. 卡那霉素　E. 青霉素
38. 长期用药会升高血脂的是（　）
    A. 氢氯噻嗪　B. 普萘洛尔　C. 甘露醇　　D. 安体舒通　E. 氨茶碱
39. 长期用药可升高血钾的药物是（　）
    A. 氢氯噻嗪　B. 乙酰唑胺　C. 布美他尼　D. 安体舒通　E. 氨苯蝶啶
40. 长期用药会导致巨幼红细胞性贫血的药物是（　）
    A. 氨苯蝶啶　B. 甲氨蝶呤　C. 苯妥英钠　D. 螺内酯　　E. 氢氯噻嗪
41. 长期用药会致男性乳房女性化的药物是（　）
    A. 氨苯蝶啶　B. 氯丙嗪　　C. 苯妥英钠　D. 螺内酯　　E. 甲氰咪胍
42. 口服或注射给药，均会产生明显的恶心、呕吐反应的药物是（　）
    A. 阿司匹林　B. 呋塞米　　C. 氢氯噻嗪　D. 螺内酯　　E. 甘露醇
43. 为防止产生严重不良反应，在临床上应避免与呋塞米合用的药物是（　）
    A. 螺内酯　　B. 头孢氨苄　C. 磺胺异噁唑　D. 庆大霉素　E. 氢氯噻嗪

参考答案：

一、1. B 2. B 3. D 4. C 5. C 6. D 7. D 8. A 9. C
10. C 11. D 12. B 13. A 14. D 15. D 16. A 17. D 18. C
19. B 20. C 21. D 22. C 23. D 24. A 25. C 26. A 27. C
28. B 29. D 30. A 31. A 32. C 33. A 34. D 35. D 36. A
37. C 38. D 39. C 40. D 41. C 42. C 43. A 44. D 45. D
46. A

二、1. ABCE 2. ABCE 3. BE 4. AB 5. ABCDE
6. BCDE 7. ABCE 8. ABCDE 9. ADE 10. AD
11. AC 12. BD 13. AE 14. ABCE 15. AB
16. ABCDE 17. ABCD 18. AB 19. BDE 20. ABCDE
21. BE 22. ABC 23. ABD 24. ABCDE 25. CD
26. ABCE 27. BC 28. ABCDE 29. ABCE 30. ABCD
31. ACE 32. BD 33. DE 34. AB 35. ABCDE
36. ABC 37. ABCD 38. AB 39. DE 40. ABC
41. BDE 42. AB 43. BD

模块五
消化系统药物

>>>>

【知识目标】

1. 掌握各类抗消化性溃疡药的药理毒理、常用药物临床用途及主要不良反应；硫酸镁的不同给药途径在临床上的应用；助消化药的药理毒理、用途及不良反应等；胃肠促动药的代表药物甲氧氯普胺的作用、用途及不良反应等；代表药物硫酸镁的作用、应用、不良反应及注意事项；治疗肝性脑病药物的作用、应用、不良反应及注意事项。
2. 熟悉抗消化性溃疡药的用药指导。
3. 了解止吐药及胃肠促动药的作用特点；肝胆、胰腺疾病辅助治疗药的作用特点。

【技能目标】

应用药物的基本理论和基本知识，初步具备提供用药咨询服务的能力；学会消化系统类药物的应用原则，具有将疾病与其药物相联系的初步能力。

消化系统包括消化道及消化腺，其生理功能主要是消化和吸收。消化系统疾病包括消化系统的器质性和功能性疾病，种类众多且临床发病率高。消化系统药主要是对因治疗药如抗菌药、抗肠虫药、抗肿瘤药等及对症治疗药如消化功能调节药。

消化系统疾病中胃肠病属常见病、多发病，应用药物治疗是临床重要的治疗手段之一，随着胃肠生理和病理生理研究的深入，新的治疗药物不断涌现。20世纪70年代H_2受体阻断药问世，80年代后期开发了H^+-K^+-ATP酶抑制药，以及新的胃黏膜保护药、促进及抑制胃肠动力药、止吐药、胃肠道激素类药物等，使药物治疗消化系统疾病的疗效不断提高。本模块主要介绍抗消化性溃疡药、助消化药、止吐药及胃肠促动药、泻药与止泻药。

项目一 ▶ 抗消化性溃疡药

案例导入：

患者，女性，38岁，上腹部疼痛3余年，饥饿时加重，进餐后可缓解，并伴有返酸、嗳气。三天前因受惊和疲劳，上腹疼痛又加剧，大便呈柏油样，前来就医，此患者被诊断为十二指肠球部溃疡，上消化道出血。

针对此患者临床治疗原则是什么？应该选用什么药物？

抗消化性溃疡药按其作用机制主要分为以下四类：

（1）抗酸药　包括氢氧化镁、氢氧化铝、碳酸氢钠等。

（2）胃酸分泌抑制药　包括①H_2受体阻断药，如西咪替丁、法莫替丁、雷尼替丁等；②H^+-K^+-ATP酶抑制药，如奥美拉唑、兰索拉唑等；③M胆碱受体阻断药，如阿托品、哌仑西平等。

（3）黏膜保护药　前列腺素衍生物，如米索前列醇、硫糖铝、枸橼酸铋钾等。

（4）抗幽门螺旋杆菌药　阿莫西林、克拉霉素、甲硝唑、呋喃唑酮、四环素等抗菌药物。

知识一　抗　酸　药

本类药物为弱碱性药物，口服后在胃内直接中和胃酸，升高胃内pH，降低胃内酸度和胃蛋白酶的活性，减轻、缓解或消除胃酸、胃蛋白酶对胃、十二指肠黏膜的侵蚀和刺激，从而缓解疼痛和促进溃疡愈合。另外，有些抗酸药如氢氧化铝、三硅酸镁等还能在胃液中形成胶状保护膜，覆盖于溃疡面和胃黏膜，起保护溃疡面和胃黏膜的作用。主要用于胃、十二指肠溃疡及胃酸分泌过多症的辅助治疗。常用的抗酸药有：碳酸氢钠、氢氧化铝、氢氧化镁、三硅酸镁等。目前，抗酸药较少单独应用，药物单用效果差且影响排便，大多采用铝盐及镁盐组成的复方制剂，既可增强抗酸作用，又可减少不良反应。

常用的抗酸药有如下几种。

碳酸氢钠（sodium bicarbonate，小苏打）

碳酸氢钠抗酸作用强，口服易吸收，直接中和胃酸，显效快，但药效维持时间短。中和胃酸时易产生大量二氧化碳，增加胃内压力，可引起腹胀、嗳气、继发性胃酸分泌增加等反应，严重的溃疡病患者有引起胃肠穿孔的危险。不宜单独用于胃酸过多症的治疗，常与其他药配伍应用。

碳酸氢钠静脉滴注可碱化体液，用于代谢性酸中毒；口服或静脉滴注还可用于解救巴比妥类、阿司匹林等酸性药物中毒，碱化尿液以加速其排泄；配合氨基糖苷类抗生素治疗泌尿系统感染，可加强其抗菌作用。

碳酸钙（calcium carhonate）

碳酸钙抗酸作用与碳酸氢钠相似，不溶于水，不易吸收，中和胃酸作用较强、快，但慢于碳酸氢钠，药效维持时间长。中和胃酸后产生氯化钙和二氧化碳，氯化钙在碱性肠液中生成碳酸钙、磷酸钙，二者沉积于肠黏膜表面，可引起胃泌素释放，进而导致反跳性胃酸分泌增加。有收敛作用，可引起便秘。高血钙可促进 G 细胞分泌大量的促胃液素，引起继发性胃酸分泌增加。长期应用可引起肾功能不全、肾结石。

氢氧化镁（magnesium hydroxide）

氢氧化镁抗酸作用较强，显效快，药效持久。无溃疡面保护作用。镁离子口服有导泻作用，少量吸收后经肾排出，如肾功能不良可引起血镁升高。与氢氧化铝合用可减轻。

氢氧化铝（aluminum hydroxide）

氢氧化铝难溶于水，不易吸收，抗酸作用较强，起效缓慢而药效持久，无继发性胃酸分泌增多及产生二氧化碳等不良反应。氢氧化铝凝胶在胃内形成保护膜，使溃疡面与盐酸隔离，有利于溃疡愈合。中和胃酸后产生的氯化铝具有收敛和止血作用，故应用本药可引起便秘，与氢氧化镁合用可减轻。

三硅酸镁（magnesium trisilicate）

本药不溶于水，口服难吸收，故不引起碱血症。起效慢，抗酸作用较弱而持久，中和胃酸后生成胶状二氧化硅对溃疡面有保护作用。大剂量应用可致轻度腹泻。肾功能不良者长期服用可致高血镁症，表现为中枢抑制、低血压和肌无力。

理想的抗酸药应该是作用迅速、持久、不吸收、不产气、不引起便秘或腹泻，且对溃疡面和黏膜有保护作用，单一抗酸药很难达到这些标准，故抗酸药很少单用，但其价廉易得，所以常将其制成复方制剂应用以增强疗效，减少不良反应。

知识二　胃酸分泌抑制药

胃酸是由胃黏膜壁细胞分泌的，胃壁细胞上存在 H_2 受体、M_1 受体和胃泌素受体参与胃酸分泌，当这些受体被激动后，均可通过激活质子泵（H^+-K^+-ATP 酶），将 H^+ 泵出胃壁细胞外，进入胃腔与 Cl^- 结合成为胃酸。因此，凡能阻断上述受体或抑制质子泵的药物，均可抑制胃酸分泌，促进溃疡愈合。胃酸分泌抑制药的作用部位见图 5-1。

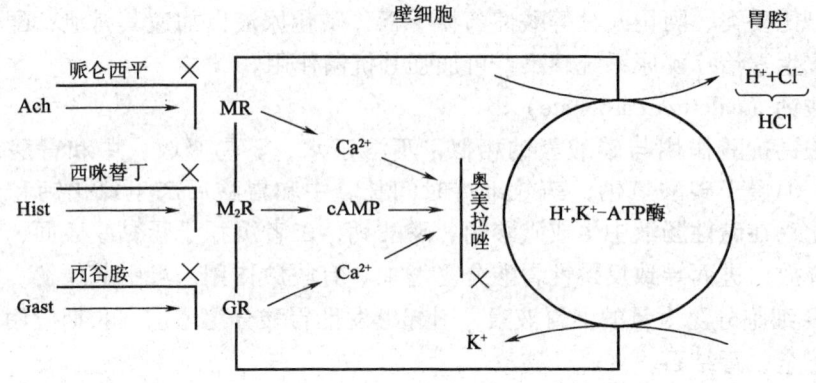

图 5-1 胃酸分泌抑制药的作用部位

Ach₁—乙酰胆碱 Hist—组胺 Gast—胃泌素 MRM—胆碱受体 H₂R H₂—受体
GR—胃泌素受体 ×—阻断

一、H₂ 受体阻断药

H₂ 受体阻断药（H₂-receptor antagonists）通过阻断壁细胞上的 H₂ 受体，抑制基础胃酸和夜间胃酸分泌，对促胃液素及 M 受体激动药引起的胃酸分泌也有抑制作用。

H₂ 受体阻断药抑制胃酸分泌作用较抗胆碱药强而持久，治疗溃疡病疗程短，溃疡愈合率较高，不良反应较少。常用的药物有西咪替丁（甲氰咪胍）、雷尼替丁（呋喃硝胺）、尼扎替丁和罗沙替丁以及新近上市的乙溴替丁、米吩替丁等。

（一）西咪替丁

西咪替丁（cimetidine，甲氰咪胍，泰胃美）为用于临床的第一代 H₂ 受体阻断药。

【体内过程】口服吸收迅速，生物利用度为 60%~70%，1h 左右血药浓度达峰值，$t_{1/2}$ 为 2~3h，作用持续 5~6h，单次治疗量作用约维持 4h。体内分布广，可经胎盘到达胎儿体内，亦可透过血-脑屏障，血浆蛋白结合率约 19%。部分在体内代谢，代谢物及原形药经肾排出，肾功能不全时 $t_{1/2}$ 延长。

【作用机制】西咪替丁能够高度选择地阻断 H₂ 受体，除了显著抑制组胺引起的胃酸分泌外，对胰岛素、五肽胃泌素、M 受体激动剂、咖啡因等刺激引起的胃酸分泌也均有抑制作用。还能促进胃黏液分泌，改善黏液凝胶附着物的质量，有促进溃疡愈合的作用。另外，还具有收缩血管作用，对皮肤黏膜血管的收缩作用更好。主要用于消化性溃疡、反流性食道炎，上消化道出血等，对十二指肠溃疡疗效优于胃溃疡，较大剂量用于治疗卓-艾综合征（胃泌素瘤）。停药后易复发，延长用药时间,可降低复发率。

此外,本药能阻断心血管系统的 H_2 受体,可以对抗组胺引起的心脏正性肌力和正性频率作用,部分对抗组胺引起的舒张血管和降血压作用。

【药理毒理】

(1) 抑制胃酸分泌　可阻断胃壁细胞上的 H_2 受体,明显抑制基础胃酸和各种刺激(如食物、组胺等)引起的胃酸分泌。

(2) 免疫功能调节作用　西咪替丁还能阻断 T 细胞上的 H_2 受体,对免疫功能有调节作用。

(3) 其他　西咪替丁能对抗组胺在离体心脏的正性肌力作用和正性频率作用。可部分对抗组胺的扩张血管和降压作用。但在抑制胃酸分泌的剂量时,对心血管系统影响很小。

(4) 本品有轻度抗雄激素作用而引起前列腺和精囊质量减少以及乳汁分泌,但停药后消失。无致突变、致癌、致畸胎作用,亦无依赖性和耐受性。

【临床作用】

(1) 胃和十二指肠溃疡　能减轻疼痛,促进溃疡愈合。

(2) 胃肠道出血　特别是胃肠黏膜糜烂引起的出血,长发生于应激状态之后,西咪替丁对此有效。多采用静脉滴注给药。

(3) 胃酸分泌过多症(卓-艾综合征,ZES)和反流性食道炎。

(4) 各种原因引起的免疫功能低下及抗肿瘤的辅助治疗。

【知识链接】

卓-艾综合征

该病是 1955 年由 Zollinger 和 Ellison 首先报道的。其特点是高胃泌素血症伴发大量胃酸分泌而引起的多发性、难治性的消化性溃疡。消化性溃疡和腹泻是本病的常见症状。治疗方法:一是药物治疗:如胃酸分泌抑制药西咪替丁、雷尼替丁、奥美拉唑以及长效生长抑制素类如奥曲肽等;二是外科切除疾患部位。

【不良反应】常规剂量不良反应发生率低,比较安全,可有如下反应。

(1) 消化系统反应　常见头痛、恶心、呕吐、便秘和腹泻等。长期使用可致肝、肾损害。突然停药可引起溃疡穿孔,可能与其反跳现象有关。

(2) 中枢神经系统反应　常见头痛、眩晕、语言不清和幻觉等。肝、肾功能不良及老年患者尤易发生。

(3) 造血系统反应　少数人有粒细胞缺乏和再生障碍性贫血等。

(4) 其他　有抗雄性激素作用,少数病人表现为男性乳腺增生、性功能障碍及女性溢乳症。

【药物相互作用】本药为肝药酶抑制剂,抑制部分药物的代谢,使其作用时间延长,可减慢普萘洛尔、地西泮、苯巴比妥、苯妥英钠、吲哚美辛、华法林、氨茶碱等药物的代谢速度,使它们的血药浓度升高,合用时注意调整这些药物的剂量;不宜与氨基糖苷类抗生素合用,因可能导致呼吸抑制或呼吸衰竭。

【案例分析】

医生给一位患有消化性溃疡的脑血栓病人开写了下列处方,请分析是否合理,为什么?

Rp:
① 西咪替丁片 0.2g×20
用法:0.4g,一日3次
② 华法林钠片 5mg×20
用法:5mg,一日1次

(二) 其他常见 H_2 受体阻断药物及特点

其他常见 H_2 受体阻断药物及特点见表 5-1。

表 5-1　其他常见 H_2 受体阻断药物

药名	作用特点	适应证	不良反应和注意事项
雷尼替丁(ranitidine,呋喃硝胺)	口服易吸收,生物利用度为52%,具有速效、高效、长效等特点,抑制胃酸分泌作用和胃黏膜保护作用与西咪替丁相似,抗酸作用较强	主要用于各种胃酸增加相关疾病,可缓解溃疡病症状,促进溃疡愈合	常见不良反应有头痛、头晕、幻觉、躁狂等,偶见白细胞、血小板减少等,停药后恢复。8岁以下儿童禁用,孕妇慎用。肝肾功能不全者 $t_{1/2}$ 明显延长
法莫替丁(famotidine)	口服易吸收,对肝药酶无影响,无明显的药物之间相互作用	口服用于胃和十二指肠溃疡、应激性溃疡以及反流性食道炎	不良反应发生率约为 2.5%,偶见口干、恶心、腹泻、食欲不振等。在减量或停药后可恢复正常。对 H_2 受体阻断剂过敏者、肝或肾功能不良、孕妇、哺乳期妇女及8岁以下小儿慎用

二、胆碱受体阻断药

1. 非选择性 M 受体阻断药——阿托品(atropine)

阻断胃壁细胞上的 M_3 受体,抑制胃酸分泌;阻断神经节上的 M_1 受体,抑制胆碱能神经节后纤维对胃肠分泌的影响;阻断乙酰胆碱对胃黏膜中的肠嗜铬样细胞、G 细胞表面的 M 受体,阻断组胺和促胃液素等物质释放,间接减少胃酸的分泌。此外,本药尚有解痉作用,但由于副作用较多,目前临床较少应用,主要与其他药物组成复方。

2. 选择性 M_1 受体阻断药——哌仑西平（pirenzepine）

本药口服吸收不完全，生物利用度为25%，食物影响其吸收，宜餐前服用。对胃壁细胞 M_1 受体有选择性阻断作用，抑制胃酸及胃蛋白酶分泌，对基础胃酸、胰岛素、五肽胃泌素引起的胃酸分泌抑制作用较强，同时有解除胃肠平滑肌痉挛的作用。用于胃和十二指肠溃疡。症状缓解较慢，与西咪替丁合用可增强疗效。对其心脏、平滑肌、唾液腺等部位的 M 受体亲和力低，故不良反应较轻，仅有轻微的口干、视力调节障碍、头痛、心动过速等。

三、胃泌素受体阻断药

丙谷胺（pmglumide，二丙谷酰胺）

丙谷胺的化学结构与胃泌素相似，能竞争性阻断胃泌素受体，对抗胃泌素的作用，抑制胃酸和胃蛋白酶的分泌，同时可使胃黏膜中己糖胺合成增多，对胃黏膜有保护作用，可促进溃疡愈合。主要用于胃、十二指肠溃疡和胃炎。疗效不及 H_2 受体阻断药，很少单独使用。偶有口干、失眠和腹胀等。

四、H^+-K^+-ATP 酶抑制药（胃壁细胞质子泵抑制药）

胃 H^+-K^+-ATP 酶又称质子泵，由 a 和 b 两个亚单位组成的异二聚体（图 5-2），贮存于壁细胞，当壁细胞处于相对静止状态时，H^+-K^+-ATP 酶主要存在胞浆内的管状囊泡膜上，壁细胞受刺激时，H^+-K^+-ATP 酶转移至壁细胞的分泌小管膜并被激活，H^+-K^+-ATP 酶催化 ATP 水解，产生能量驱动 H^+ 转移至胞外，同时与胞外 K^+ 结合，驱动 K^+ 转运至胞内。

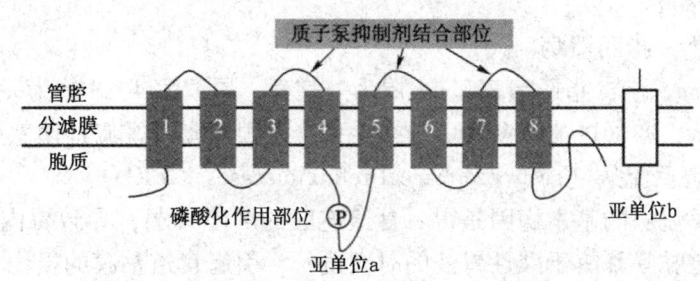

图 5-2　H^+-K^+-ATP 酶结构及药物结合部位

此外，体内、外实验证明，H^+-K^+-ATP 酶抑制药有抗幽门螺旋杆菌的作用。是目前治疗各种胃酸相关疾病最有效的药物。

（一）奥美拉唑

奥美拉唑（omeprazole）是第一个问世的质子泵抑制剂，是一种取代的苯并咪唑化合物，左旋体和右旋体各占50%。但是，由于奥美拉唑结构中含有亚砜基，使其稳定性降低。

【体内过程】口服易吸收，胃内食物可减少其吸收，宜空腹服用。首次用药生物利用度约35%,随着用药次数的增加生物利用度可达60%,t_{max}为1~3h。血浆蛋白结合率为95%,肝、肾、胃及十二指肠含量较高,不易透过血-脑屏障。主要经肝代谢,$t_{1/2}$与pH有关,平均为1h,80%代谢产物经肾排泄,少量随粪便排出。

【作用机制】奥美拉唑口服后,可浓集于胃壁细胞分泌小管周围,并转变为有活性的次磺胺衍生物,其中硫原子与H^+-K^+-ATP酶上的巯基结合形成复合物,从而抑制H^+泵功能,抑制基础胃酸与最大胃酸分泌量,作用强大而持久,对胃液总量和胃蛋白酶的分泌也有一定的抑制作用,也可使贲门、胃体、胃窦处的黏膜血流量增加,也能降低幽门螺旋杆菌的数量,促进溃疡愈合,有83%~88%患者的幽门螺旋杆菌转阴。

【药理毒理】

1. 抑制胃酸分泌作用

本药通过抑制胃壁细胞H^+-K^+-ATP酶,阻断了胃酸形成的最后步骤,使胃壁细胞H^+不能转运到胃腔形成胃酸,使胃液中的胃酸含量大为减少。对基础胃酸及各种刺激引起的胃酸分泌均有很强的抑制作用,剂量过大可致无酸状态。

2. 胃黏膜保护作用

动物实验证明,奥美拉唑对阿司匹林、乙醇、应激所致的胃黏膜损伤有保护作用,本药能增加胃黏膜血流量和促进胃黏膜生长,有利于溃疡愈合。

3. 抗幽门螺旋杆菌作用

本作用较弱,与阿莫西林、克拉霉素等抗生素联合应用,可杀灭幽门螺旋杆菌,明显降低复发率,可能是通过抑制细菌ATP酶活性而抑制细菌生长。

【临床应用】

1. 胃、十二指肠溃疡

每日20mg,十二指肠溃疡2~4周为一疗程,胃溃疡4~8周为一疗程,可缓解溃疡病症状,亦促进溃疡愈合。与抗生素合用根除幽门螺旋杆菌感染。

2. 胃食道反流病(gastroesophageal reflux disease,GERD)

胃食道反流病的基本病因是胃-食道连区的屏障减弱,导致胃内容物反流到食道腔,食道黏膜暴露于酸性胃液的时间过长,引起食道黏膜的损伤。

【不良反应】不良反应较轻,主要表现如下:

1. 消化系统

可见恶心、腹胀、腹痛、呕吐等反应。可能与用药后胃酸度下降、影响消化功能有关。

2. 神经系统

头痛、头晕、失眠、外周神经炎等症状。长期应用可使既往存在的焦虑、抑郁加重。

3. 血清促胃液素水平升高

凡能使胃酸分泌减少的药物或疾病都可以引起血清促胃液素水平增高,长期服用者可持续抑制胃酸分泌,使胃内细菌过度滋生和亚硝酸物质增多,故用药期间要定期检查胃黏膜有无肿瘤样增生。

4. 其他

可见皮疹、溶血性贫血、转氨酶增高、男性乳腺发育等。

【药物相互作用】

(1)本药可抑制肝药酶活性,可减慢苯妥英钠、地西泮、华法林、香豆素类、硝苯地平等药物的代谢,使其血药浓度升高,合用时应注意调整这些药物的剂量。

(2)本品可减少四环素和铁剂的吸收。

(3)与阿莫西林或阿奇霉素合用,可显著降低消化道溃疡的复发率。

【禁忌证】酸性环境利于本品活化,故不宜与抗酸药同服。慢性肝病有肝功能减退者,用量宜酌减。老年人及肾功能不全的患者慎用,避免造成急性肾衰竭。本品尚未用于儿童。

【案例分析】

男,36岁,因"反酸、烧心"就诊。胃镜:反流性食管炎。诊断:反流性食管炎。

医生开具的处方如下:

Rp:

奥美拉唑片 10mg×28 片   20mg/次   2 次/日   口服

多潘立酮片 10mg×21 片   10mg/次   3 次/日   口服

请分析此处方是否合理并说明原因。

(二)其他常见 H^+-K^+-ATP 酶抑制药物及特点

其他常见 H^+-K^+-ATP 酶抑制药物及特点见表 5-2。

表 5-2　　其他常见 H^+-K^+-ATP 酶抑制药

药 名	作用特点	适应证	不良反应和注意事项
兰索拉唑(lansoprazole)	为第二代质子泵抑制药,口服易吸收,起效快,作用强,生物利用度约为85%,兰索拉唑抑制胃酸分泌作用比奥美拉唑强2~10倍	具有升高促胃液素、保护胃黏膜及抗幽门螺旋杆菌作用,主要适用于胃酸相关性疾病	副作用少而轻。小儿用药安全性尚未确定,儿童及哺乳妇女忌用
泮托拉唑(pantoprazole)	抗酸作用机制与奥美拉唑相同,对质子泵有更高的选择性,血浆蛋白结合率为98%,$t_{1/2}$为1h	主要用于消化性溃疡、反流性食道炎等疾病	不良反应轻,几乎不影响其他药物代谢。长期应用注意定期检查肝功能

知识三 增强胃黏膜保护药

增强胃黏膜保护药主要通过增强胃黏膜屏障、胃黏液屏障或两者均增强，达到增强胃黏膜保护作用，促进溃疡愈合而发挥抗溃疡作用。胃黏膜的自身防御/修复因素药包括：黏膜细胞屏障和黏液 – HCO_3^- 盐屏障。

一、硫糖铝（sucralfate，胃疡宁）

硫糖铝为蔗糖硫酸酯的碱式铝盐，是无臭无味的白色粉末，不溶于水，亦不溶于乙醇等有机溶剂，溶于酸与碱中，口服不易吸收。

【体内过程】硫糖铝在胃液或碱性溶液中溶解度小，服药后98%随粪便排出，极少量以二糖硫酸盐的形式经肾脏排出。硫糖铝不易从肠道吸收，只有口服剂量的0.5%~20.2%吸收入体内。

【作用机制】硫糖铝在胃液酸性环境中形成胶冻状，牢固地与溃疡面结合形成保护膜，抵御胃酸和消化酶的侵蚀；能直接与胃蛋白酶结合，抑制胃蛋白酶的活性；促进胃黏液和碳酸氢盐的分泌，均有利于黏膜上皮的再生和溃疡的愈合。

【药理毒理】

（1）黏附于胃、十二指肠黏膜表面，在溃疡面形成保护屏障，有利于上皮细胞的再生，减少 H^+ 向黏膜逆向扩散，促进溃疡愈合。

（2）与胃蛋白酶结合使其活性降低，减少胃黏膜的损伤。

（3）促进胃、十二指肠黏膜合成前列腺素 E_2，从而增强胃、十二指肠黏膜的细胞屏障和黏液 – HCO_3^- 盐屏障。

（4）增强表皮生长因子、碱性成纤维细胞生长因子的作用，使之聚集于溃疡区，促进溃疡愈合。

（5）抑制幽门螺旋杆菌的繁殖，使黏膜中的幽门螺旋杆菌密度降低，阻止幽门螺旋杆菌产生的蛋白酶、脂酶对胃黏膜的破坏。

【临床应用】用于胃及十二指肠溃疡、慢性浅表性胃炎及反流性食管炎，一次1g，一日3~4次，应于饭前及睡前服用。对溃疡病的愈合率与西咪替丁相似，止痛作用稍慢，停药后复发率较低。

【不良反应】不良反应轻微，主要有便秘、口干。偶见恶心、胃部不适、腹泻、头晕、皮疹等。

【药物相互作用】由于硫糖铝需要酸性环境中才能发挥作用，故不宜与抗酸药和胃酸分泌抑制药同用。

📖 【案例分析】

医生给一位患有消化性溃疡的病人开写了下列处方，请分析是否合理，为什么？

Rp：

① 雷尼替丁 0.15g×20　　　　用法：0.15g，一日 2 次

② 硫糖铝 0.25g×20　　　　　用法：1g，一日 3 次，饭前 1h 服

二、其他常见增强胃黏膜保护药物及特点

其他常见增强胃黏膜保护药物及特点见表 5-3。

表 5-3　　　　　　　　　其他常见增强胃黏膜保护药

药　名	作用特点	适应证	不良反应和注意事项
米索前列醇（misoprostol，喜克溃）	本品为依前列醇的衍生物，性质较稳定，口服吸收良好，半衰期为 1.6~1.8h	用于消化性溃疡、应激性溃疡及急性胃黏膜损伤出血。对阿司匹林等非类固醇抗炎药引起的消化性溃疡有特效	不良反应主要是腹泻，也可出现腹痛、恶心、腹部不适。能引起子宫收缩而致流产或早产，故孕妇禁用
枸橼酸铋钾（colloidal bismuth subcitrate）	口服后很难吸收，极少量的铋吸收后主要分布在肝、肾等组织中，经肾排泄	用于胃和十二指肠溃疡，慢性胃炎等。抑制胃蛋白酶的活性，促进胃黏液的分泌；能够杀灭幽门螺旋杆菌	不良反应较轻，偶有消化道反应，服药期间口中可有氨味，可使口腔、舌、粪便染黑。牛奶、抗酸药可降低本品作用；可影响口服四环素的吸收，肾功能不全者禁用

知识四　抗幽门螺旋杆菌药

目前认为幽门螺旋杆菌是消化性溃疡病的主要致病因子，它寄生于胃十二指肠的黏液层与黏膜细胞之间，分泌蛋白分解酶，破坏黏液屏障。因此杀灭该菌是治疗消化性溃疡和慢性胃炎的重要环节，但该菌对抗菌药的抵抗力甚强，须多种抗菌药联合使用。目前临床用于抗幽门螺旋杆菌的药物有两类：①抗菌药，如阿莫西林、氨苄西林、罗红霉素、甲硝唑、四环素、庆大霉素、克拉霉素、呋喃唑酮等皆能杀灭此菌；②抗消化性溃疡药，如含铋制剂和 H^+-K^+-ATP 酶抑制药，作用弱，单用疗效差，为增强疗效，常采用第一类与第二类联合用药。

1. 以质子泵抑制剂（PPI）为基础

（1）标准剂量 PPI 加阿莫西林 1500~2000mg/d、甲硝唑 800mg/d 或呋喃唑酮 200mg/d，分 2 次服用，疗程 7~14d。

（2）标准剂量 PPI 加甲基红霉素 500~1000mg/d、阿莫西林 2000mg/d 或甲硝唑 800mg/d 或呋喃唑酮 200mg/d，分 2 次服用，疗程 7d。

2. 以铋剂为基础

（1）枸橼酸铋钾 480mg/d 加四环素（或阿莫西林）1000~2000mg/d、甲硝

唑 800mg/d（或替硝唑 1000mg/d），分 2 次（或 4 次）服用，疗程 14d。

（2）枸橼酸铋钾 480mg/d 加甲基红霉素 500mg/d、甲硝唑 800mg/d，呋喃唑酮 200mg/d，分 2 次服用，疗程 7d。

【案例分析】

患者，男，37 岁。因高血压，长期服用普萘洛尔，并因失眠，长期服用地西泮。因上腹痛，粪潜血入院检查，确诊为十二指肠溃疡。

试分析：该病人宜选用何药治疗？不宜选用何药治疗？其理论依据是什么？

项目二 ▶ 助消化药

消化功能失调可引起恶心、呕吐、腹泻、腹痛、腹胀、便秘、消化不良、胆结石等症，因此助消化药本身多为消化液的成分，能促进食物的消化，增强胃肠消化功能。主要作补充治疗，用于消化系统分泌功能减弱引起的消化不良。常用助消化药的作用特点（表 5-4）。

表 5-4　　　　　　常用助消化药的作用特点

药名	作用及用途	用法	不良反应和注意事项
稀盐酸	增强胃蛋白酶的活性，促进胰液和胆汁分泌	主要用于慢性萎缩性胃炎、胃癌等多种原因引起的胃酸缺乏症及发酵性消化不良所致的饭后胃部不适、腹胀、嗳气等症状	久用本品能腐蚀牙齿使之脱钙，故服用时应以水稀释，以免刺激胃黏膜，服用后用水漱口
胃蛋白酶	能使蛋白质分解，在含有 0.2%~0.4% 盐酸时消化力最强。由于胃蛋白酶缺乏症常伴胃酸缺乏，故单用难奏效，多与稀盐酸同时服用，以增进食欲，促进消化	为蛋白酶合剂：一次 10mL，一日 3 次，饭前或饭时服用	未见不良反应。不可与抗酸药合用，以免降低活性
胰酶	本品是胰蛋白酶、胰淀粉酶、胰脂肪酶的混合物。在中性或弱碱性条件下活性较强，促进消化、增进食欲	一次 0.3~0.6g，一日 3 次，饭前或进餐时服用	本品在酸性条件下易被破坏，服用时不可嚼碎。与碳酸氢钠同服可增加疗效。偶见皮疹等过敏症状

续表

药　名	作用及用途	用法	不良反应和注意事项
乳酶生	本品为活肠球菌的干燥制剂，在肠内分解糖类生成乳酸，使肠内酸度增高，从而抑制腐败菌的生长繁殖，并防止肠内发酵，减少产气	有促进消化和止泻作用，用于小儿消化不良。片剂：0.3g，一次0.3~0.9g，一日3次	饭前服。不宜与抗菌药、抗酸药及吸附药同服，以免影响疗效

【案例分析】

小张的孩子已经8岁了，他先天胃肠道不足，稍微吃多一点，就会肚子痛；一不小心，就会腹泻。确诊为儿童消化不良，医生开具处方为胃蛋白酶片+胃动力药，联合服用。

分析：该处方是否合理，为什么？

项目三 ▶ 止吐药及胃肠促动药

恶心、呕吐是许多疾病的常见症状，治疗时应首先找出病因进行对因治疗，再根据具体情况选用适当的止吐药，可减轻病人痛苦和防止因剧烈呕吐引起机体脱水及电解质紊乱。止吐药是一类通过抑制呕吐反射的不同环节而发挥止吐作用的药物。胃肠促动药是一类能增强并协调胃肠节律性运动的药物。止吐药和胃肠促动药有多种，本项目主要介绍甲氧氯普胺和多潘立酮。

知识一　止　吐　药

有多种药物具有止吐作用，其作用机制各有不同。临床根据引起呕吐的病因加以选择。

1. H_1 受体阻断剂

如苯海拉明（diphenhydramine）、茶苯海明（dimenhydrinate，晕海宁）、美克洛嗪（meclozine）等有中枢镇静作用和止吐作用，可用于预防和治疗晕动病、内耳性眩晕病等。

2. M 胆碱受体阻断剂

包括东莨菪碱（scopolamine）、阿托品、苯海索等。通过以下三个途径产生止吐作用：①阻断呕吐反射中枢 M 受体；②阻断迷走神经和内脏神经传入的冲动；③抑制前庭小脑通路的传导。东莨菪碱抗晕动病、预防恶心呕吐的作用效果最好。

3. 多巴胺受体阻断药

如氯丙嗪具有阻断延髓催吐化学感受区（CTZ）的多巴胺（D_2）受体作用，大剂量降低呕吐中枢的神经活动，能有效地减轻化学治疗引起的恶心、呕吐，但不能有效地控制强致吐化疗药物（如顺铂、阿霉素、氮芥等）引起的恶心、呕吐。

4. 5-HT_3受体阻断剂昂丹司琼

在化疗、放疗过程中，可能引起小肠的嗜铬样细胞释放5-HT_3，并通过5-HT_3受体引起迷走传入神经兴奋而导致呕吐反射。本药选择性阻断中枢及迷走神经传入纤维5-HT_3受体，产生明显止吐作用。对一些强致吐作用的化疗药（如顺铂、环磷酰胺、阿霉素等）引起的呕吐有迅速强大的抑制作用，但对晕动病及阿扑吗啡引起的呕吐无效。不良反应有头痛、疲劳、便秘或腹泻。长期大量应用可引起静坐不能、急性肌张力障碍、转氨酶升高。

格拉司琼（granisetron）、托烷司琼（tropisetron）等选择性5-HT_3受体阻断剂，作用类似于昂丹司琼。

知识二 胃肠促动药

胃肠运动在神经、体液和胃肠神经丛的综合调节下，有高度的节律性和协调性，如果调控失常，就会出现胃肠运动功能低下或亢进，导致多种消化道症状，临床常采用对症治疗。

胃肠促动药是一类能增强并协调胃肠节律性运动的药物，主要用于胃肠运动功能低下所引起的消化道症状，能促进胃肠运动，加速胃肠排空。

一、甲氧氯普胺（metoclopramide，胃复安）

甲氧氯普胺为多巴胺受体阻滞药，是功能性消化不良、胃痉挛引起的恶心、呕吐、腹胀等症状的常用药。

【体内过程】口服生物利用度为15%，易通过血-脑屏障和胎盘屏障。$t_{1/2}$为4~6h。

【作用机制】甲氧氯普胺对多巴胺D_2受体有阻断作用，阻断CTZ的D_2受体，发挥止吐作用。阻断胃肠多巴胺受体，可引起从食道至近段小肠平滑肌运动，加速胃的正向排空（多巴胺使胃体平滑肌松弛，幽门肌收缩）和加速肠内容物从十二指肠向回盲部推进，发挥胃肠促动药作用。

【药理毒理】

1. 协调胃肠运动

阻滞胃肠多巴胺受体对胃肠平滑肌有下列作用：增加食管下端括约肌的张力和收缩幅度，防止胃内容物反流至食管；增强胃和食管的蠕动，促进胃排空；促进幽门和十二指肠扩张，增强十二指肠、空肠和回肠的蠕动，加速食物排空。

2. 镇吐

通过胃肠运动和阻滞延髓催吐化学感受区的多巴胺（D_2）受体，发挥强大的镇吐作用。

【临床应用】适用于各种原因引起的呕吐及胃肠功能失调所致的食欲不振、消化不良和顽固性胃胀气；也用于反流性食管炎、胆汁反流性胃炎、顽固性呃逆等。

【不良反应】治疗剂量时，20%病人出现中枢不良反应，可有嗜睡、头晕、乏力；偶见便秘、腹泻、皮疹、溢乳及男子乳房发育等；大量久用可引起锥体外系反应（肌震颤、共济失调、静坐不能等）。注射给药可引起直立性低血压。

【药物相互作用】

（1）甲氧氯普胺与阿托品、溴丙胺太林等合用，其止吐作用减弱。

（2）吩噻嗪类药物能增强本药的锥体外系副作用，二者不宜合用。

（3）本药可降低西咪替丁的口服生物利用度，两药必须合用时，服药时间至少间隔1h。

（4）甲氧氯普胺能增加对乙酰氨基酚、左旋多巴、氨苄西林及四环素的吸收速率，可减少地高辛的吸收。

【禁忌证】孕妇慎用。

二、其他常见胃肠促动药物及作用特点

其他常见胃肠促动药物及作用特点见表5-5。

表5-5　其他常见胃肠促动药物及作用特点

药名	作用特点	适应证	不良反应和注意事项
多潘立酮（Domperidone，吗丁啉）	口服后吸收迅速，生物利用度约15%，$t_{1/2}$为7~8h，主要经肝脏代谢。能够阻断胃肠D_2受体，加强胃肠蠕动，促进胃的排空，防止食物反流。对中枢作用较小，不干扰帕金森病治疗。由于其选择性作用于外周多巴胺受体，可预防多巴胺受体激动剂治疗帕金森病时出现的胃肠道症状	用于胃排空延缓引起的消化不良、胃肠胀气、上腹部疼痛；放射治疗或药物等所致恶心、呕吐；反流性食管炎、胆汁反流性胃炎等	不良反应少而轻，可见轻度腹部绞痛、腹泻、口干、头痛、乏力、眩晕等，促进催乳素释放导致乳房增大、溢乳、闭经等。注射给药可致心律失常。婴幼儿及孕妇慎用
西沙必利（cisapride）	为全胃肠动力药，加强胃肠运动的作用类似甲氧氯普胺，并能增加结肠运动，引起腹泻。本药可能通过促进肠壁肌层神经丛释放乙酰胆碱，促进食道、胃、小肠直至结肠的运动。口服生物利用度为30%~40%，血浆蛋白结合率为98%，$t_{1/2}$约为10h	主要用于各种胃痉挛、反流性食道炎、功能性消化不良以及慢性自发性便秘和结肠运动减弱	可能有暂时性的肠痉挛和腹泻

【案例分析】

医生给一位厌食、腹胀、恶心、呕吐的病人开写了下列处方,请分析是否合理,为什么?

Rp:

① 多潘立酮片 10mg×20　　用法:10mg,一日3次
② 普鲁本辛片 15mg×20　　用法:15mg,一日3次

提示:多潘立酮为胃肠促动药,普鲁本辛为抗胆碱药。

项目四 泻药和止泻药

知识一 泻药

泻药是一类能促进排便反射或使粪便易于排出的药物。按其作用机制可分为:①容积性泻药,硫酸镁、硫酸钠等;②刺激性泻药,酚酞、比沙可啶等;③润滑性泻药,液状石蜡、甘油等。临床主要用于治疗功能性便秘。

一、容积性泻药

(一)硫酸镁(magnesium sulfate,泻盐)

【体内过程】口服后约有20%吸收入血,而后随尿排出。肌注或静注后均经肾排泄,其排泄速度与血镁浓度和肾功能相关。

【药理毒理】不同给药途径,可呈现不同的药理作用。口服给药可发挥导泻和利胆作用;注射给药则具有抗惊厥及降压等作用。

1. 局部作用

(1)导泻　硫酸镁经口服后,由于 Mg^{2+} 和 SO_4^{2-} 难被肠壁吸收,使肠内渗透压升高而阻止肠内水分的吸收,并使肠壁内水分向肠腔转移,因而肠腔容积增大,刺激肠壁,反射性地引起肠蠕动加强,产生导泻作用。此外,镁盐通过刺激十二指肠,使之分泌胆囊收缩素而促进小肠和结肠的分泌和蠕动。其导泻作用强大而迅速,若空腹服药并大量饮水,会加快导泻速度,一般于服药后 1~4h 排出液体样粪便。

(2)利胆　服高浓度硫酸镁(33%)或用导管直接注入十二指肠内,能刺激十二指肠黏膜并使之分泌胆囊收缩素,引起胆总管括约肌松弛、胆囊收缩,促进胆囊排空,产生利胆作用。

2. 全身作用

(1)抗惊厥　注射硫酸镁后,由于血中 Mg^{2+} 浓度升高,可引起中枢抑制和

骨骼肌松弛而产生抗惊厥作用。Mg^{2+}的肌松作用是由于对抗Ca^{2+}参与神经递质的释放和骨骼肌收缩引起的。

（2）降低血压　注射给药后，Mg^{2+}可直接松弛血管平滑肌，竞争性拮抗Ca^{2+}，可抑制心脏和松弛血管平滑肌，并能引起交感神经冲动传递障碍，从而使血管扩张，血压下降。

（3）消肿止痛　用50%硫酸镁溶液局部热敷患处，能改善局部血液循环，有消肿止痛的功效。

【临床应用】

（1）临床主要用于急性便秘、排除肠内毒物和配合驱虫药导出肠内寄生虫体、外科手术前和结肠镜检查前的肠道清洁。

（2）可用于慢性胆囊炎、阻塞性黄疸和胆石症等的治疗。

（3）可用于各种原因引起的惊厥，尤其对于子痫的惊厥有良效。临床多用于妊娠高血压综合征和破伤风所引起的惊厥。

（4）用于治疗高血压危象、高血压脑病和妊娠高血压综合征。

【不良反应】

（1）硫酸镁用于导泻时，因刺激肠壁可引起盆腔充血，故孕妇、月经期妇女禁用。服用大量浓度过高的硫酸镁溶液，可自组织中吸取大量水分而导致脱水。急腹症、肠道出血、肾功能不全、中枢抑制药中毒者禁用硫酸镁导泻。老年人慎用或禁用。

（2）硫酸镁注射过量或静脉注射过快，血中Mg^{2+}过高易引起中毒，表现为中枢抑制、血压急剧下降、肌腱反射消失、呼吸抑制、甚至心脏骤停而死亡。一旦出现中毒，应立即静脉注射钙盐抢救，并进行人工呼吸。

（3）硫酸镁少量吸收后，可抑制中枢，故中枢抑制药中毒时不宜选用其导泻，应选用硫酸钠导泻，防止加重中毒。主要经肾排泄，肾功能不全者禁用或慎用。

（二）其他常见容积性泻药及特点

其他常见容积性泻药及特点见表5-6。

表5-6　　　　　　　　　　其他常见容积性泻药及特点

药　名	作用特点	适应证	注意事项
硫酸钠（sodium sulfate，芒硝）	其导泻作用机制及用法与硫酸镁相似，但作用较弱，无中枢抑制作用，多用于中枢抑制药中毒时导泻以加速排除肠内毒物。肾功能不全者应用硫酸钠导泻较硫酸镁安全	临床多用于口服中枢抑制药中毒的导泻。本药是钡化合物中毒的特效解毒药，可与钡离子结合成无毒的硫酸钡	心功能不全者禁用

续表

药名	作用特点	适应证	注意事项
食物纤维素	食物纤维素包括多种天然、半合成、人工合成纤维素,如甲基纤维素、羧甲基纤维素等,具有较强亲水性,口服后不被肠道吸收,在肠内充分吸收水分,可吸水膨胀成胶状,增加肠内容积,保持粪便湿度,产生良好的通便作用	临床上常用于防治功能性便秘	无明显不良反应。多食蔬菜和水果可产生相似的效果

【案例分析】

某孕妇住院保胎期间突然发生惊厥,诊断为妊娠高血压综合征所致惊厥,医生给予硫酸镁静脉滴注进行抢救,由于滴注速度过快,滴注过程中患者突然出现头晕、冷汗、呼吸困难。查体:肌腱反射消失,血压急剧下降,已无法测得。此时应该如何抢救?

二、刺激性泻药

刺激性泻药又称为接触性泻药,药物或代谢产物通过刺激结肠推进性蠕动产生作用。

酚酞(phenolphthalein,果导)

口服后与碱性肠液结合形成可溶性钠盐,刺激结肠黏膜,增加结肠推进性肠蠕动,同时能抑制钠和水吸收而产生缓泻作用,服药后6~8h排出软便。适用于习惯性便秘。偶见皮疹、肠炎。主要经尿排出,可使碱性尿液显示红色,用药前应告知患者。少部分药经胆汁排泄,有肝肠循环。婴儿禁用,幼儿和孕妇慎用。该药不宜长期使用,以免损伤肠壁黏膜下神经丛。

比沙可啶(bisacodyl,双醋联苯)

本品与酚酞同属二苯甲烷衍生物,但后者不良反应较多,已少应用。比沙可啶安全、有效。口服后在肠道被细菌的酶迅速转化为去乙酰基代谢物而发挥作用,可能抑制Na^+-K^+-ATP酶而阻止水和电解质吸收使肠内容物增加;亦可能增加肠黏膜PGE_2而致泻。口服后约5%被吸收,以葡萄糖醛酸化物从尿及胆汁排出。从胆汁排出部分又可水解成有活性物而继续发挥作用。口服10~15mg,6~10h后排便。主要用于便秘、腹部X线或内镜检查、术前排空肠内容物。不良反应很少,反复应用可能有腹痛。孕妇慎用。

蓖麻油(castor oil)

口服后在十二指肠水解出有效成分蓖麻油酸,刺激肠蠕动而发挥导泻作用,服药后2~3h排出流质便。大剂量服用可产生恶心、呕吐等不良反应,孕妇及月经期女性禁用。

三、润滑性泻药

通过局部润滑并软化粪便而发挥导泻作用。如液状石蜡有明显润滑作用，长期应用影响脂溶性维生素及钙、磷的吸收。此外，甘油亦是常用的润滑性泻药。

液状石蜡（liquid paraffin）

本药是一种矿物油，口服后在肠内不被消化和吸收，润滑肠壁，并妨碍肠内水分吸收，软化粪便，利于其排出。适用于慢性便秘及体弱、高血压、动脉瘤、痔疮、腹部及肛门术后等患者的便秘，也用于老人及儿童的便秘。久用可妨碍脂溶性维生素A、D、K及钙、磷的吸收。

甘油（gycerin）

常用其栓剂或50%溶液由肛门给药。由于高渗透压刺激肠壁引起肠蠕动增加，并有局部润滑作用，几分钟内即可引起排便，适用于老年人、小儿的便秘。

开塞露（enema glecrine）

本药为50%甘油与硫酸镁或山梨醇组成的溶液，密封于特制塑料容器内，从肛门注入使用。注入肛门后，因高渗压刺激肠壁而引起排便反射，并润滑局部肠壁，几分钟内即可引起排便，导泻作用快捷、方便、安全、有效，适用于偶发的急性便秘、轻度便秘、老年人及儿童便秘。

【案例分析】

某人患习惯性便秘3年，自行服用番泻叶或果导，这种治疗方法正确吗？为什么？

【知识链接】

泻药应用的注意事项

（1）治疗便秘，尤其是习惯性便秘者，应养成定时排便的习惯，多吃富含纤维素的食物如蔬菜、水果、粗面粉等，并增加运动量，适当摄取液体。

（2）长期服用泻药会影响营养物质吸收，引起过度腹泻以致水、电解质丢失。甚至对泻药产生依赖性；且常服用泻药对肠壁产生经常性刺激，亦会进一步引起结肠痉挛性便秘。应根据不同情况选择不同类型的泻药。

（3）注意用药禁忌证，诊断未明的腹痛、炎症性肠道疾病或肠梗阻均禁用泻药；孕妇与经期妇女禁用剧烈泻药；哺乳期妇女用泻药应考虑药物是否从乳汁分泌影响婴儿；肾功能障碍者慎用含钾或镁的泻药。

知识二 止 泻 药

腹泻是多种疾病的症状，有利于肠内毒物的排出，对机体有一定保护作用，以对因治疗为主；但剧烈而持久的腹泻可引起脱水、电解质紊乱和营养吸收障碍，必要时适当给予辅助治疗可以减轻症状。止泻药通过抑制肠蠕动或保护肠道免受刺激而发挥止泻作用。常用止泻药的特点如表5-7所示。

表 5-7 常见止泻药的特点

药 名	作用特点	适应证	不良反应和注意事项
地芬诺酯（diphenoxylate，苯乙哌啶，止泻宁）	本药为哌替啶衍生物，但无镇痛作用，止泻作用类似于阿片类药物，能直接作用于肠道平滑肌，抑制肠黏膜感受器，减少肠蠕动，兼有收敛作用	临床适用于急慢性功能性腹泻和慢性肠炎	不良反应较少。偶见口干、恶心、嗜睡、烦躁、失眠等，减量或停药后即消失。长期大剂量应用可产生依赖性。孕妇、哺乳期女性及严重肝损害者慎用
洛哌丁胺（loperamide，苯乙哌胺）	本药化学结构及对肠道作用均与地芬诺酯相似，但其止泻作用较强而且迅速，另外，还可以抑制肠壁神经末梢释放乙酰胆碱，增加肛门括约肌张力，减少排便次数	临床上适用于急、慢性腹泻和回肠造瘘术、肛门直肠术	不良反应有皮疹、瘙痒、食欲不振、恶心、头晕、乏力等。孕妇、哺乳期女性慎用
药用炭（medicinal charcoal，活性炭）	本药为不溶性粉末，颗粒小，总面积大，吸附性强，能吸附肠内大量气体、毒物、病毒和细菌毒素，阻止毒物吸收，减轻其对肠道的刺激而达到止泻的目的	临床主要用于腹泻、食物或药物中毒及胃肠胀气等	大量久用可引起便秘
双歧三联活菌制剂（bifid triple viable preparation）	双歧三联活菌制剂为双歧杆菌、嗜酸乳杆菌及粪链球菌组成的活菌制剂，起直接补充正常生理性细菌，调整肠道菌群而达到止泻目的	临床适用于肠道菌群失调引起的腹泻和腹胀等	无毒副作用，但不宜与抗菌药物合用

项目五 ▶ 治疗肝性脑病与肝胆、胰腺疾病辅助治疗药

知识一 治疗肝性脑病药

肝性脑病又称肝昏迷,是由于肝功能衰竭,使其代谢功能障碍,不能清除血液中有毒性的代谢产物所引起。严重肝病病人尿素合成功能降低,导致血氨升高,氨是有毒物质,进入脑组织后,主要干扰其能量代谢,使 ATP 生成减少,引起中枢神经功能障碍出现昏迷。另外,也可因肝功能障碍,体内苯乙胺和酪胺不被消除,可通过血-脑屏障,在脑内转化为苯乙醇胺和鱆胺(β-羟酪胺)。二者的化学结构与中枢神经递质儿茶酚胺类似,可作为"假递质"代替生理递质储存在囊泡中,从而影响了中枢神经冲动的传递,引起中枢神经功能紊乱,表现为意识改变和昏迷为主的一系列精神神经症状。目前治疗肝性脑病的药物主要通过降低血氨治疗肝性脑病。常用治疗肝性脑病药物特点如表5-8所示。

表5-8 常用治疗肝性脑病药物的特点

药 名	作用特点	适应证	不良反应和注意事项
乳果糖(lactulose)	口服后在结肠内被细菌分解为乳酸和乙酸,使肠内 pH 降低,促使肠腔中的氨(NH_3)转变为难吸收的铵(NH_4^+)由肠道排出。同时,促使血中氨向肠腔内扩散,而降低血氨	临床用于肝性脑病,与新霉素合用效果更好,还有导泻作用,可用于慢性便秘	对本药过敏者、阑尾炎、胃肠梗阻、不明原因腹痛、尿毒症及糖尿病酸中毒者禁用。剂量过大可致腹泻
谷氨酸(glutamic acid,麸氨酸)	本药可用于治疗肝性脑病。此外,本药参与脑内蛋白质和糖的代谢,促进氧化过程,增加能量供应,改善中枢神经系统的功能	临床主要用于治疗肝性脑病以及癫痫小发作	静脉滴注速度过快,可引起流涎、皮肤潮红、呕吐等不良反应。肾功能不良者慎用
γ-氨基丁酸(γ-aminobutyric acid,GABA)	本药在体内与 α-酮戊二酸反应生成谷氨酸而降低血氨,并能增加葡萄糖磷酸酯化酶的活性,改善脑细胞功能	可用于治疗肝性脑病,但疗效并不理想	静脉滴注过程中有时出现气急、头晕、恶心等症状应立即停药。用量过大可引起血压下降、呼吸抑制等不良反应

一、肝炎辅助用药

肝炎辅助用药的特点见表5-9。

表5-9　　肝炎辅助用药的特点

药 名	作用特点	适应证	不良反应
水飞蓟宾（silibinin）	本品有明显的保护及稳定肝细胞膜的作用	适用于慢性迁延性肝炎、慢性活动性肝炎、初期肝硬化、肝中毒等病的治疗	偶见头晕、恶心、呃逆及腹泻等
联苯双酯（bifendate）	保护肝细胞，显著降低丙氨酸氨基转移酶	本品适用于迁延性肝炎及长期单项谷丙转氨酶异常者	偶有轻度恶心，远期效果较差
齐墩果酸（oleanolic acid）	促进肝细胞，显著降低丙氨酸氨基转移酶	本品临床用于治疗传染性急性黄疸型肝炎；还可用于银屑病、风湿性关节炎等症	少数患者有口干、上腹部不适感，经对症处理可消失

二、利胆药及胆石溶解药

利胆药是促进胆汁分泌或胆囊排空的药物。常用药物有硫酸镁、去氢胆酸和熊去氧胆酸等。去氢胆酸口服，一次0.25～0.5g，一日3次。胆道完全梗阻或肝肾功能不全者禁用。熊去氧胆酸（ursodeoxycholic acid）一次50mg，一日150mg，早、晚进餐时分次给予，疗程最短6个月。不良反应有腹泻等。

【知识训练】

一、单项选择题

1. 助消化药稀盐酸的浓度是（　　）
   A. 10%　　B. 20%　　C. 30%　　D. 40%
2. 用后容易产生便秘的抗酸药是（　　）
   A. 氢氧化镁　　B. 氢氧化铝　　C. 碳酸氢钠　　D. 碳酸钙
3. 用后容易产生轻度腹泻的抗酸药是（　　）
   A. 碳酸钙　　B. 碳酸氢钠　　C. 氢氧化铝　　D. 氢氧化镁
4. 下列哪类药不是抗消化性溃疡药（　　）
   A. 胃黏膜保护药　　　　　　B. 胃肠解痉药
   C. 抑制胃酸分泌药　　　　　D. 抗幽门螺旋杆菌药
5. 西咪替丁治疗消化性溃疡的作用机制是（　　）

A. 保护胃黏膜 B. 中和胃酸
C. 抑制胃酸分泌 D. 抗幽门螺旋杆菌

6. 奥美拉唑抗消化性溃疡的作用机制是（　　）

A. 阻断 H_2 受体 B. 阻断 M_1 受体
C. 阻断胃泌素受体 D. 抑制胃壁细胞质子泵

7. 硫酸镁静脉注射过快或过量引起中毒应该如何抢救（　　）

A. 立即静脉注射钙剂 B. 静脉注射肾上腺素
C. 洗胃 D. 加强胃肠蠕动

8. 液状石蜡属于（　　）

A. 润滑性泻药 B. 接触性泻药 C. 容积性泻药 D. 胃黏膜保护药

9. 双八面体蒙脱石的止泻作用机制是（　　）

A. 收敛作用 B. 抑制肠黏膜感受器，减少肠蠕动
C. 抗菌 D. 抑制和固定细菌、病毒及其释放的毒素

二、多项选择题

1. 参与抗酸作用的受体是（　　）

A. H_2 受体 B. M_1 受体 C. 胃泌素受体 D. N 受体
E. D_2 受体

2. 治疗消化性溃疡药可选用（　　）

A. 碳酸氢钠 B. 西咪替丁 C. 枸橼酸铋钾 D. 哌仑西平
E. 奥美拉唑

3. 下列属于抗幽门螺旋杆菌药的是（　　）

A. 枸橼酸铋钾 B. 阿莫西林 C. 罗红霉素 D. 甲硝唑
E. 硫糖铝

4. 治疗反流性食管炎可选择（　　）

A. 多潘立酮 B. 甲氧氯普胺 C. 硫糖铝 D. 奥美拉唑
E. 地芬诺酯

5. 多潘立酮可以治疗（　　）

A. 反流性食管炎 B. 肿瘤化疗引起的恶心、呕吐
C. 胆汁反流性胃炎 D. 慢性萎缩性胃炎
E. 食管镜检查前用药，防止检查时发生恶心、呕吐

6. 硫酸镁经口服给药可产生什么作用（　　）

A. 抗惊厥 B. 降血压 C. 利胆 D. 导泻
E. 促进胃肠蠕动

参考答案：

一、1. A 2. B 3. D 4. B 5. C 6. D 7. A 8. A 9. D

二、1. ABC 2. ABCDE 3. ABCD 4. ABCD 5. ABCDE 6. CD

模块六
呼吸系统药物

【知识目标】

1. 掌握平喘药的分类、作用、临床用途、不良反应。
2. 熟悉镇咳药、祛痰药的作用、用途、不良反应等。
3. 了解平喘药的用药指导；镇咳药的分类，此类药的作用机制及作用特点；祛痰药的分类，此类药的作用机制及作用特点。

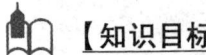【技能目标】

应用药物的基本理论和基本知识，初步具备提供用药咨询服务的能力；

学会呼吸系统类药物的应用原则，具有将疾病与其药物相联系的初步能力。

呼吸系统直接与外界接触，容易受到内在及环境因素影响而发生各种常见疾病，如上呼吸道感染、支气管炎、肺炎、支气管哮喘、慢性阻塞性肺病、肺源性心脏病、肺纤维化、支气管扩张、肺肿瘤、肺寄生虫病等。

咳痰、喘是呼吸系统疾病的常见症状，多由感染或变态反应所致，以上三种症状可单独出现或同时存在并互为因果。在对因治疗的同时，合理地使用镇咳药、祛痰药、平喘药是控制症状、防止并发症的重要措施。本模块主要介绍镇咳药、祛痰药及平喘药的分类、作用、临床用途、不良反应等相关内容。

项目一 平 喘 药

案例导入：

患者，男性，37岁，有支气管哮喘病史，1月23日从南方到北方出差，下火车后感觉很冷，突然胸闷、气短、呼吸困难，当天夜间呼吸困难加重，喉中有哮鸣音，立刻去医院急诊就医。患者主要临床表现为：呼吸困难、哮鸣音、额前冷汗、唇甲发绀，查体：T：37℃，BP：120/80mmHg（15.96/10.64kPa），听诊两肺满布哮鸣音。此患者被诊断为支气管哮喘急性发作。

针对此患者临床治疗原则是什么？应该选用什么药物？

支气管哮喘（简称哮喘）主要表现为发作性或持续性喘息，可由免疫（过敏性）或非免疫刺激所引起。其病理变化有：①嗜酸性粒细胞浸润为主的慢性支气管炎症，即使是轻度的、间歇性哮喘患者也存在炎症的表现；②可逆性支气管狭窄，主要由于发作性支气管平滑肌痉挛性收缩，并涉及支气管黏膜充血水肿与腺体分泌亢进等多个环节；③气管高反应性，即对支气管收缩因素（如某些化学物质、冷空气、运动等）的敏感性增高，这与支气管黏膜上皮细胞脱落，感觉神经末梢暴露，从而对外界刺激敏感化有关；④支气管重构，慢性病人的支气管平滑肌增生、基膜增厚、腺体增生，表现为持续性支气管阻塞。

凡能够缓解喘息症状的药物统称为平喘药，其主要适应证为哮喘或喘息性支气管炎。近年来，哮喘的治疗目标由过去的控制哮喘急性发作，转变为现在的防治慢性支气管炎症，最终消除哮喘症状。治疗策略包括两个方面：①控制症状，应用支气管扩张药（β_2 肾上腺素受体激动药、茶碱类、M 胆碱受体阻断药等）来缓解支气管平滑肌痉挛，控制喘息症状；②抗炎治疗，应用糖皮质激素控制炎症，或用抗过敏药物预防哮喘发作，或用炎症介质白三烯的调节药减轻炎症病变。

支气管哮喘病变中，炎症细胞激活并释放多种炎症介质，进而诱导炎症细胞（嗜酸粒细胞为主）浸润、支气管平滑肌痉挛、上皮细胞脱落和感觉神经末梢暴露、微血管渗漏、黏液分泌，导致支气管狭窄及喘息症状；慢性病人有支气管平滑肌、腺体、基膜增生等气管重构变化。哮喘发生过程及各类平喘药的作用如图 6-1 所示。

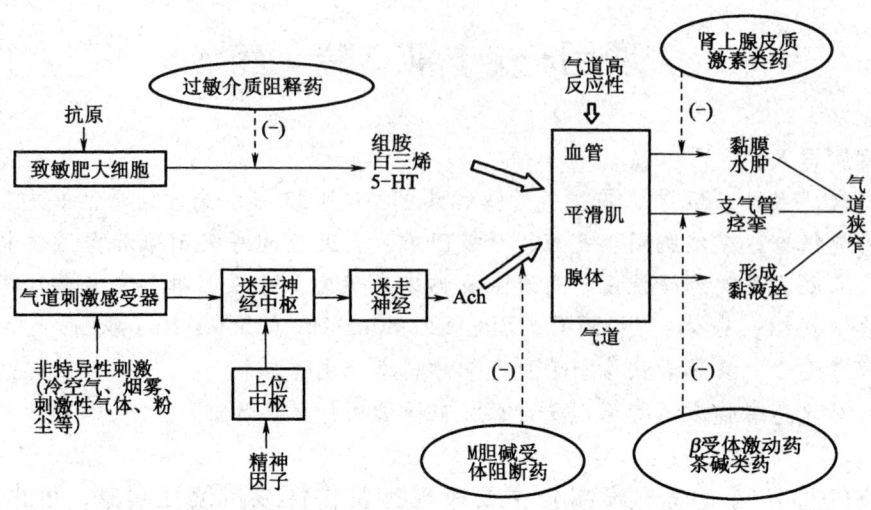

图 6-1 哮喘发生过程及各类平喘药的作用示意图

知识一 支气管扩张药

支气管扩张药是目前常用的平喘药,目前主要有如下三类。

一、β肾上腺素受体激动药

本类药物主要的作用机制是通过激动支气管平滑肌 β_2 受体,激活腺苷酸环化酶,使细胞内 cAMP 生成增多并激活 cAMP 依赖的蛋白激酶(图 6-2),细胞内 Ca^{2+} 浓度降低,从而松弛支气管平滑肌,使支气管扩张。本类药物还能一定程度抑制肥大细胞释放过敏介质,抑制毛细血管通透性增高,促进黏液-纤毛系统消除功能的作用,这些对过敏性哮喘均有预防作用。

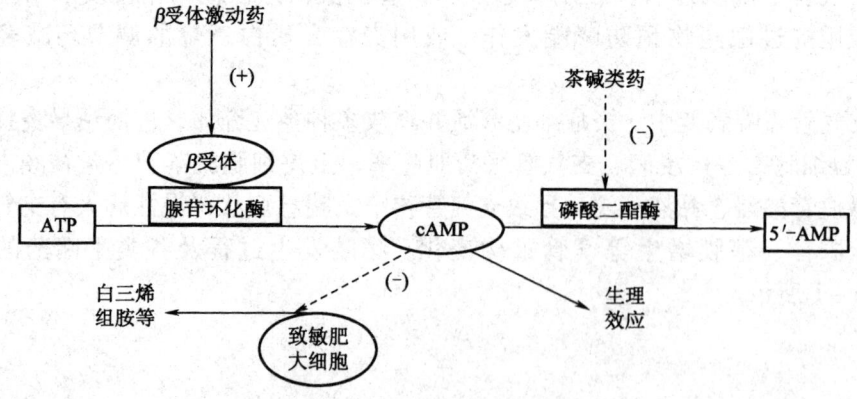

图 6-2 β受体激动药和茶碱类药对平滑肌细胞内的 cAMP 浓度的影响

本类药物药效较快,用于控制哮喘症状及减轻喘息性支气管炎症状。目前用于平喘的 β 受体激动药分为非选择性和选择性 β_2 受体激动药两种。前者包括肾上腺素和异丙肾上腺素等,对 β_1 和 β_2 受体选择性差,兴奋心脏作用明显,有引起心悸、增加心肌耗氧量、诱发心律失常等缺点,而且多数不能口服,作用也不持久,长期应用易产生耐受性,临床应用受到一定限制。后者包括沙丁胺醇、特布他林、克仑特罗、福莫特罗和沙美特罗等,对呼吸道选择性较高。疗效好而不良反应少,是控制症状的首选药。

【知识链接】

世界哮喘日

1988年12月11日,在西班牙巴塞罗那举行的第二届世界哮喘会的开幕式上,全国哮喘病防治委员会(GINA)与欧洲呼吸学会(ERS)代表世界卫生组织(WTO)提出了开展世界哮喘日活动,并将该日作为第一个世界哮喘日。自2000年起,每年都举行同样的活动,仅此1日。世界哮喘日的宗旨是:使人们意识到哮喘是一个全球性的健康问题;宣传已经取得的科技进步;促进公众和有关当局参与实施有效的管理方法。

(一)沙丁胺醇(salbutamol,舒喘灵)

【体内过程】口服后65%~84%被吸收,血浆浓度的达峰时间为1~3h。消除 $t_{1/2}$ 为2.7~5h。本品经肝脏生物转化成无活性代谢物,最后从尿液和粪便中排泄。气雾吸入后10~15min作用达高峰,维持3~4h,消除 $t_{1/2}$ 为1.7~7.1h,但大部分药物被吞咽,从消化道吸收。

【作用机制】本品选择性激动支气管平滑肌上的 β_2 受体,使支气管平滑肌松弛,从而解除支气管痉挛。本品的支气管扩张作用强,而对心脏的 β_1 受体作用较弱,是目前较为安全、常用的平喘药。

【药理毒理】沙丁胺醇的主要特点是对呼吸道有高度的选择性,对支气管平滑肌 β_2 受体的作用远大于对心脏 β_1 受体的作用,对 α 受体基本无作用。其支气管扩张作用与异丙肾上腺素相近,但作用更持久,对心脏兴奋作用仅为异丙肾上腺素的1/10。对慢性顽固性哮喘病例,由于不能有效抑制炎症基本过程,因此仅能控制症状而不能根治,需要配合其他有效的抗炎治疗。

过量中毒的早期表现:胸痛、头晕、持续严重的头痛、严重的高血压,持续恶心、呕吐、心悸,情绪烦躁不安等。反复过量使用偶可引起支气管痉挛,如有发生,应立即停用并在医生指导下调整治疗方案。

【临床应用】

1. 气雾吸入

吸入的药物直接作用于支气管平滑肌,小部分吸收入支气管静脉到右心室,然后进入肺循环,故起效快,而心脏和其他全身作用小,可迅速缓解哮喘症状。使用时应掌握正确吸入方法,喷药后即做深而慢的吸气,然后屏气片刻,以利气雾在呼吸道内充分沉积。

2. 口服

口服后约30min起效,2~3h作用达高峰,作用持续4~6h,心脏和其他不良反应较气雾吸入多见,用于频发性或慢性哮喘的症状控制和预防发作。

【不良反应】

1. 心脏反应

一般治疗量时少见,如超过治疗量数倍至数十倍,可见窦性心动过速,甲状腺功能亢进病人应慎用。

2. 骨骼肌震颤

好发于四肢和面颈部,可随用药时间延长而逐渐减轻或消失。这是由于兴奋了骨骼肌慢收缩纤维的 β_2 受体,使之收缩加快,干扰快慢收缩纤维之间的融合。

3. 血钾降低

过量应用或与糖皮质激素合用时,可降低血钾,必要时补充钾盐。

4. 低敏感性

长期应用可使部分病例疗效降低,停药1~2周后可恢复敏感性。可以有计划地与其他类型平喘药交替应用,但不应盲目频繁使用大剂量本品。

【药物相互作用】

(1) 同时应用其他肾上腺素受体激动剂,其作用可增加,不良反应也可能加重。

(2) 并用茶碱类药时,可增加松弛支气管平滑肌的作用,也可能增加不良反应。

(3) 本品的支气管扩张作用能被 β 受体阻滞药普萘洛尔所拮抗,因而不宜与普萘洛尔同用。

【禁忌证】

(1) 对其他 β_2 激动剂过敏者禁用。

(2) 心血管功能不全、冠状动脉供血不足、高血压、糖尿病和甲状腺机能亢进患者慎用。

(二) 其他选择性 β_2 受体激动药物及特点

其他选择性 β_2 受体激动药物及特点见表6-1。

表6-1　　　　　　　　　　其他选择性 β_2 受体激动药物及特点

药　名	作用特点	适应证	不良反应和注意事项
特步他林（terbutaline）	平喘作用与沙丁胺醇相当，但心脏兴奋作用仅为异丙肾上腺素的1/100	支气管哮喘、喘息性支气管炎及慢性阻塞性肺部疾病引起的支气管痉挛；预防早产；也可用于胎儿窒息	少数人可出现口干、鼻塞、轻度胸闷、嗜睡及手指震颤等，个别人可有心悸、头痛等症状。心肌功能严重损伤者禁用；高血压、冠心病、甲亢、糖尿病患者和孕妇慎用
克仑特罗（clenbuterol）	为强效选择性 β_2 受体激动药，平喘作用为沙丁胺醇的100倍，而对心血管的影响较小	用于防治支气管哮喘、喘息性气管炎以及肺气肿等呼吸系统所致的支气管痉挛	少数病人可见轻度心悸、手指震颤、头晕等不良反应，一般于用药过程中自行消失；心律失常、心动过速、高血压病和甲状腺功能亢进者慎用
福莫特罗（formoterol）	为长效 β_2 受体激动药，且平喘作用较沙丁胺醇强，且较持久；尚有抗炎作用	用于治疗支气管哮喘、慢性气管炎、喘息型支气管炎、肺气肿等气道阻塞性疾病所引起的呼吸困难。尤其适用于哮喘夜间发作患者。并能有效地预防哮喘的发作	循环系统偶见心动过速、室性期外收缩、面部潮红、胸部压迫感等；神经系统偶见头痛、震颤、兴奋、发热、嗜睡、盗汗等，罕见耳鸣、麻木感、不安、头昏、眩晕等；消化系统偶见嗳气、腹痛、胃酸过多等；偶见过敏反应；常规使用本品可产生与其他肾上腺素 β_2 受体激动药类似的影响

二、茶碱类

本类药物主要通过抑制磷酸二酯酶，阻止支气管平滑肌细胞内 cAMP 降解，升高细胞内 cAMP 水平，舒张支气管；也能阻断腺苷受体，拮抗内源性递质腺苷诱发的支气管平滑肌痉挛；兼有促进内源性儿茶酚胺类物质释放和降低平滑肌细胞内 Ca^{2+} 浓度的作用，也可解除呼吸道平滑肌痉挛。

（一）氨茶碱（aminophylline）

【体内过程】本类药物口服吸收快而完全，在体内释出游离茶碱而发挥作用。茶碱主要在肝内通过氧化和甲基化而灭活，肝功能不良、肝血流减少可减慢茶碱的消除；肝药酶诱导剂则加速茶碱的消除。t_{max} 为 1~3h，茶碱的有效血浓度为 10~20μg/mL，表观分布容积为 0.45L/kg，血浆蛋白结合率约为 60%。成人消除 $t_{1/2}$ 为 5~6h，儿童为 3.7h，6 个月以内婴儿大于 24h。90% 在肝内代谢，经脱甲基和氧化而失活，10% 以原形由尿排出。

【作用机制】该品为茶碱与乙二胺复盐，其药理作用主要来自茶碱，乙二胺使其水溶性增强。本品对呼吸道平滑肌有直接松弛作用。其作用机理比较复杂，过去认为通过抑制磷酸二酯酶，使细胞内 cAMP 含量提高所致。近来实验认为茶碱的支气管扩张作用部分是由于内源性肾上腺素与去甲肾上腺素释放的结果，此外，茶碱是嘌呤受体阻滞剂，能对抗腺嘌呤等对呼吸道的收缩作用。茶碱能增强膈肌收缩力，尤其在膈肌收缩无力时作用更显著，因此有益于改善呼吸功能。本品尚有微弱舒张冠状动脉、外周血管和胆管平滑肌作用。有轻微增加收缩力和轻微利尿作用。

【药理毒理】本类药物作用较广，有平喘、强心、利尿、血管扩张、中枢兴奋等作用，其平喘作用机制较复杂，主要包括：

（1）扩张支气管平滑肌　这是主要作用，比 β_2 受体激动药弱。

（2）抗炎作用　近年发现长期应用小剂量茶碱类药物，可抑制肥大细胞、巨噬细胞、嗜酸性粒细胞等炎症细胞的功能，减少呼吸道 T 细胞，降低微血管通透性，抑制支气管炎症，降低气管反应性。

（3）增强呼吸肌（主要是膈肌）收缩力　减轻呼吸道阻塞、呼吸负荷增加造成的呼吸肌疲劳，这一作用对慢性病人尤为重要。

（4）静脉推注氨茶碱平喘作用快、疗效好，临床常用，但安全范围小，治疗指数窄，体内消除速率个体差异性较大，若使用不当，常易引起严重的毒副作用，甚至危及生命。

【临床应用】β_2 受体激动药不能控制的急性哮喘病例，用氨茶碱静脉注射可收到满意疗效。慢性哮喘病例可口服茶碱制剂防止其发作，如能掌握适宜的剂量，可获满意疗效；氨茶碱还可以直肠给药；对夜间哮喘发作者还可用茶碱的缓释制剂。本类药物还能缓解慢性阻塞性肺病以及心源性哮喘的喘息症状。

【不良反应】茶碱类的不良反应发生度与其血浓度密切相关，血浓度超过 $20\mu g/mL$ 时，易发生不良反应。严格掌握用药量，及时调整剂量是避免茶碱中毒的主要措施。

1. 局部刺激

本药碱性较强，局部刺激性大，口服刺激胃黏膜，可引起恶心、呕吐、胃痛等胃肠道反应，餐后服用可减轻。肌内注射可引起局部红肿疼痛，现已少用。长期应用可产生耐受性。

2. 中枢兴奋性

少数人治疗剂量可出现烦躁、不安、失眠等反应，静脉注射过量或过速可出现头痛、头晕、恶心、呕吐，甚至发生惊厥。儿童对本药敏感，易致惊厥，应慎用。

3. 急性中毒

静注过速或剂量过大，可引起心悸、血压骤降、谵妄、惊厥、昏迷等，严重时出现心律失常，甚至出现心脏突然停搏或猝死等中毒反应，故需使用安全剂量，且注射液必须稀释后缓慢注射。

【药物相互作用】

（1）与克林霉素、红霉素、林可霉素合用时，可降低本品在肝脏的清除率，使血药浓度升高，甚至出现毒性反应，应在给药前后调整本品的用量。

（2）与锂合用时，可加速肾脏对锂的排出，后者疗效因而降低。

（3）与普萘洛尔合用时，本品的支气管扩张作用可能受到抑制。

(4) 与其他茶碱类药合用时，不良反应可增多。

(5) 氨茶碱为碱性药物，遇酸性药物易产生沉淀，故不宜与杜冷丁、洛贝林、维生素 C 等药配伍。

【禁忌证】老年人及心、肝、肾功能不全者用量酌减。低血压、休克、急性心肌梗死患者禁用。

【案例分析】

医生给一位原因不明而急性发作哮喘的患者开了下列处方，请分析是否合理，为什么？

Rp：

(1) 氨茶碱注射剂 0.25g×1

(2) 25% 葡萄糖注射液 20mL×1

用法：混合后缓缓静脉注射。

提示：因氨茶碱既可扩张支气管治疗支气管哮喘，又可兴奋心脏治疗心源性哮喘。

(二) 其他常用茶碱类药物及特点

其他常用茶碱类药物及特点见表 6-2。

表 6-2　　　　　其他常用茶碱类药物

药名	作用特点	适应证	不良反应和注意事项
胆茶碱（cholinetheo-phylline）	本品为茶碱和胆碱的复盐，可提高茶碱的水溶性，溶解度比氨茶碱大 5 倍，口服吸收快，药效维持时间长。口服刺激性较小	临床主要用于支气管哮喘，也用于心绞痛、胆绞痛及心源性哮喘等	对本品过敏的患者，活动性消化溃疡和未经控制的惊厥性患者禁用。本品可通过胎盘屏障，也能分泌入乳汁，随乳汁排出，孕妇、产妇及哺乳期妇女慎用
二羟丙茶碱（dipro-phylline，喘定）	本药是茶碱和甘油的缩合物，平喘作用弱于氨茶碱，但不良反应较轻，对胃肠刺激性小，兴奋心脏作用也较弱，适于口服	临床主要用于支气管哮喘、喘息型支气管炎等伴有心动过速或不能耐受氨茶碱的患者	类似茶碱，剂量过大时可出现恶心、呕吐、易激动、失眠、心动过速、心律失常。甚至可发生发热、脱水、惊厥等症状，严重的甚至呼吸、心跳骤停

【案例分析】

病人，男，39 岁。于 10 年前出现发作性喘息，特别是在运动或闻到油漆味时。入院前 1h 出现胸闷、气急，有濒死感。随后出现面色青紫，呼吸困难，大汗淋漓，意识丧失，经急诊救治收入病房。

诊断：支气管哮喘急性发作。

问题与思考：

（1）根据病人的症状和诊断结果，应用哪些药物合适，为什么？

（2）如果在治疗过程中使用较大剂量的氨茶碱，可引起什么不良反应？应如何处理？

三、M胆碱受体阻断药

各种刺激引起内源性乙酰胆碱的释放是诱发哮喘的重要因素。M胆碱受体阻断药能阻断乙酰胆碱的作用，可用于哮喘的治疗。阿托品等M受体阻断药对哮喘有一定疗效，但由于对M受体无选择性，全身不良反应大，特别是抑制呼吸道腺体分泌，使痰液黏稠而加重呼吸道阻塞，故临床上已不再用于哮喘。目前常用的是对支气管选择性高、副作用少、可气雾吸入的人工合成阿托品衍生物。

（一）异丙托溴铵（ipratropium bromide 异丙阿托品）

【体内过程】异丙托溴铵为季铵盐，口服不易吸收，气雾吸入5~10min起效，30~60min达最大效应，作用维持4~6h。

【药理应用】能选择性阻断支气管平滑肌M_1胆碱受体，有较强的支气管平滑肌松弛作用，对呼吸道腺体及心血管作用较弱，不影响痰液的黏稠度及排痰量。

【临床应用】临床主要用于防治喘息型慢性支气管炎及支气管哮喘，尤其适用于年龄较大、合并心血管疾病、对糖皮质激素疗效差、不能耐受或禁用$β_2$受体激动药的哮喘患者。

【不良反应】无明显全身不良反应，大剂量应用可出现口干、干咳、喉部不适等症状。青光眼患者禁用。

（二）噻托溴铵（tiotropium 泰乌托品）

本品是新型的长效、强效、低毒的支气管扩张药。对支气管M受体的选择性较异丙托溴铵更高，亲和力强约10倍。气雾吸入5min起效，作用持续24h。不良反应轻微，大剂量应用可出现口干、干咳、喉部不适及肌肉震颤等。青光眼及阿托品过敏的患者禁用。

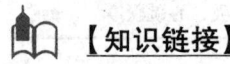

【知识链接】

盐酸克伦特罗

第一例"瘦肉精"中毒事件发生在西班牙，43个家庭吃了牛肝后集体中毒；我国最早披露的同样事件发生在香港；2006年上海又有300多人食用含"瘦肉精"的猪肉而中毒。餐桌上的化学污染直接危及到饮食安全，祸根源是"瘦肉精"——盐酸克伦特罗，它是一种平喘药的商品名，又称氨哮素、克喘素，化学名称为羟甲叔丁肾上腺素，选择性地激动 β 受体，松弛支气管平滑肌。20 世纪 80 年代初，美国一家公司意外地发现将一定量的盐酸克伦特罗添加在饲料中可明显促进动物生长，并增加瘦肉率，所以有人干脆就称它"瘦肉精"。随后，这一新发现被一些国家用于养殖业，添加量是治疗量的 5~10 倍。它进入体内后分布快、消除慢，故动物体内的高残留量给消费者带来了危害，特别是对老人、儿童及高血压、心脏病、甲亢等患者的危害性更大。可能出现肌肉震颤、心悸、战栗、头疼、恶心、呕吐等症状。

知识二 抗炎、抗过敏药

常用的抗炎、抗过敏药有糖皮质激素类、抗过敏药及白三烯调节药。

一、糖皮质激素类药物

目前，糖皮质激素类药物是哮喘持续状态或危重发作的重要抢救药，是有效的抗炎平喘药物，其抗喘机理可能与其抗炎及抗过敏作用有关。糖皮质激素能抑制前列腺素和白三烯的生成；减少炎性介质的生成和反应；能使小血管收缩，渗出减少，能增加 β 受体的反应性。本类药物长期应用副作用多，仅适用于哮喘持续状态或其他药物难以控制的严重哮喘，属中效的抢救药物。近年采用气雾吸入给药，充分发挥了糖皮质激素对气道的抗炎作用，从而避免了全身不良反应。本类药物治疗哮喘时发挥作用较缓慢，即使大剂量也需要一定潜伏期。因此在危急发作的哮喘病例应用本类药物时开始必须合用其他平喘药或吸氧，以免发生窒息。

倍氯米松（beclomethasone）

【体内过程】吸入本药后，仅 10%~20% 进入肺内产生治疗作用，80%~90% 的药物沉积在咽部而被吞咽。吞咽后大部分药物在肝脏被代谢，生物利用度<20%，$t_{1/2}$ 约为 15h。其代谢产物 70% 经胆汁排泄，10%~25% 经尿排泄。

【作用机制】糖皮质激素能进入靶细胞内与受体结合成复合物，然后进入细胞核内，调节炎症相关基因的转录，抑制某些炎症相关蛋白（如细胞因子类、诱生型一氧化氮合酶、磷脂酶 A_2、环氧合酶等）的表达，还可以增强某些抗炎症蛋白（脂皮素、β_2 受体等）的表达，进而表现抗炎效应。

【药理毒理】倍氯米松为地塞米松的衍生物，其局部抗炎作用比地塞米松强数百倍。吸入给药后，能良好地控制哮喘病情，而全身作用轻微，对下丘脑-垂体-肾上腺皮质轴无明显抑制作用。糖皮质激素抑制哮喘时炎症的多个发病环节，主要有以下方面：

（1）抑制多种参与哮喘发病的炎症细胞及免疫细胞　可抑制血液吞噬细胞、

中性粒细胞、T 淋巴细胞及肺巨噬细胞的功能；减少肺肥大细胞数量；减少嗜酸性粒细胞在支气管的聚集和介质释放；减少支气管上皮中树突状细胞数量；抑制炎症细胞与内皮细胞的相互作用，并降低微血管通透性；减少免疫球蛋白（包括 IgE）的产生等。

(2) 抑制细胞因子与炎症介质的产生　抑制多种细胞因子、趋化因子、黏附因子的产生；诱导生成抑制性蛋白脂皮素，进而抑制磷脂酶 A_2 的活性，从而抑制由花生四烯酸分解而产生的炎症介质，如白三烯类、前列腺素类、血栓烷 A_2、血小板激活因子等；通过稳定溶酶体膜，抑制溶酶体蛋白水解酶类的释放。

(3) 抑制气管高反应性　由于抑制炎症反应，可降低哮喘病人吸入抗原、胆碱受体激动剂、二氧化硫、冷空气以及运动后的支气管收缩反应。也有利于支气管黏膜损伤上皮的修复。

(4) 增强支气管以及血管平滑肌对儿茶酚胺的敏感性　使体内儿茶酚胺类物质的支气管扩张及血管收缩作用加强，有利于缓解支气管痉挛和黏膜肿胀。

【临床应用】用于支气管扩张药不能满意控制病情的慢性哮喘病人，反复应用本药可减少或终止发作，减轻病情严重程度，但不能缓解急性症状。气雾吸入后，一般在 10d 后支气管阻力降低作用达高峰，每日吸入本品 0.4mg 约与口服泼尼松 7.5mg 的疗效相等。需口服较大剂量糖皮质激素的病例，气雾吸入本品后，可减少口服激素用量或逐步替代口服激素。对于哮喘持续状态，因不能吸入足够的气雾量，往往不能发挥作用，故不宜应用。

【不良反应】

1. 局部反应

少数病人可发生口腔霉菌感染（鹅口疮）与声音嘶哑。每次用药后漱口，减少咽喉部药物残留，可以明显降低其发生率。

2. 全身反应

本品在治疗剂量下对下丘脑 - 垂体 - 肾上腺皮质功能无明显抑制作用，但吸入大剂量（>0.8mg/d）则有抑制作用。

【知识链接】

支气管哮喘急性发作的治疗原则：吸氧并选用下列药物：

(1) β_2 受体激动药　沙丁胺醇、肾上腺素、异丙肾上腺素气雾吸入。

(2) 肾上腺皮质激素　地塞米松静脉滴注。

(3) 茶碱类药　氨茶碱静脉滴注。

(4) M 受体阻断药　异丙阿托品气雾吸入。

支气管哮喘急性发作，病情重，需迅速控制病情，吸氧非常重要，肾上腺皮

质激素和 β_2 受体激动药见效快，茶碱类药次之，M 受体阻断药控制急性病情又次于前三者。临床常采取多种药物联合应用。此外，还有过敏介质阻释药如色甘酸钠等，在接触抗原前用药可用于各型支气管哮喘的预防，对正在发作的哮喘无效。

【禁忌证】

（1）在吸入治疗时对哮喘持续状态或其他急性哮喘发作者禁用。

（2）孕妇及婴儿须慎用。

布地奈德（budesonide，BUD）

布地奈德是不含卤素的糖皮质激素类药物，与倍氯米松有相似的局部抗炎作用，全身不良反应轻；吸入后也有 10%～20% 进入肺内，其余被吞咽药物的生物利用度约为 11%。

除上述两药外，本类药物还有曲安奈德（triamcinolone acetonide，TAA）、丙酸氟替卡松（fluticasone propionate）及氟尼缩松（flunisolide，FNS）。

【知识链接】

哮喘时糖皮质激素的给药方法

哮喘时糖皮质激素的给药方法有两种：

（1）全身给药　包括口服与注射给药。因全身给药易引起较多的不良反应，利用这种给药方法是有限制的。

（2）吸入给药　经过吸入给药，直接将药物送入气道，在气道内可获得较高的药物浓度，剩余部分发挥抗炎效用，并可减弱或消除全身给药的不良反应。故吸入型糖皮质激素是如今最常用的抗炎平喘药之一。

二、抗过敏药

本类药物主要能稳定肥大细胞膜，减少 Ca^{2+} 内流，阻止肥大细胞脱颗粒、释放过敏介质，并抑制非特异性刺激引起的支气管痉挛，部分药物还能拮抗组胺受体。临床用于预防或治疗哮喘，还可用于皮肤过敏症等。

（一）色甘酸钠（sodium cromoglycate，咽泰）

【体内过程】本品极性很高，口服仅 1% 被吸收。采用特殊的吸入器粉雾吸入。静脉注射后迅速从血浆消除，$t_{1/2}$ 为 3～4min。粉雾吸入 20mg 后，5%～10% 由肺吸收，15min 内血浆浓度可达 9mg/mL，$t_{1/2}$ 约为 80min。

【作用机制】本品能在抗原抗体的反应中，稳定肥大细胞膜、抑制肥大细胞裂解、脱粒，阻止过敏介质释放，预防哮喘的发作。本品有平喘作用，能抑制反射性支气管痉挛，抑制支气管的高反应性，抑制血小板活化因子（PAF）引起的支气管痉挛。

【药理毒理】 色甘酸钠（disodium cromoglycate）无直接扩张支气管作用，但可抑制特异性抗原及非特异性刺激引起的支气管痉挛，其作用主要有两方面：

（1）抑制抗原引起的肺肥大细胞释放炎症介质　可抑制抗原激发诱导的速发反应和迟发反应。本品可能在肥大细胞膜外侧的钙通道部位与 Ca^{2+} 形成复合物，加速钙通道关闭，抑制钙内流，从而稳定肥大细胞膜，阻止抗原诱导的脱颗粒。

（2）抑制非特异性支气管痉挛　抑制二氧化硫、冷空气、甲苯二异氰酸盐、运动等非特异性刺激引起的支气管痉挛。现在认为，上述刺激因素诱导感觉神经末梢释放神经多肽（P 物质、神经激肽 A 等），诱发支气管平滑肌痉挛和黏膜充血水肿，增高气管反应性。本品抑制感觉神经肽释放，从而降低气管高反应性。

【临床应用】 本品为预防哮喘发作药物，须在接触哮喘诱因前 7~10d 用药。对外源性（过敏性）哮喘疗效较好，特别是对抗原已明确的年轻患者；亦可预防运动性哮喘；但对内源性（感染性）哮喘疗效较差。常年发作的慢性哮喘（不论外源性或内源性），长期应用本品后，半数以上病例有不同程度好转；糖皮质激素依赖型哮喘病人，用本品可以减少激素用量。本品需气雾吸入给药，要用特殊吸入器，一般用药 1 个月起效，8 周无效者可放弃。

本品还可用于过敏性鼻炎、溃疡性结肠炎和直肠炎。

【不良反应】 少数病人吸入药物后有咽喉和气管刺激症状，出现胸部紧迫感，甚至诱发哮喘，必要时可同时吸入 β 受体激动药加以防止。

【药物相互作用】

（1）本药与异丙肾上腺素合用可提高疗效。

（2）本药与糖皮质激素合用可增加治疗支气管哮喘的疗效。

（3）本药与氨茶碱合用可减少茶碱用量，并提高止喘疗效。与抗糖尿病药合用，会导致可逆性血小板减少。

【禁忌证】 对色甘酸钠过敏者禁忌此药；对吸入拟肾上腺素药敏感者及孕妇慎用。

【案例分析】

春游期间，一游客因花粉过敏突发气急、胸闷、呼吸困难，他立即取出备用的色甘酸钠喷雾吸入，问此急救方法是否合理，为什么？

（二）其他抗过敏平喘药物及特点

其他抗过敏平喘药物及特点见表 6-3。

表6-3　　　　　　　　　　　其他抗过敏平喘药物及特点

药名	作用特点	适应证	注意事项
奈多罗米钠（nedocromil sodium）	本品有较强的抗炎作用，能抑制肥大细胞及支气管上皮细胞释放炎症介质，抑制呼吸道感觉神经末梢释放P物质，并能抑制嗜酸性粒细胞、中性粒细胞及巨噬细胞的功能。以吸入方式给药，约10%进入肺内，每日吸入8～16mg；应用支气管扩张药疗效不显著者合用本品可提高疗效	用于治疗可逆性气道阻塞性疾病，包括支气管哮喘，哮喘性支气管炎，新发作哮喘，以及各种刺激引起的支气管痉挛	不良反应轻微，约10%病人有异常味觉（主要为苦味），偶见恶心、呕吐、咽部刺激、咳嗽、头痛等
酮替芬（ketotifen，噻哌酮）	与色甘酸钠相同，抑制炎症介质释放；还有H_1组胺受体阻断作用。对各型哮喘有一定的预防效果，对儿童疗效好，一般需用药12周以上。对糖皮质激素依赖型哮喘病例，可减少激素用量	临床用于预防多种哮喘发作	口服给药，部分病人可见镇静、疲倦、头晕、口干等副作用。驾驶员、精密机器操纵者慎用

三、白三烯调节药

哮喘发病中，许多炎症介质参与气管炎症变化，但仅有白三烯类调节药物有较好的抗哮喘作用。白三烯类（leukotrienes，LTs）是花生四烯酸经5-脂氧合酶（5-LOX）代谢后的产物，其中LTB_4与炎症细胞趋化有关；半胱氨酰白三烯（cysteinyl leukotrienes，CysLTs，包括LTC_4、LTD_4、LTE_4）与产生炎症效应（如平滑肌痉挛、微血管渗漏、促进黏液分泌等）有关；抑制白三烯类的效应对哮喘有治疗作用。目前，用于临床的本类药物有半胱氨酰白三烯受体1（CysLT1）拮抗剂和5-LOX抑制剂两类，统称为白三烯调节药。

扎鲁司特（zafirlukast）

【体内过程】口服扎鲁司特20mg或40mg后3h血浆浓度达到高峰，血浆蛋白结合率>99%。每日两次，口服3d可达到稳态血浆浓度。血浆消除半衰期为8～16h。在肝脏内主要经CYP_2C_9代谢，代谢产物活性很弱，主要从粪便排泄，经尿液排泄的量<10%。本品在合用红霉素、特非那定和茶碱时，其血浆浓度降低；在合用阿司匹林时，其血浆浓度可增高；在体外对CYP_2C_9和CYP_3A有抑制作用。

【作用机制】白三烯调节药能够干扰花生四烯酸代谢，减少白三烯和前列腺素的合成；抑制嗜酸性粒细胞的趋化与活化；抑制细胞因子的合成；减少微血管渗漏；增加细胞膜上β_2受体的合成等。

【药理毒理】扎鲁司特是选择性$CysLT_1$受体竞争性拮抗剂，可拮抗LTC_4、

LTD_4、LTE_4 的炎症效应。在临床试验中，本品可拮抗 LTD_4、抗原、运动、冷空气、二氧化硫、血小板激活因子诱导的支气管痉挛；还能抑制气管炎症及抗原诱导的迟发性支气管收缩反应。可减少哮喘病人糖皮质激素及 β_2 受体激动药的用量。

本品较为安全。虽然有文献报道接受这类药物治疗的患者可出现 Churg-Strauss 综合征，但其与白三烯调节剂的因果关系尚未肯定，可能与全身应用糖皮质激素剂量的减少有关。5-脂氧化酶抑制剂可能引起肝脏损害，需监测肝功能。

【临床应用】

（1）轻度至中度慢性哮喘的预防和治疗　对于轻、中度哮喘病人，本品可单用，或作为糖皮质激素的替换用药；对于长效 β_2 受体激动剂与糖皮质激素合用的病例，可作为 β_2 受体激动剂的替代用药。尤其适用于阿司匹林敏感或有阿司匹林哮喘的患者，还可用于伴有鼻息肉、过敏性鼻炎的患者；但单用不适于治疗急性哮喘。成人及 12 岁以上儿童每次口服 20mg，每日 2 次，在餐前 1h 或餐后 2h 服用。

（2）严重哮喘病人的辅助治疗　在糖皮质激素抵抗型哮喘病人，或吸入糖皮质激素和 β_2 受体激动剂的严重病例，本品可作为辅助用药增强疗效，或减少激素用量。

【不良反应】可有轻度头痛、咽炎、鼻炎、胃肠道反应及转氨酶增高，停药后可消失。妊娠期及哺乳期女慎用。

【药物相互作用】

（1）本药可与其他治疗哮喘和抗过敏的常规药物联用，与吸入性糖皮质激素、支气管扩张药、抗生素、抗组胺药和口服避孕药等合用时未见不良相互作用。

（2）本药与阿司匹林合用，可使本药的血浆浓度升高约 45%。

（3）本药与华法林合用能导致凝血酶原时间延长约 35%，应密切监测。

（4）本药与新一代抗组胺药氯雷他啶（loratadine）合用，可明显提高对哮喘早晚症状的控制。

（5）本药与红霉素、茶碱、特非那丁合用，可降低本药的血药浓度。因为食物能降低本药的生物利用度，应避免在进食时服用。

临床应用的 $CysLT_1$ 受体拮抗剂，还有孟鲁司特（montelukast）和普仑司特（pranlukast），其药理作用与临床应用与扎鲁司特相似。

【禁忌证】对本药过敏者以及 12 岁以下儿童禁用。

齐留通（zileuton）

齐留通为 5-LOX 抑制剂。除了抑制半胱氨酸白三烯类作用外，还能抑制 LTB_4 的作用。临床应用与扎鲁司特相似。成人每次口服 400~600mg，每日 4 次，儿童酌减。不良反应少，偶见转氨酶增高，停药后可恢复。妊娠期及哺乳期妇女慎用。

【知识链接】

平喘药的临床应用

哮喘急性发作需要用 β_2 受体激动剂吸入作抢救治疗，无效则口服或注射。β_2 受体激动剂与异丙阿托品联合吸入，可起协同作用。对中、重度急性发作或 β_2 受体激动剂无效者，全身应用糖皮质激素，常可缓解病情。

对慢性哮喘的处理，目的在于控制症状，减少复发，恢复日常生活。用药随病情而定，轻度者应选短效 β_2 受体激动剂间歇吸入，接触已知抗原前吸入色甘酸钠。有症状时加用 β_2 受体激动剂，但每天不应超过 4 次。无效时可增加吸入糖皮质激素量。也可加用长效支气管扩张药（包括茶碱类）。对严重慢性哮喘，在吸入高剂量糖皮质激素和口服长效支气管扩张剂的同时，吸入长效 β_2 受体动剂。

项目二 镇 咳 药

镇咳药通过选择性抑制咳嗽中枢和抑制咳嗽反射的外周途径而呈现镇咳作用；主要用于各种刺激性干咳，多痰者禁用。

咳嗽的实质是一种上呼吸道保护性反射，但根据诱发因素可分为有益和无益两种。有益的咳嗽可促进呼吸道内的痰液和异物排出，保持呼吸道畅通，因此，痰液较多，痰液黏稠的病例一般不宜应用镇咳药，以免痰液滞留造成支气管阻塞，甚至窒息；但剧烈而频繁的咳嗽严重影响生活和休息，或可能引起手术创口裂开、腹直肌撕裂、气胸、尿失禁和晕厥等并发症，所以，在对因治疗的同时，适当给予镇咳药辅助治疗是必要的，可减轻病情，因此应谨慎使用镇咳药。无益的咳嗽是无咳出物的刺激性干咳，一般需要应用镇咳药。

【知识链接】

咳嗽的种类及含义

(1) 干咳 常见于急性喉炎初期、胸膜炎等。

(2) 湿咳 常见于咽喉炎、支气管炎、支气管肺炎、异物性肺炎等。

(3) 连咳 常见于急性喉炎、支气管炎、支气管肺炎等。

(4) 痛咳 常见于急性喉炎、喉水肿和胸膜炎等。

(5) 强咳 常见于上呼吸道炎症或异物刺激。

(6) 弱咳 常见于胸膜炎、严重的喉炎等。

知识一 中枢性镇咳药

中枢性镇咳药主要是通过抑制延髓咳嗽中枢而止咳，其镇咳作用较强。

一、成瘾性镇咳药

本类药物中，作用最强的是吗啡，但由于严重的成瘾性、呼吸抑制等不良反应，仅用于晚期支气管癌或主动脉瘤引起的剧烈咳嗽；或急性肺梗死、急性左心衰竭伴有的剧烈咳嗽。

可待因（codeine）

【体内过程】口服后的生物利用度为40%~70%，达峰时间约为1h；约15%经脱甲基转化为吗啡；在肝脏与葡萄糖醛酸结合，代谢产物经尿液排泄；$t_{1/2}$为3~4h。

【作用机制】可待因是强效中枢性镇咳药，镇咳作用起效快，能够直接抑制延脑的咳嗽中枢而产生较强的镇咳作用，抑制支气管腺体分泌，可使痰液黏稠，难以咳出，故不宜用于多痰的患者，多用于无痰干咳，及剧烈、频繁的咳嗽；有少量痰液的患者，宜与祛痰药合用。

【药理毒理】可待因是阿片生物碱的一种，又称甲基吗啡。

（1）镇咳作用 能选择性抑制延髓咳嗽中枢产生迅速而持久的镇咳作用，镇咳强度是吗啡的1/4，镇咳作用强大，治疗剂量无呼吸抑制作用。

（2）镇痛作用 有中等程度的镇痛作用，镇痛强度是吗啡的1/10~1/7，强于一般解热镇痛药。其成瘾性、呼吸抑制、便秘、耐受性等均较吗啡弱。

（3）药物使用过量可引起小儿惊厥。

【临床应用】

（1）用于各种原因引起的干咳和刺激性咳嗽，尤适用于伴有胸痛的剧烈干咳。不宜反复应用，以免成瘾。不宜用于痰液黏稠、痰量多者，以免影响痰液排出。对有少量痰液的剧烈咳嗽，应辅以祛痰药。

（2）用于中等程度疼痛，如偏头痛、牙痛、痛经和肌肉痛的短期镇痛，还可用于减轻发热和感冒伴有的严重头痛、肌肉酸痛等；可待因及其复方制剂是癌痛病人第二阶梯的主要止痛药。

（3）在儿科手术麻醉和术后镇痛方面是有效的镇痛药。可待因所致的与阿片类受体有关的不良反应发生率较低，因此在年幼的患者包括新生儿中使用较为普遍。

【不良反应】主要不良反应是成瘾性。治疗量时不良反应少见，偶有恶心、呕吐、便秘及眩晕；大剂量可抑制呼吸中枢，并可发生烦躁不安等兴奋症状；连续应用可产生耐受性和依赖性，不宜长期应用。

【药物相互作用】

（1）与中枢抑制药物合用时，可加重中枢性呼吸抑制作用。

（2）丙烯吗啡能拮抗可待因的镇痛作用和中枢性呼吸抑制作用。

（3）与全麻药或其他中枢神经系统抑制药合用时，可加重中枢性呼吸抑制及产生低血压。

【禁忌证】对本药过敏者、呼吸困难者、昏迷患者、多痰患者禁用。

可待因的同类药物有福尔可定（pholcodine，吗啉吗啡），本品与可待因有相似的中枢镇咳作用，也有镇静、镇痛作用，成瘾性较可待因弱。用于治疗剧烈干咳和中度疼痛。用于新生儿、儿童，不易引起便秘和消化功能紊乱。

二、非成瘾性镇咳药

由于成瘾性镇咳药存在成瘾、呼吸抑制等问题，近年已研制了较多的非成瘾性中枢镇咳药，用于替代可待因等药物。但是，仍需避免用于痰多、痰液黏稠的咳嗽病人。

（一）右美沙芬（dextromethorphan，右甲吗喃）

【体内过程】本品为吗啡类左吗喃甲基醚的右旋异构体。口服后 15~30min 起效，作用持续 3~6h。血浆中原型药物浓度很低。其主要活性代谢产物 3-甲氧吗啡烷在血浆中浓度高，$t_{1/2}$ 为 5h。

【临床应用】右美沙芬主要通过抑制延髓咳嗽中枢而发挥中枢性镇咳作用。其镇咳强度与可待因相等或略强。无镇痛作用，长期应用未见耐受性和成瘾性。治疗剂量不抑制呼吸。主要用于干咳，适用于感冒、急性或慢性支气管炎、支气管哮喘、咽喉炎、肺结核以及其他上呼吸道感染时的无痰咳嗽。除了单独应用，还常用于多种复方制剂治疗感冒咳嗽。

【不良反应】不良反应少，偶有头晕、轻度嗜睡、恶心、口干、便秘等不良反应。哮喘患者和孕妇慎用。

【药物相互作用】与单胺氧化酶抑制剂并用时，可致高烧、昏迷，甚至死亡。

（二）其他非成瘾性镇咳药物及特点

其他非成瘾性镇咳药物及特点见表 6-4。

表 6-4　　　　　　其他非成瘾性镇咳药物及特点

药　名	作用特点	适应证	不良反应和注意事项
喷托维林（pentoxyvefine，咳必清，维静宁）	为人工合成非依赖性中枢性镇咳药，兼有外周性镇咳作用。能选择性抑制延髓咳嗽中枢，该药部分经呼吸道分泌排泄，大剂量应用时抑制呼吸道感受器，产生轻度局麻作用和松弛痉挛支气管平滑肌的阿托品样作用，呈现外周性镇咳作用，其镇咳强度为可待因的1/3	临床主要适用于呼吸道感染引起的无痰干咳、阵咳，尤其适用于小儿百日咳。禁用于多痰病例	偶有轻度头痛、头晕、口干、恶心、呕吐、腹胀、便秘等，痰多、青光眼和前列腺肥大患者禁用。心功能不全者慎用

续表

药 名	作用特点	适应证	不良反应和注意事项
氯哌斯汀（cloperastine，咳平）	本药为苯海拉明的衍生物，有中枢性和外周性双重镇咳作用，兼有 H_1 受体阻断和轻度松弛支气管平滑肌作用，能解除支气管痉挛，减轻黏膜充血和水肿	主要用于急性上呼吸道感染及急慢性支气管炎引起的干咳	偶有口干、嗜睡等

知识二　外周性镇咳药

外周性镇咳药是通过降低咳嗽反射弧中感受器的敏感性、抑制传入神经或传出神经的传导而发挥镇咳作用的药物。本类药物大多有以下特点：①局麻作用，口服时勿嚼碎，否则引起口腔麻木感；②松弛支气管平滑肌作用。

苯佐那酯（benzonatate，退嗽）

本药为局麻药丁卡因的衍生物，具有较强的局麻作用，可选择性抑制肺牵张感受器及感觉神经纤维，减少咳嗽冲动的传入而产生镇咳作用。口服 10~20min 起效，作用维持 3~4h。临床主要用于刺激性干咳，也可用于支气管镜检查或支气管造影前以预防检查时出现咳嗽。

不良反应较轻，有嗜睡、头晕等，偶有过敏性皮炎。服用时不可咬碎药片，以免引起口腔麻木。

苯丙哌林（benproperine，咳快好）

本药为非依赖性镇咳药，既能抑制咳嗽中枢，又有局麻作用，抑制肺及胸膜牵张感受器，阻断咳嗽冲动的传导，并能松弛支气管平滑肌作用，具有中枢性和外周性双重镇咳作用，其镇咳强度较可待因强 2~4 倍，无呼吸抑制作用，口服后 10~25min 起效，作用持续 3~7h，不引起便秘。适用于各种原因引起的刺激性干咳。

不良反应较轻，偶见口干、头痛、头晕、嗜睡、乏力、腹部不适和药疹等。有局麻作用，不可嚼碎，以免引起口腔麻木感。孕妇慎用，对本药过敏者禁用。

项目三　祛　痰　药

祛痰药可增加呼吸道分泌使痰液稀释、分解黏蛋白或减少高黏滞性黏蛋白的分泌，降低痰液黏稠度，以利于痰液的排出；主要用于各种原因的痰液黏稠不易咳出者。

痰液是呼吸道炎症的产物，可刺激呼吸道黏膜引起咳嗽，并加重感染、诱发哮喘。祛痰药是一类能使痰液黏稠度降低，易于咳出的药物。祛痰药可排除呼吸道内积痰，减少对呼吸道黏膜的刺激，间接起到镇咳、平喘作用，有利于控制继发感染。祛痰药主要分为两大类：①痰液稀释药，增加痰液中水分含量，稀释痰液，包括恶心性祛痰药和刺激性祛痰药。②黏痰溶解药，通过降低痰液黏稠度，或调节黏液成分，使痰液容易排除，包括黏痰溶解剂及黏液调节剂。

知识一 痰液稀释药

痰液稀释药是可刺激消化道，引起轻度恶心，反射性增加呼吸道腺体分泌，使痰液稀释而易于咳出的药物。

一、恶心性祛痰药

氯化铵（ammonium chloride）

【体内过程】口服后本品可完全被吸收，在体内几乎全部转化降解，仅极少量随粪便排出。氯化铵进入体内，部分铵离子迅速由肝脏代谢形成尿素，由尿排出。氯离子与氢结合成盐酸，从而纠正碱中毒；由于对黏膜的化学性刺激，反射性地增加痰量，使痰液易于排出，因此有利于不易咳出的少量黏痰的清除。本品被吸收后，氯离子进入血液和细胞外液使尿液酸化。

【药理毒理】

（1）祛痰作用 口服后直接刺激胃黏膜，兴奋迷走神经，引起轻度恶心，反射性地引起呼吸道腺体分泌增加，使痰液稀释，利于咳出；此外，氯化铵口服吸收后，少量经呼吸道黏膜排出，由于盐类的高渗作用而带出水分，痰液进一步被稀释而易于咳出。目前，本药很少单独应用，常与其他药物配伍制成复方制剂应用。

（2）酸化体液和尿液 本药吸收后可酸化体液和尿液，用于治疗代谢性碱中毒和酸化尿液，促进碱性药物的排泄。

（3）大剂量服用易引起恶心、呕吐、胃痛等，餐后服用可减轻反应，过量可引起酸中毒。

【临床应用】本品为刺激性祛痰药，适用于干咳以及痰不易咳出等，临床用于急、慢性呼吸道炎症痰黏而不易咳出的患者；也用于泌尿系感染需酸化尿液时。本品用于纠正代谢性碱中毒。

【不良反应】服用后恶心，偶尔出现呕吐。过量或长期服用可造成酸中毒和低钾血症。

（1）氯化铵过量可致高氯性酸中毒，低钾及低钠血症。

（2）肝功能不全时，因肝脏不能将铵离子转化为尿素而发生氨中毒。

（3）口服氯化铵可有胃肠道反应。

【药物相互作用】本品与磺胺嘧啶、呋喃妥因等呈配伍禁忌；与碱、金霉素、新霉素、呋喃妥因、磺胺嘧啶、华法林呈配伍禁忌。

【禁忌证】肝肾功能不全者禁用；溃疡病、代谢性酸血症患者忌用。

二、刺激性祛痰药

本类药物可刺激支气管分泌，促进痰液稀释，易于咳出。

愈甘醚（glyceryl guaiacolate）

【药理毒理】本品为愈创木酚醚类衍生物，口服后对胃黏膜有刺激性，能反射性引起支气管腺体分泌增加，降低痰的黏度，使黏痰易于咳出。本品兼有轻度镇咳作用和消毒防腐作用，可减轻痰液的恶臭味。大剂量使用有平滑肌松弛作用。口服吸收不完全，大部分自肠道排出，少量被代谢成葡萄糖醛酸化合物从尿中快速排出。

【临床应用】主要用于支气管炎、慢性化脓性气管炎、肺脓肿、支气管扩张等多痰的咳嗽。多与其他镇咳平喘药配成复方合用。

【不良反应】

（1）可有恶心、胃肠不适，偶有嗜睡。

（2）因有刺激和扩张血管作用，故肺出血、急性胃肠炎、肾炎患者忌用。

知识二 黏痰溶解药

一、黏痰溶解药

黏痰溶解药是能分解痰液中的黏性成分，降低痰液黏稠性而使之易于咳出的药物，主要用于呼吸道炎症引起的黏痰不易咳出者。

（一）乙酰半胱氨酸（acetylcysteine，痰易净）

【体内过程】喷雾吸入在1min内起效，最长作用时间为5~10min。吸收后在肝内脱去乙酰而成半胱氨酸。

【药理毒理】本药为半胱氨酸的N乙酰化物，其分子中所含的巯基（—SH），能使痰液中连接黏蛋白多肽链的二硫键（—S—S—）断裂，使黏蛋白降解为小分子的肽链，痰液的黏稠度降低而利于咳出；还能裂解脓痰中的DNA纤维，具有较强的黏痰溶解作用，使黏痰液化而易于排出，对白色黏痰和脓痰均有效，适用于大量黏痰阻塞引起的呼吸困难，及咳痰困难的疾患。

【临床应用】临床用于大量黏痰阻塞气道引起呼吸困难的紧急情况，或因手术咳痰困难者，采用气管滴入或注入给药；非紧急情况的痰液黏稠、咳痰困难者，采用雾化吸入给药。

【不良反应】本药有特殊的蒜臭味，可引起恶心、呕吐，且对呼吸道有刺激作用，易引起呛咳，甚至支气管痉挛。与异丙肾上腺素交替应用或合用可减少不良反应的发生，并提高疗效。

【药物相互作用】

（1）本品与异丙肾上腺素合用或交替使用可提高药效，减少不良反应。

（2）本品易使青霉素、头孢菌素、四环素等抗生素破坏而失效，不宜合用，必要时可间隔4h交替使用。

（3）本品与碘化油、胰凝乳蛋白酶、胰蛋白酶配伍禁忌。

【禁忌证】哮喘患者禁用。

裂解二硫键的药物还有羧甲司坦（carbocisteine）、厄多司坦（erdosteine）、美司钠（mesna）、半胱甲酯（mecysteine）。

（二）脱氧核糖核酸酶（deoxyribonuclease，DNAase）

本品是从哺乳动物胰腺提取的核酸内切酶，可使脓性痰中的DNA迅速水解成平均为4个核苷酸的片段，使原来与DNA结合的蛋白失去保护，进而产生继发性蛋白溶解，降低痰液黏度，易于咳出。与抗菌药合用，可使抗菌药易于到达感染灶，充分发挥抗菌作用。雾化吸入本品5~10万U，治疗有大量脓性痰伴呼吸道感染。用药后可有咽部疼痛，每次雾化吸入后应立即漱口。长期应用可有变态反应（皮疹、发热等）、急性化脓性蜂窝织炎，有支气管胸腔瘘管的活动性结核病患者禁用。

二、黏液调节药

本类药物主要作用于气管、支气管的黏液产生细胞，促使其分泌黏滞性低的分泌物，使呼吸道分泌液的流变性恢复正常，痰液由黏变稀，易于咳出。

溴己新（bromhexine）

【体内过程】本品可口服、肌内注射或雾化吸入给药，口服后1h起效，3~5h达到作用高峰，可维持6~8h。

【药理毒理】本品属黏液调节剂，其黏痰溶解作用较弱，能抑制呼吸道腺体和杯状细胞合成酸性黏多糖，使之分泌黏滞性较低的小分子黏蛋白，黏度降低，易于咳出。还有促进呼吸道黏膜的纤毛运动及恶心祛痰作用。

【临床应用】临床主要用于支气管炎、肺气肿、矽肺、慢性肺部炎症、支气管扩张等有白色黏痰又不易咳出者。

【不良反应】偶有恶心、胃部不适，少数病人有转氨酶增高，溃疡病患者慎用。

本类药物还有溴己新的活性代谢产物氨溴索（ambroxol）和溴凡克新（brovanexine）。氨溴索的作用强于溴己新，且毒性小，口服或雾化吸入后1h内起效，可维持3~6h；溴凡克新可使痰液中酸性黏多糖纤维断裂，使黏痰液化而易于咳出。

【知识训练】

一、单项选择题

1. 下列哪个药的平喘作用最强（　　）

A. 沙丁胺醇　　　B. 克伦特罗　　　C. 特布他林　　　D. 异丙肾上腺素

2. M胆碱受体阻断剂控制哮喘，不选择阿托品的原因是（　　）

A. 作用过强　　　　　　　　　　B. 引起口干

C. 作用弱　　　　　　　　　　　D. 对支气管平滑肌M受体选择性低

3. 长期吸入可发生声音嘶哑和口腔、咽部白色念珠菌感染的药物是（　　）

A. 氨茶碱　　　　B. 沙丁胺醇　　　C. 倍氯米松　　　D. 色甘酸钠

4. 下列哪个药对哮喘仅有预防作用而无治疗作用（　　）

A. 氨茶碱　　　　B. 沙丁胺醇　　　C. 地塞米松　　　D. 色甘酸钠

5. 色甘酸钠的主要作用机制是（　　）

A. 稳定肥大细胞膜　　　　　　　B. 促进炎症介质释放

C. 拮抗过敏介质　　　　　　　　D. 直接松弛支管平滑肌

6. 能刺激胃黏膜，反射性地引起呼吸道腺体分泌增加而稀释痰液的药物是（　　）

A. 溴己新　　　　B. 羧甲司坦　　　C. 氯化铵　　　　D. 乙酰半胱氨酸

7. 下列哪个是黏痰溶解药（　　）

A. 乙酰半胱氨酸　B. 氯化铵　　　　C. 愈甘醚　　　　D. 酮替芬

二、多项选择题

1. 下列属于平喘药的是（　　）

A. β受体激动药　　　　　　　　B. 茶碱类药

C. M胆碱受体阻断剂　　　　　　D. 过敏介质阻释药

E. 肾上腺皮质激素类药

2. 选择性激动β₂受体的平喘药是（　　）

A. 肾上腺素　　　B. 沙丁胺醇　　　C. 异丙肾上腺素　D. 特布他林

E. 克仑特罗

3. 治疗哮喘急性发作可选用的药物有（　　）

A. 氨茶碱静脉注射　　　　　　　B. 沙丁胺醇气雾吸入

C. 地塞米松静脉注射　　　　　　D. 倍氯米松气雾吸入

E. 色甘酸钠喷雾吸入

4. 下列有可能引起心律失常的平喘药是（　　）

A. 肾上腺素　　　B. 沙丁胺醇　　　C. 异丙肾上腺素　D. 色甘酸钠

E. 倍氯米松

5. 可直接抑制延髓咳嗽中枢而发挥止咳作用的药物（　　）

A. 苯佐那酯　　　B. 喷托维林　　　C. 苯丙哌林　　　D. 可待因

E. 右美沙芬

6. 有局麻作用的镇咳药是（　　）

A. 苯佐那酯　　　B. 喷托维林　　　C. 苯丙哌林　　　D. 可待因

E. 右美沙芬

参考答案：

一、1. B 2. D 3. C 4. D 5. A 6. D 7. C 8. A

二、1. ABCDE 2. BDE 3. ABC 4. ABC 5. BDE 6. AC

模块七
激素及内分泌药物

【知识目标】

1. 掌握糖皮质激素类药物、盐皮质激素醛固酮、丙硫氧嘧啶、胰岛素药物、甲状腺激素类药物、口服降糖药磺酰脲类和双胍类代表药物、维生素B_1、维生素C、维生素A与维生素D的性状、作用、用途、不良反应等。
2. 了解常用糖皮质激素类药物及离子抑制药,大剂量碘剂,放射性碘等其他抗甲状腺激素药物、其他口服降糖药、其他水溶性维生素、其他脂溶性维生素的作用特点;糖尿病疾病的分类及发病特点。

【技能目标】

应用药物的基本理论和基本知识,初步具备提供用药咨询服务的能力;学会激素及内分泌类药物的应用原则,具有将疾病与其药物相联系的初步能力。

项目一 ▶ 肾上腺皮质激素类药

肾上腺皮质激素是肾上腺皮质所分泌激素的总称,属甾体类化合物,根据结构与生理效应的不同可分为三类。盐皮质激素:由肾上腺皮质部的球状带分泌,包括醛固酮和去氧皮质酮等,对维持机体水、电解质代谢起重要作用,具有明显的保钠排钾作用。糖皮质激素:由束状带合成和分泌,包括氢化可的松和可的松等，主要影响机体正常物质代谢过程，超生理剂量的糖皮质激素具有抗炎、免疫抑制及抗休克等药理作用，临床上应用的肾上腺皮质激素主要指糖皮质激素。性激素：由网状带所分泌，主要有雄激素和雌激素，但生理意义及临床意义均不大。

知识一　糖皮质激素

案例导入：

患者，男，教师，46岁，因患顽固性皮肤疾病用地塞米松治疗，口服地塞米松0.75mg/次，3次/日，连续服药三年。后因患肺结核，应用异烟肼及链霉素等药物治疗，停用地塞米松，停激素一周后，患者突然高热，寒战，心率加快，尿量减少，血压下降，经抢救无效死亡。

糖皮质激素类药物的作用广泛，与剂量密切相关。生理剂量下主要影响物质代谢过程，如糖代谢、蛋白质代谢、脂肪代谢、核酸代谢等。超生理剂量下主要发挥抗炎、免疫抑制和抗休克等药理作用，但高剂量下同时影响机体的物质代谢，易出现如高血糖、负氮平衡和骨质疏松等多种不良反应。临床上常用的糖皮质激素包括全身用药的氢化可的松、泼尼松、地塞米松等，局部外用的氟轻松、氟氢可的松，吸入性用药的布地奈德、环索奈德。

【体内过程】糖皮质激素类药物均具有较好的脂溶性，口服易吸收，口服可的松或氢化可的松1~2h血药浓度可达高峰，一次给药作用可维持8~12h。肌内注射是最常用的给药方法，一次肌内注射能维持药效12~24h。糖皮质激素可分布全身，以肝脏中含量最高，其次为血浆、脑脊液、胸水与腹水，在肾脏与脾脏中含量甚小。吸收药物约90%与血浆白蛋白结合。糖皮质激素类药物主要在肝脏内生物转化，但在肝外组织如肾脏、肌肉、小肠、皮肤等也可代谢，代谢物主要通过尿液排泄。

【作用机制】糖皮质激素类药物大部分作用是通过与细胞质中的糖皮质激素受体（glucocorticoid receptor，GR）结合，激活复杂的信号转导，增加或减少靶基因的表达来实现的，因此这类作用有一定潜伏期。糖皮质激素抗炎作用的机制为与细胞胞浆内的GR结合，抑制参与炎症的一些基因转录而产生抗炎效应。糖皮质激素可通过增加脂皮素的合成与释放抑制炎性介质白三烯、前列腺素、血小板活化因子的生成而抑制急性炎症。

【药理毒理】

（1）抗炎作用　糖皮质激素具有强大的抗炎作用。对各种致炎因素所引起的炎症反应均有明显的非特异性抑制作用，且对炎症各阶段均有抑制作用。

（2）免疫抑制作用　糖皮质激素对免疫过程许多环节都有抑制作用。如抑制巨噬细胞对抗原的吞噬与处理，破坏或减少参与免疫活动的淋巴细胞，干扰补体参与免疫反应等。

（3）抗内毒素与退热作用　糖皮质激素可直接作用于下丘脑体温调节中枢，降低其对致热原的敏感性，稳定溶酶体膜，减少内热原的释放，具有良好的退热作用。

（4）抗休克作用　①抑制某些炎症因子，减轻炎症反应，改善微循环血流动力学紊乱。②降低血管对某些缩血管活性物质（如5-羟色胺、血管紧张素等）的敏感性，解除血管痉挛，改善微循环，增加回心血量，改善休克状态。③稳定溶酶体膜，防止酸性蛋白水解酶的释放；减少心肌抑制因子的形成，防止由其引起的心肌收缩力减弱，从而阻断休克形成的恶性循环。④提高机体对细菌内毒素的耐受力。

（5）其他作用　①能刺激骨髓造血机能，使外周血中红细胞和血红蛋白含量增加。②能提高中枢神经系统的兴奋性，降低兴奋阈，出现欣快、激动、失眠等，偶可诱发精神失常及癫痫，大剂量可致儿童惊厥。③能使胃酸和胃蛋白酶分泌增多，提高食欲，促进消化，但大剂量应用可诱发或加重溃疡。

（6）对代谢的影响　是糖皮质激素生理剂量的效应，但长期过量应用会引起代谢紊乱。①糖代谢：使血糖升高和肝糖原、肌糖原增加。②蛋白质代谢：促进肝外组织蛋白质分解和抑制蛋白质的合成，长期大量应用，可致肌肉萎缩、生长停滞、伤口愈合迟缓等。③脂肪代谢：促进脂肪分解，抑制其合成。长期大量应用，能增高血胆固醇含量，并激活四肢皮下的酯酶，使四肢脂肪减少，还使脂肪重新分布于面部、胸、背及臀部，形成满月脸和向心性肥胖。④水盐代谢：有较弱的盐皮质激素样作用，可增加肾小球滤过率和拮抗抗利尿激素作用，长期大量应用也可引起水钠潴留、水肿及失钾。超大剂量时，可由于其抗维生素D作用，减少小肠对钙的吸收，促进钙、磷排泄，引起低血钙，长期应用可致骨质脱钙。

【临床应用】糖皮质激素类药物临床上应用较广，可用于下列各种疾病：

（1）替代疗法　用于急、慢性肾上腺皮质功能减退症、脑垂体前叶功能减退及肾上腺次全切除术后作替代疗法。

（2）严重感染或炎症　主要用于中毒性感染或伴有休克者，在应用抗菌药物治疗感染的同时，皮质激素作辅助治疗以迅速缓解中毒症状。早期应用皮质激素可防止炎症后期的组织粘连和疤痕组织形成。

（3）自身免疫性疾病和过敏性疾病　①皮质激素后可缓解自身免疫性疾病症状。②皮质激素辅助治疗过敏性疾病，旨在抑制抗原-抗体反应所引起的组织损害和炎症反应。

（4）抗休克治疗　感染中毒性休克时，在足量、有效的抗菌药物治疗下，及早、短时间、突击使用大剂量皮质激素，一般3~5d，见效后立即停药；对过敏性休克，皮质激素可作为辅助治疗药物，与首选药肾上腺素合用，抗休克治疗必须采取综合性措施，皮质激素只能起辅助作用。

(5) 血液病　可用于急性淋巴细胞性白血病、再生障碍性贫血、单纯性粒细胞缺乏症、血小板减少症和过敏性紫癜等的治疗，但停药后易复发。

(6) 局部应用　对接触性皮炎、湿疹、肛门瘙痒、牛皮癣等均有疗效。宜选用氢化可的松、泼尼松龙或氟轻松。对严重的皮肤病、天疱疮及剥脱性皮炎等仍需全身用药。

【不良反应】药理剂量的糖皮质激素长期应用可出现一些不良反应。

(1) 停药反应　①肾上腺皮质功能不全。少数患者在突然停药后肾上腺皮质不能立即恢复正常分泌，出现恶心、呕吐、乏力、低血糖和低血压等症状。②反跳现象。某些疾病使用激素治疗后，症状完全控制或部分缓解，突然停药后原病复发或恶化，称为反跳现象。

(2) 代谢紊乱　①类肾上腺皮质功能亢进综合征。②消化系统并发症。③心血管系统并发症。长期应用可引起高血压和动脉粥样硬化。④骨质疏松、肌肉萎缩、伤口愈合迟缓等。⑤诱发精神失常。

(3) 诱发或加重感染　长期使用糖皮质激素可使机体防御能力降低，易诱发细菌感染，甚至使体内潜在性或局部的感染扩散，故一般感染性疾病不宜用皮质激素治疗。

【知识链接】

糖皮质激素类药物临床用法及疗程

常用的糖皮质激素药物根据应用范围可分为：全身用药的糖皮质激素包括氢化可的松、泼尼松和地塞米松等；局部外用制剂包括氟氢可的松、氟轻松和莫米松等，吸入性糖皮质激素制剂包括布地奈德与环索奈德等。临床中选择糖皮质激素药物时应根据疾病和患者的具体情况，结合各药物制剂的作用特点，选择适当制剂，确定适宜的给药方式和疗程，对患者进行治疗康复。目前临床上糖皮质激素药物制剂应用的主要方法与疗程分为以下四种。

(1) 大剂量突击疗法　用于严重中毒性感染及中毒性休克。氢化可的松首剂可静脉滴注200～300mg，每日量可达1g以上，疗程不得超过3d。对脏器移植后、难治性肾病综合征、全身性红斑狼疮危象，目前临床中推荐采用脉冲疗法，每日1次性静脉注射氢化可的松3g，疗程3d。

(2) 一般剂量长期疗法　主要用于结缔组织病、肾病综合征、顽固性支气管哮喘、淋巴细胞性白血病等。治疗初期，泼尼松10～20mg，每日3次，产生临床疗效后逐渐减量，一般每5～7d减5～10mg，直至一个适合的最小维持量，持续数月，疗程6～12个月。

(3) 小剂量替代疗法　用于腺垂体功能减退、阿狄逊病及肾上腺皮质次全切除术后等原发性或继发性功能不全，一般每日给予维持量可的松 12.5~25mg，早上给全日量 2/3，中午给全日量 1/3，晚上一般不给药。

（4）隔日疗法　主要用于需长期治疗的疾病，为安全有效的给药方法。皮质激素的分泌具有昼夜节律性，每日上午 8~10 时为分泌高峰期，随后逐渐下降，午夜 12 时为低潮期。根据昼夜节律性，隔日清晨顿服 2 日量。

【药物相互作用】苯巴比妥、苯妥英钠等肝药酶抑制剂能加快糖皮质激素类药物的代谢，合用时需根据疗效调整剂量；本品可加快水杨酸盐的消除，降低其疗效，且两者合用可增加诱发消化性溃疡的危险性；与利尿药都有降低血钾的作用，强心苷在血钾降低时容易诱发心律失常，因此与这两类药物合用时应注意补钾；可升高血糖，降低胰岛素或口服降糖药的疗效；还可降低口服抗凝血药的疗效，合用时需增加口服抗凝血药剂量。

【禁忌证】抗菌药不能控制的病毒或霉菌感染、活动性肺结核、胃及十二指肠溃疡、动脉硬化、严重高血压、糖尿病、骨折、骨质疏松、早期妊娠、角膜溃疡、创伤或手术恢复期、肾上腺皮质功能亢进症等禁用；有严重精神病和癫痫病史者禁用或慎用。当适应证与禁忌证同时并存时，应全面分析，权衡利弊，慎重决定。一般来说，病情危重的适应证，虽有禁忌证存在，仍不得不用，待病情缓解后，尽早停药或减量。

【案例分析】

某病者，孕妇，30 岁，患肾病综合征，处方如下，分析是否合理？为什么？
Rp：醋酸泼尼松片　5mg
用法：口服，一次 2 片，一日 3 次
分析：此方不合理。可引起流产及婴儿先天性缺损。因泼尼松等皮质激素类药物能增加钙磷排泄，还有抗维生素 D 的作用，减少钙质的吸收，如长期应用能抑制骨细胞的活力，减少蛋白质和黏多糖的合成，使骨质形成障碍而造成骨质疏松，孕妇长期应用可增加流产及腭裂等婴儿先天性缺损，故妊娠期应慎用。
措施：孕妇不可长期应用。

知识二　盐皮质激素

案例导入：
患者，女，被诊断为肾上腺皮质功能减退症，表现为全身不适，无精打采，乏力，倦怠，食欲减退，恶心，体重减轻，头晕和体位性低血压，皮肤黏膜色素沉着。

醛固酮（aldosterone）
【体内过程】口服或肌内注射均易吸收，分布广泛，易通过血-脑屏障和胎盘屏障。各药进入脑组织的速度快慢取决于其自身脂溶性的高低，脂溶性高者，进入脑组织速度快，显效快，维持时间短；脂溶性低者则相反。主要经肝代谢，经肾排泄。

【作用机制】醛固酮进入远曲小管和集合管上皮细胞后，与胞浆内受体结合，形成激素-受体复合体，后者通过核膜，与核中 DNA 特异性结合位点相互作用，调节特异性 mRNA 转录，最终合成多种醛固酮诱导蛋白，进而使关节腔膜对 Na^+ 的通透性增大，线粒体内 ATP 合成和管周膜上钠泵的活动性增加。从而导致对 Na^+ 的重吸收增强，对水的重吸收增加，K^+ 的排出量增加。

【药理毒理】醛固酮是调节细胞外液容量和电解质的激素，具有明显的保钠排钾作用，主要受血浆电解质组成与肾素-血管紧张素系统调节。当细胞外液容量下降时，刺激肾小球旁细胞分泌肾素，激活肾素-血管紧张素-醛固酮系统，醛固酮分泌增加，使肾脏重吸收钠增加，进而引起水钠重吸收增加，细胞外液容量增多；相反细胞外液容量增多时，通过上述相反的机制，使醛固酮分泌减少，肾脏重吸收水钠减少，细胞外液容量下降。血钠降低，血钾升高同样刺激肾上腺皮质，使醛固酮分泌增加。

【临床应用】主要用于治疗慢性肾上腺皮质功能减退症，纠正水、电解质紊乱，恢复水、电解质的平衡。

【不良反应】过量或长期使用容易引起水钠潴留、高血压、心脏扩大和低钾血症等。

【知识链接】

慢性肾上腺皮质功能减退症

机体两侧肾上腺绝大部分被破坏，出现皮质激素不足的表现，称为肾上腺皮质功能减退症。可分为原发性及继发性。原发性慢性肾上腺皮质功能减退症又称 Addison 病，比较少见，继发性可见下丘脑-垂体功能低下患者，由于 CRF 或 ACTH 的分泌不足，以致肾上腺皮质萎缩。常发人群为具有以下治疗或疾病史人群如结核、感染、自身免疫性疾病、肿瘤、白血病、淀粉样变性、长期糖皮质激素治疗，其临床主要表现为倦怠、乏力、消瘦、脱水、色素沉着（尤在摩擦处、掌纹、乳晕、瘢痕等处）、胃肠道功能紊乱（恶心、呕吐、腹泻等）和低血压。

【案例分析】

患者，男，临床诊断为慢性肾上腺皮质功能减退症，医生建议患者服用氢化可的松和充分摄盐。但患者仍感头晕、乏力、血压偏低，医生建议患者需加服盐皮质激素。

RP：口服9a-氟氢可的松，一次口服0.1mg/d；盐皮质激素5mg/次，每日2~3次。患者自感加服盐皮质激素后出现头痛、水肿、高血压症状。

问：慢性肾上腺皮质功能减退症的临床主要表现是什么？加服盐皮质激素后为什么出现以上症状？

知识三 其他肾上腺皮质激素类药物

其他肾上腺皮质激素类药物的作用特点及应用见表7-1。

表7-1 其他肾上腺皮质激素类药物的作用特点及应用

药名	作用特点	适应证	注意事项
促皮质素（ACTH）	本品口服无效，需注射给药。静脉注射后数分钟内起效，肌内注射后约4h作用达高峰，经肝脏代谢，血浆半衰期约为15min	主要用于诊断脑垂体-肾上腺皮质功能水平及长期使用皮质激素停药前后的皮质功能水平，以防止发生皮质功能不全	可能导致心脏肥大、左心室代偿性功能增强；诱发精神失调、情绪不稳定、精神病倾向、欣快、失眠、人格改变及抑郁；长期刺激可导致肾上腺细胞过度发育；引起明显的白细胞增多；引起皮肤过敏反应
米托坦（mitotan）	口服约40%由胃肠道吸收，其余60%以原形随粪便排出。本品脂溶性高，主要储存于脂肪中。从尿中排出的水溶性代谢物约占给药量的25%	主要用于不能手术切除的肾上腺皮质癌或皮质癌术后辅助治疗	可引起食欲减退、恶心、腹泻、嗜睡、头痛、眩晕、中枢抑制、运动失调和皮疹等，若用量过大可致皮质功能不全。对此药有过敏反应者不宜服用。对于严重程度的肝脏或肾脏受损的患者则不建议服用此药
美替拉酮（metyrapone）	胃肠道吸收迅速，进入体内很快还原成美替拉醇，与葡萄糖醛酸结合经肾排泄	治疗肾上腺皮质肿瘤和产生ACTH的肿瘤所引起的氢化可的松过多症，还用于垂体释放ACTH功能实验	眩晕、胃肠道反应、高血压、低钾等。抗抑郁药、抗甲状腺药、抗精神病药、巴比妥类药、皮质激素及影响下丘脑-垂体轴药物均能干扰美替拉酮试验。试验期间应避免使用这些药物

📖 【案例分析】

患者，女，29岁，因发热、咳血痰、呼吸困难、出汗、四肢厥冷、眼窝深陷、唇发绀，诊断为获得性肺炎、感染性休克。

治疗建议，休息，血管活性药物联合抗生素，纠正水、电解质平衡，应用甲基泼尼松龙连续3d，病情好转。

问：甲基泼尼松龙在此病中的作用、药物作用机制是什么？

项目二 ▶ 甲状腺激素及抗甲状腺药

知识一 甲状腺激素

案例导入：

西藏某边远山区的村庄有很多"大脖子"的村民，村民自述常感畏寒少汗、行动迟缓、面色苍白、皮肤干燥粗糙等症状，当地村民常年食用的食盐均为不含"碘"的工业盐，经诊断此具有大脖子表现的村民均患有地方性甲状腺肿大疾病，需应用甲状腺激素进行治疗。

甲状腺激素包括三碘甲状腺原氨酸和四碘甲状腺原氨酸，具有维持生长发育、产热效应、促进代谢、神经系统及心血管效应等药理作用，其作用主要通过甲状腺激素受体介导。临床上甲状腺激素主要用于治疗甲减，予以注意的是，甲状腺激素具有多种不良反应，一旦出现应立即停药，可用 β 受体阻断药对抗。

甲状腺激素类药物主要用于治疗甲减，临床上常用制剂有甲状腺粉（片）、碘赛罗宁（liothyronine，三碘甲状腺原氨酸、甲碘安）和左甲状腺素（levohtyroxine，四碘甲状腺原氨酸）。前者是由猪、牛、羊等动物的甲状腺腺体制备而得，后两种药物则为人工合成品。

甲状腺激素（thyroid hormone）

【体内过程】口服易吸收，T_4、T_3 生物利用度分别为 50%～70% 和 90%～95%，且前者的吸收率因肠内容物等的影响而不恒定。两者与血浆蛋白的结合率均在 99% 以上，但 T_3 与蛋白质的亲和力低于 T_4，其游离量可为 T_4 的 10 倍。T_3 作用快而强，维持时间短，$t_{1/2}$ 为 2d；T_4 则作用弱而慢，维持时间较长，$t_{1/2}$ 为 5d。因二者 $t_{1/2}$ 均超过 1d，故每天只需用药一次，甲状腺激素主要在肝、肾线粒体内脱碘，并与葡萄糖醛酸或硫酸结合而经肾排泄，可通过胎盘和进入乳汁，故在妊娠期和哺乳期慎用。

【作用机制】甲状腺激素的作用是通过甲状腺激素受体介导的，该受体是具有结合 DNA 能力的非组蛋白，分子质量为 52ku。T_3、T_4 可与膜上受体结合，也可被动转运入胞内，与胞浆结合蛋白（cytosol binding protein，CBP）结合并与游离的 T_3、T_4 形成动态平衡，甲状腺激素还可通过与核蛋白体、线粒体和细胞膜上的受体结合，影响转录后的过程、能量代谢以及膜的转运功能，增加葡萄糖、氨基酸等摄入细胞内，使多种酶和细胞活性加强。

【药理毒理】

(1) 维持生长发育　甲状腺激素为人体正常生长发育所必需，对脑和骨骼的发育尤为重要。胚胎期缺碘造成甲状腺激素合成不足，出生后甲状腺激素减少可致呆小病（克汀病）。

(2) 促进代谢　甲状腺激素能促进物质氧化，增加耗氧，提高基础代谢率，增加产热散热，即甲亢时出现怕热、心悸、多汗等症状，甲状腺功能低下时有怕冷、皮肤干燥、心率减慢等症状。

(3) 神经系统及心血管效应　呆小症患者的中枢神经系统发育发生障碍，甲状腺激素可增强心脏对儿茶酚胺的敏感性，兴奋心脏起搏点和扩张血管，因而甲亢时出现神经过敏、急躁、震颤、心率加快、心输出量增加等现象。

【临床应用】甲状腺激素主要用于甲状腺功能低下的替代补充疗法。

(1) 呆小症　功能减退始于胎儿或新生儿，若尽早诊治，则发育仍可正常。若治疗晚，则智力仍然低下，应终身治疗。

(2) 黏液性水肿　一般服用甲状腺片，从小量开始，逐渐增大至足量。剂量不宜过大，以免增加心脏负担。黏液性水肿昏迷者必须立即大量静注左甲状腺素，待苏醒后改为口服。

(3) 单纯性甲状腺肿　缺碘所致者应补碘，无明显原因发病者给予适量甲状腺激素，以补充内源性激素的不足，并可抑制甲状腺激素过多分泌，以缓解甲状腺组织代偿性增生肥大。

【不良反应】

(1) 引起甲状腺功能亢进，出现心悸、手震颤、多汗、体重减轻、失眠等甲亢症状；重者可有腹泻、呕吐、发热、脉搏快而不规则，甚至有心绞痛、心力衰竭、肌肉震颤或痉挛。一旦出现上述现象应立即停药，应用 β 受体阻断药对抗，停药一周后再从小剂量开始应用。

(2) 老年和心脏病患者可引发心绞痛、心肌梗死和心力衰竭。

【知识链接】

甲状腺激素的生物合成、分泌与调节

(1) 碘的摄取 血液中碘被甲状腺细胞膜上的碘泵主动摄取,正常时甲状腺细胞内 I 为血浆中 I 浓度的 20~50 倍,腺泡受刺激时,可大于 100 倍。I 转运系统受促甲状腺素刺激和受自控调节机制控制。当甲状腺内 I 少时,摄取会增加;反之,则减少。

(2) 合成 I 在甲状腺过氧化物酶作用下,被氧化成较高氧化态的活性碘(I^0 或 I^+),随即碘化甲状腺球蛋白(TG)上的酪氨酸,便成为 3-碘酪氨酸(MIT)或 3,5-二碘酪氨酸(DIT)。在同样的过氧化酶作用下,一分子 MIT 和一分子 DIT 偶联成 T_3,二分子 DIT 偶联成 T_4,T_3 和 T_4 留在 TG 上贮存在腺泡腔内胶中。正常时,合成的 T_4 量多于 T_3 量,当体内 I 少时,T_3 形成会增多,使甲状腺素活性维持平衡。

(3) 释放 腺泡内胶体由细胞顶膜部位被胞饮入细胞后,与溶酶体融合。在蛋白水解酶作用下,裂解出 T_3 和 T_4,经基底膜入血循环。

(4) 调节 受下丘脑-垂体前叶-甲状腺轴调节。下丘脑分泌促甲状腺素释放激素,顺血流入垂体前叶,与腺细胞膜上特异受体结合,引起 TSH 分泌增加,从而促进甲状腺功能,使血中 T_3、T_4 浓度升高,而血中的 T_3、T_4 又对 TRH 和 TSH 产生负反馈作用。

【禁忌证】妊娠期和哺乳期妇女慎用,糖尿病、冠心病、快速型心律失常者禁用。

【案例分析】

患者,女,为原发性甲状腺功能减退症患者,无心脏病史,经常出现怕冷、少汗、乏力、体温偏低等一系列代谢降低的症状,医生建议患者需长期服用甲状腺激素药物左甲状腺素钠(优甲乐)。服用期间常感心慌气短,恶心,停药后症状消失。

问:患者服用左甲状腺素钠为什么会有此症状?左甲状腺素钠优缺点分别是什么?

知识二 抗甲状腺药物

案例导入:

王某,男,38 岁,近期感到身体怕热汗多、心慌、烦躁、多食、消瘦、双手颤抖、颈部出现包块、日渐消瘦,患者初期认为是过度劳累所致,后病情加重就

医，经血液检查 T_3、T_4 值均增高，被诊断为甲状腺功能亢进，经服用甲硫氧嘧啶半年，渐好转。

药物抑制甲状腺功能是治疗甲亢的一种主要手段，抗甲状腺药物通过减少分泌过多的甲状腺激素，达到短时或持续缓解临床症状的目的。常用的抗甲状腺药物包括硫脲类药物、离子抑制药、大剂量碘剂和放射性碘等，硫脲类是最常用的抗甲状腺药，包括甲硫氧嘧啶、丙硫氧嘧啶和甲巯咪唑（他巴唑）、卡比马唑（甲亢平）。

丙硫氧嘧啶

【体内过程】口服易吸收，分布于全身，易进入乳汁，可通过胎盘屏障，多聚集于甲状腺，口服 2min 后达最高峰，生物利用度为 80%，血浆蛋白结合率为 75% 左右，主要在肝脏代谢，$t_{1/2}$ 为 2min。

【药理毒理】

（1）抑制甲状腺激素的合成　通过抑制甲状腺过氧化物酶所介导的酪氨酸碘化及偶联，使氧化碘不能结合到甲状腺球蛋白上，抑制甲状腺激素的生物合成，因而对已合成的甲状腺激素无效，需要在已合成的激素被消耗后才能完全生效。本类药物长期应用后，可使血清甲状腺激素水平显著下降，反馈性增加 TSH 分泌而引起腺体代偿性增生、腺体增大、充血，重者可产生压迫症状。

（2）免疫抑制作用　应用硫脲类药物后血中甲状腺刺激性免疫球蛋白水平下降，对甲亢患者除能控制高代谢症状外，对病因有一定治疗作用。

（3）抑制外周组织 T_4 转化为 T_3　释放入血的 T_4 约占总分泌量的 90%，在外周组织脱碘酶的作用下，约 36% T_4 转化为 T_3，能抑制脱碘酶使外周组织的 T_4 向 T_3 转化减少，可迅速控制血清中生物活性较强的 T_3 水平，故在重症甲亢、甲状腺危象时该药可列为首选。

【临床应用】主要用于甲状腺功能亢进的治疗。

（1）内科治疗　用于轻症和不宜手术或放射性碘治疗的病人。

（2）手术前准备　为减少甲状腺次全切除手术病人在麻醉和手术后的合并症，防止术后发生甲状腺危象。在手术前应先服用硫脲类药物，使甲状腺功能恢复或接近正常。

（3）甲状腺危象　甲状腺危象的患者可因高热、虚脱、心力衰竭、肺水肿、电解质紊乱而死亡。此时除主要应用大剂量碘剂和采取其他综合措施外，也可用大剂量硫脲类药物辅助治疗，以阻断甲状腺激素的合成。

【不良反应】常见的不良反应有头痛、眩晕、关节痛，唾液腺和淋巴结肿大以及胃肠道反应；也有皮疹、药热等过敏反应，有的皮疹可发展为剥落性皮炎；个别病人可致黄疸和中毒性肝炎；最严重的不良反应为粒细胞缺乏症。

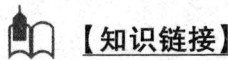【知识链接】

甲状腺功能亢进

甲亢是临床上一种十分常见的内分泌疾病,是指由各种原因导致甲状腺功能增强,甲状腺激素分泌过多或因甲状腺激素(T_3、T_4)在血液中水平增高所导致的机体神经系统、循环系统、消化系统、心血管系统等多系统的一系列高代谢症候群以及高兴奋症状和眼部症状。

临床上主要表现为心慌、心动过速、怕热、多汗、食欲亢进、消瘦、体重下降、疲乏无力及情绪易激动、性情急躁、失眠、思想不集中、眼球突出、手舌颤抖、甲状腺肿或肿大、女性可有月经失调甚至闭经,男性可有阳痿或乳房发育等。甲状腺肿大呈对称性,也有的患者是非对称性肿大,甲状腺肿或肿大会随着吞咽上下移动,也有一部分甲亢患者有甲状腺结节。

甲亢病的诱发与自身免疫、遗传和环境等因素有密切关系,如①感染:如感冒、扁桃腺炎、肺炎等。②外伤:如车祸、创伤等。③精神刺激:如精神紧张、忧虑等。④过度疲劳:如过度劳累等。⑤怀孕:怀孕早期可能诱发或加重甲亢。⑥碘摄入过多:如大量吃海带等海产品。⑦某些药物:如乙胺碘呋酮等。

【药物相互作用】本品与口服抗凝药合用可致后者疗效增加。磺胺类、对氨基水杨酸、保泰松、巴比妥类、酚妥拉明、妥拉唑林、维生素B_{12}、磺酰脲类等都有抑制甲状腺功能和致甲状腺肿大的作用,故合用本品需注意。此外,高碘食物或药物的摄入可使甲亢病情加重,使抗甲状腺药需要量增加或用药时间延长,故在服用本品前应避免服用碘剂。

【禁忌证】外周血白细胞偏低、肝功能异常患者慎用,孕妇慎用,哺乳期妇女禁用。

知识三 其他抗甲状腺药

其他抗甲状腺药的作用特点及应用见表7-2。

表7-2　　其他抗甲状腺药的作用特点及应用

药名	作用特点	适应证	注意事项
复方碘溶液 (lugol's solution)	碘为合成甲状腺激素的原料之一,缺碘可引起甲状腺激素合成不足、甲状腺功能减退、甲状腺代偿性肿大;碘过量则可引起甲状腺功能亢进	碘缺乏病防治、甲状腺手术前准备应用、甲状腺危象治疗	1. 有口腔疾患者慎用,浓碘液可致唾液腺肿胀、触痛、口腔、咽喉部灼烧感、齿龈疼痛、唾液分泌增加 2. 急性支气管炎、肺水肿、高钾血症、甲状腺功能亢进症、肾功能受损者慎用 3. 应用本品能影响甲状腺功能,影响甲状腺吸碘率的测定

续表

药 名	作用特点	适应证	注意事项
放射性碘（^{131}I）	半衰期$t_{1/2}$为8d，用药后一个月放射即可消除90%，56d可消除99%	适用于不宜手术或手术后复发及硫脲类无效或过敏者的甲亢，小剂量可用于甲状腺功能检查	放射性碘制剂易致甲状腺功能低下，应用时应严格掌握剂量、密切观察有无不良反应，一旦发生可补充甲状腺激素对抗，20岁以下患者、妊娠期及哺乳期妇女不宜应用
普萘洛尔（propranolol）	口服后可在胃肠道迅速而完全吸收，但在肝内首次通过的清除率很高，仅约30%进入血液循环。主要在肝内代谢，大部分经肾排泄	治疗甲状腺机能亢进症，用于控制心率过快；也用于治疗甲状腺危象或危象先兆；甲状腺次全切除术的术前准备	忌用于哮喘及过敏性鼻炎、窦性心动过缓、重度房室传导阻滞、心源性休克，本品剂量的个体差异较大，宜从小到大试用。长期用药时不可突然停药。副作用可见乏力、嗜睡、头晕、失眠、恶心、晕厥、低血压、心动过缓等

【案例分析】

患者，女，48岁，不明原因出现焦虑烦躁，怕热多汗，饭量增加，但身体消瘦，时感心慌，心率加快，眼突起，眼裂增宽，两叶甲状腺轻度肿大。经诊断为甲状腺功能亢进，使用硫脲类药物甲硫咪唑治疗后好转，治疗一年后患者病情反复，选择手术切除治疗，术前首先加大硫脲类药物与普萘洛尔用量，控制心率在80次/min，2周给服大剂量碘制剂，后手术成功。

问：甲亢手术前为什么同时服用硫脲类药物与大剂量碘制剂？

项目三 胰岛素及口服降糖药

胰岛素和口服降糖药是主要用于治疗糖尿病疾病的内分泌系统药物。胰岛素是由胰腺胰岛β细胞合成和分泌的酸性小分子蛋白质，通常通过注射方式进行给药，口服无效，具有皮下注射吸收快，易被消化酶破坏的特点。胰岛素优点显著，降糖效果肯定，但需每日注射，并易引起脂肪萎缩增生，给患者带来不便与伤害，而口服降糖药具有方便使用的特点，可用于轻度型、中度Ⅱ型糖尿病，但由于其作用慢而弱，并不能完全代替胰岛素。常用的口服降糖药主要包括经典的药物磺酰脲类和双胍类，以及新型药物α-葡萄糖苷酶抑制药、噻唑烷酮类胰岛素增敏药和餐时血糖调节药等，为患者治疗疾病提供更多选择。

知识一 胰 岛 素

案例导入：

某患者，为Ⅱ型糖尿病患者，患病六年，患病期间遵医嘱，主要治疗方案为控制饮食加上适当锻炼，并在医生的建议下应用二甲双胍与阿卡波糖两种口服降糖药联合治疗，近期血糖控制效果不佳，医生指导患者应添加注射胰岛素以稳定有效地控制血糖。

胰岛素（insulin）

胰岛素是由胰腺胰岛 β 细胞合成和分泌的一个含 51 个氨基酸的小分子酸性蛋白质（相对分子质量约 6000）。药用胰岛素一般多由猪、牛胰腺提取得。目前可通过重组 DNA 技术利用大肠杆菌合成人胰岛素，还可将猪胰岛素 B 链第 30 位的丙氨酸用苏氨酸代替而获得人胰岛素。根据作用时间的长短，可分为短效类、中效类和长效类，应予注意，所有中、长效制剂均为混悬剂，不可静注。

【体内过程】胰岛素口服无效，皮下注射吸收快，代谢快，$t_{1/2}$ 仅为 9~10min，作用时间短。胰岛素主要在肝、肾灭活，严重肝肾功能不良者能影响其灭活。

【作用机制】胰岛素与特异性膜表面胰岛素受体结合而产生作用，引发葡萄糖等物质经细胞膜的转运、多种酶的激活或抑制、细胞的生长等一系列生理效应。胰岛素受体存在于机体所有组织，胰岛素与受体结合，导致细胞内其他活性蛋白的一系列磷酸化，进而产生降血糖的生物效应。

【药理毒理】

（1）可促进组织细胞对葡萄糖的摄取，加速葡萄糖的有氧氧化，促进糖原的合成及贮存，抑制糖原分解和异生而降低血糖。

（2）对脂肪代谢　能增加脂肪酸的转运，促进脂肪合成并抑制其分解，减少游离脂肪酸和酮体的生成。

（3）对蛋白质代谢　可增加氨基酸的转运和蛋白质的合成（包括 mRNA 的转录及翻译），抑制蛋白质的分解。

（4）促进钾离子进入细胞　可促进钾从细胞外液进入组织细胞内，故有降血钾作用。

【临床应用】

（1）用于Ⅰ型糖尿病或继发于严重胰腺疾病的糖尿病。

（2）用于以下情况的糖尿病：①合并严重应激情况（如感染、创伤等）或消耗性疾病（如肺结核）的患者。②糖尿病急性并发症（如酮症酸中毒、高渗性昏迷等）或慢性并发症（如心脑血管并发症、肾脏或视网膜病变等）进展迅速、病情恶化。③病程长的Ⅱ型糖尿病，经合理饮食、体力活动和口服降糖药治疗不满意或失效者，以及具有口服降糖药禁忌者（如妊娠、哺乳等）。④成年或老年糖尿病起病急、体重显著减轻且伴明显消瘦者。⑤肝、肾功能不全的糖尿病患者。

（3）可用于严重营养不良、顽固性妊娠呕吐、肝硬化初期的患者。

（4）尚可用于纠正细胞内缺钾。

【不良反应】

（1）低血糖症　临床最为常见。多因胰岛素过量、未按时进餐、摄食过少或剧烈体力活动所致，严重者可出现惊厥和昏迷。

（2）过敏反应　多数为使用牛胰岛素所致，可引起局部或全身过敏反应。

（3）胰岛素耐受性　常由于并发感染、创伤、手术、情绪激动等应激状态所致。出现急性耐受时，需短时间内增加胰岛素剂量达数千单位。

（4）皮下注射部位病变　在注射局部出现皮下脂肪萎缩，局部出现脂肪增生，因脂肪萎缩或增生均可使胰岛素吸收不规则，应注意经常改变注射部位。

【知识链接】

糖 尿 病

糖尿病（DM）是一种由于胰岛素相对或绝对不足引起的综合征。临床主要特征为有症状的葡萄糖抵抗、脂肪和蛋白质代谢改变，而长期代谢紊乱会引起高血压、视网膜病变、肾病和神经病变等并发症。大量临床证据与遗传学研究表明糖尿病是一组不同种类的综合征，大致可分为Ⅰ型糖尿病和Ⅱ型糖尿病，另外还有妊娠期糖尿病。

Ⅰ型糖尿病是一种由于自身免疫性胰腺β细胞破坏导致胰岛素分泌不足或丧失的疾病，表现出典型的多食、多饮、多尿、消瘦的三多一少的临床症状。胰岛素的绝对缺乏会引起肝脏内自由脂肪酸过度动用并转化为酮体，从而导致酮血症、酮尿症，甚至酮症酸中毒。酮症酸中毒的患者临床表现为易疲劳、明显体重减轻、多尿、多饮且呼吸有水果味。血糖升高会为微生物提供生存的良好场所，患者可有复发性呼吸道、阴道或其他系统的感染。另外，眼晶状体渗透压改变的患者还可能出现继发性视网膜病变。

Ⅱ型糖尿病是一种以肥胖、β细胞功能缺陷、胰岛素抵抗和肝脏葡萄糖生成增多为特征的遗传性疾病，发病率和患病率都随年龄的增长而显著增长。Ⅱ型糖尿病患者对血葡萄糖浓度升高的早期反应是胰岛素释放减少，并且缺乏分泌生理波动性，大多数患者还同时存在组织胰岛素抵抗。Ⅱ型糖尿病患者在被诊断前常忽视平时曾出现的乏力、多尿和多饮等症状，直到体检或由于其他不适而就诊时才发现。一般在诊断时患者就有明显的心血管疾病，患病多年后会显现微血管并发症。另外，由于Ⅱ型糖尿病患者体内仍存在一定浓度的胰岛素，因此未发生脂肪和蛋白质分解，通常无酮症史、无体重减轻。

【药物相互作用】

（1）糖皮质类固醇、促肾上腺皮质激素、胰升血糖素、雌激素、口服避孕药、肾上腺素、苯妥英钠、噻嗪类利尿剂、甲状腺素等可不同程度地升高血糖浓度，同用时应调整这些药或胰岛素的剂量。

（2）口服降糖药与胰岛素有协同降血糖作用。

（3）抗凝血药、水杨酸盐、磺胺类药及抗肿瘤药甲氨蝶呤等可与胰岛素竞争和血浆蛋白结合，从而使血液中游离胰岛素水平增高。非甾体消炎镇痛药可增强胰岛素降血糖作用。

（4）β受体阻滞剂如普萘洛尔可阻止肾上腺素升高血糖的反应，干扰肌体调节血糖功能，与胰岛素同用可增加低血糖的危险，而且可掩盖低血糖的症状，延长低血糖时间。合用时应注意调整胰岛素剂量。

【禁忌证】对胰岛素过敏患者禁用；肝功能不正常、甲状腺功能减退、恶心、呕吐、肾功能不正常，根据患者肾小球滤过率，胰岛素用量应适当减少；病人伴有高热、甲状腺功能亢进、肢端肥大症、糖尿病酮症酸中毒、严重感染或外伤、重大手术等，胰岛素用量需增加。

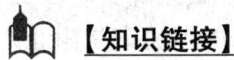【知识链接】

胰岛素的规范注射

规范注射胰岛素，发挥胰岛素有效、快速、稳定降血糖的作用。要选择合适的注射部位，常用注射部位有腹部（离脐5cm以外的区域）、双上臂外侧、臀部及大腿外侧，不同部位胰岛素吸收由快至慢，依次为腹部、上臂、大腿、臀部，此外，要经常变换注射部位，两次注射位置间隔在2cm以上。不宜反复在同一部位注射，以尽量减少组织损伤、肿胀和皮下脂肪萎缩。

正确注射操作：①用手捏起注射部位皮肤3cm宽，轻微疼痛后再注射。②胰岛素温度不能太低。③注射时进针要快。④用于消毒皮肤的酒精挥发后再注射。⑤定期更换针头。⑥进针和拔针时保持同方向。⑦注射部位的肌肉应放松。

【案例分析】

王大爷，68岁，Ⅱ型糖尿病14年，一直吃优降糖等药，目前血糖仍高，有时出现低血糖。医生曾劝他打胰岛素，他不愿意，目前出现视物模糊、双脚麻木，尿里有微量白蛋白。医生让他每天餐前注射胰岛素，为什么？

知识二　口服降糖药

案例导入：

患者，男，55岁，身高165cm，体重95kg，患者由于长期饮食不节制，于6年前因高血压病就诊，空腹检查血糖8mmol/L，餐后血糖19mmol/L左右，口服二甲双胍片治疗。但由于饮食、运动控制欠佳，病情时而反复。

1942年简邦的发现与大胆假设磺胺类药物可治疗糖尿病，开启了磺酰脲类降糖药的研究发展与疾病治疗之路，磺酰脲类降糖药成为最早治疗糖尿病的口服降糖药。除磺酰脲类降糖药外，口服降糖药还包括经典药物双胍类，以及新型药物α-葡萄糖苷酶抑制药、噻唑烷酮类胰岛素增敏药和餐时血糖调节药。

磺酰脲类（sulfonylurea）

常用的有甲苯磺丁脲（tolbutamide，D_{860}，甲糖宁）、氯磺丙脲（chlorpropamide）、格列本脲（glibenclamide，优降糖）、格列吡嗪（glipizide，美吡达）、格列齐特（gliclazipe，达美康）等。本类药物的作用和不良反应基本相似，但作用强度和时间不同。

【体内过程】磺酰脲类药物在胃肠道吸收迅速而完全，与血浆蛋白结合率很高（>90%）。大多数药物在肝脏内氧化成羟基化合物，并迅速从尿中排出。

【作用机制】主要通过刺激胰腺的β细胞释放胰岛素所致。磺酰脲类与β细胞表面的磺酰脲类受体（SUR1）的亚单位结合，使ATP敏感的钾通道受阻止，引起去极化，使电压敏感钙通道开放，钙离子流入，引起胰岛素释放。故胰岛中的β细胞是该类降糖作用的必要条件。现代研究证明，胰岛中含有30%以上的β细胞，磺酰脲类才能发挥其降糖作用。

【药理毒理】

（1）降血糖作用　磺酰脲类药物对正常人和胰腺功能尚未完全丧失的糖尿病患者均有降低血糖的作用。其机制主要是直接刺激胰岛β细胞释放胰岛素，并降低肝脏对胰岛素的消除。此外，还可抑制胰岛细胞胰高血糖素的分泌。

（2）抗利尿作用　格列本脲和氯磺丙脲能促进抗利尿激素的分泌和增强抗利尿激素的作用，使尿量减少，可用于治疗尿崩症。

（3）抗血小板聚集作用　格列齐特能减弱血小板黏附力，刺激纤溶酶原的生成，恢复纤溶活性，改善微循环。

【临床应用】

（1）糖尿病　用于胰岛功能尚存的Ⅱ型糖尿病且单用饮食控制无效的轻、中度病例。

（2）尿崩症　氯磺丙脲能促进抗利尿激素的分泌，可治疗尿崩症。

【不良反应】

(1) 消化系统反应　可出现胃肠不适、恶心、腹痛、腹泻、胆汁淤积性黄疸及肝损害。

(2) 低血糖　常因药物过量所致，尤以氯磺丙脲为甚。

(3) 中枢神经系统症状　大剂量氯磺丙脲还可引起精神错乱、嗜睡、眩晕、共济失调。

(4) 造血系统反应　白细胞减少较多见；其他有粒细胞缺乏、再生障碍性贫血、溶血性贫血、血小板减少等。

(5) 皮肤反应　可有瘙痒、皮疹、过敏性皮炎等。

【药物相互作用】磺酰脲类有较高的血浆蛋白结合率，能与其他药物（如保泰松、水杨酸制剂等）在蛋白结合上发生竞争，使游离药物浓度上升而引起低血糖反应。此外，氯丙嗪、糖皮质激素、噻嗪类利尿药、呋塞米、利福平、雌激素、钙通道阻滞药、口服避孕药等因降低胰岛素的分泌，而降低磺酰脲类药物的降血糖作用。

【禁忌证】老人及肝、肾功能不良者忌用。

【案例分析】

李某，女，43岁。一年以来多饮、多尿、乏力，近来症状加重，到医院就诊。检查：体重超重12%，空腹血糖和餐后血糖均高于正常，结合临床表现，诊断为非胰岛素依赖型糖尿病。根据上述情况，医生建议口服二甲双胍，饭后服用，并进行健康教育，注意合理膳食，多吃粗粮，降低体重，定期检测血糖，每年至少一次全面复查。

知识三　其他口服降糖药

其他口服降糖药的作用特点及应用见表7-3。

表7-3　其他口服降糖药的作用特点及应用

药名	作用特点	适应证	注意事项
阿卡波糖（acarbose）	本药口服后很少被吸收，血浆蛋白结合率低，代谢半衰期为3.7h，消除半衰期为9.6h。主要在肠道降解或以原形随粪便排泄	1. 治疗Ⅱ型糖尿病，可单独用药，也可与其他抗糖尿病药合用 2. 与胰岛素合用，治疗血糖不稳定的Ⅰ型糖尿病 3. 用于糖耐量降低（IGT）患者，可降低IGT患者的餐后血糖	对本药过敏者；有明显消化和吸收障碍的慢性胃肠功能紊乱者；严重的疝、肠梗阻和肠溃疡等肠胀气而可能恶化的疾病患者；糖尿病酮症酸中毒者；肌酐清除率低于25mL/min；孕妇及哺乳期妇女禁用

续表

药名	作用特点	适应证	注意事项
二甲双胍（metformine）	由小肠吸收，吸收半衰期为0.9~2.6h，生物利用度为50%~60%，不与血浆蛋白结合，以原形随尿液排出，以原形由肾脏排泄	用于单纯饮食控制不满意的Ⅱ型糖尿病病人，对某些磺酰脲类疗效差的患者可奏效，亦可用于胰岛素治疗的患者，以减少胰岛素用量	Ⅰ型糖尿病不应单独应用本品；用药期间经常检查空腹血糖、尿糖及酮体，定期测血胆酐、血乳酸浓度；与胰岛素合用治疗时，防止出现低血糖反应；妊娠及哺乳期妇女不宜使用；老年患者慎用
罗格列酮（rosiglitazone）	绝对生物利用度为99%，99.8%分布在血清蛋白中，该品大部分以代谢物的形式由尿排出，小部分由粪便排出	用于Ⅱ型糖尿病。可单一服用控制Ⅱ型糖尿病患者血糖，可与二甲双胍或磺酰脲类药物联合应用	本品不宜用于Ⅰ型糖尿病或糖尿病酮症酸中毒患者。本品与胰岛素或其他口服降糖药合用时，患者有发生低血糖的危险，必要时可减少合用药物的剂量
瑞格列奈（repaglinide）	经胃肠道快速吸收，血浆半衰期约为1h，与血浆蛋白的结合大于98%，几乎全部被代谢，主要自胆汁排泄，小部分自尿排出	饮食控制、降低体重及运动锻炼不能有效控制高血糖的Ⅱ型糖尿病（非胰岛素依赖型）患者，也可与二甲双胍合用	严重肾功能或肝功能不全的患者，Ⅰ型糖尿病患者及妊娠和哺乳期妇女禁用，与二甲双胍合用会增加发生低血糖的危险性。在发生应激反应时，如发烧、外伤、感染或手术，可能会出现高血糖

【案例分析】

患者，男，18岁，患者常感口渴、多饮，每日饮水量约4500mL，尿频，量多，基本与日饮水量相当，多食易饿，日渐消瘦，医院检查空腹血糖为12.9mmol/L，尿酮体（+++），给予胰岛素治疗。一周前因情绪变化上述症状加剧，实验室检查，空腹血糖为18.79mmol/L，甘油三酯为2.76mmol/L，经胰岛素治疗，症状缓解。分析该患者为什么要使用胰岛素？除胰岛素外还有哪些降糖药？其他口服降糖药可以应用吗？

项目四 维生素类药

维生素是机体维持正常代谢和机能所需的一类特殊低分子有机化合物，大多数维生素是构成机体酶系统的辅酶（或辅基）成分，参与机体物质代谢，机体对维生素的日需量很小，在代谢过程中起着极其重要的催化作用，缺乏时可引起特定的维生素缺乏症，严重时可导致死亡。维生素作为药物应用于临床主要用于预防和治疗维生素缺乏症，同时也常用于其他疾病的辅助治疗，以改善机体代谢，促进疾病更快痊愈。但维生素类药亦不可滥用，维生素摄入过多，会造成维生素过多症，甚至引起明显的毒性反应。目前已知的维生素约20余种，其化学结构和生理功能各不相同，按溶解性区分为水溶性维生素和脂溶性维生素两大类。

知识一　水溶性维生素

案例导入：

患儿，女，4个月，半月前因上呼吸道感染出现发热，4d后突然出现厌食、烦躁，症状逐渐加重，伴恶心、呕吐、吸吮无力，每日进乳量200～300mL，颜面苍白，四肢肌力低下7d就诊。母自述孕期曾出现右上肢麻木无力，经口服维生素 B_1、维生素 B_6 各10mg，每日3次，5d后症状减轻。且母产后无乳，给牛乳喂养。

试分析：患儿出现上述症状最可能的原因是什么？

水溶性维生素主要包括维生素 B 族，如维生素 B_1、维生素 B_2、维生素 B_6、胆碱、维生素 C、泛酸钙、烟酰胺和烟酸，水溶性维生素在体内不易贮存，即需要不断从食物中摄取才能满足代谢需要。

一、维生素 B_1（vitamin B_1）

维生素 B_1 又名盐酸硫胺、硫胺素，主要用于脚气病的防治和各种疾病的辅助治疗。

【体内过程】维生素 B_1 内服在小肠中部吸收，肌内注射可完全吸收。新衍生物丙硫硫胺和呋喃硫胺内服吸收良好。吸收后在肝脏生成硫胺焦磷酸酯（TPP），以辅酶形式参与糖的中间代谢。

【药理毒理】维生素 B_1 在体内与焦磷酸结合成二磷酸硫胺（辅羧酶），参与体内糖代谢中丙酮酸-酮戊二酸的氧化脱羧反应，是糖代谢所必需的。它对维持神经组织、心脏及消化系统的正常机能起重要作用。维生素 B_1 能抑制胆碱酯酶活性，减少乙酰胆碱的水解。维生素 B_1 缺乏时，胆碱酯酶活性增强，乙酰胆碱水解加速，导致神经传导障碍，出现消化功能减退等症状。也会引起糖代谢受阻，丙酮酸和乳酸在组织中蓄积，影响神经细胞的能量供应，神经传导机能即受阻碍。

【临床应用】用于脚气病的防治和各种疾病的辅助治疗。如消化不良、心肌炎、神经炎等，也用于补充因消耗过多造成的维生素 B_1 缺乏，如高热、甲亢、慢性酒精中毒等。

【不良反应】注射时偶见过敏反应，甚至可发生过敏性休克，轻度过量会出现昏昏欲睡或轻度的喘息症状；严重者会出现头痛、惊厥、心律失常等表现。

【知识链接】

硫胺素缺乏症

（1）干性脚气病　以周围神经炎为主要症状，腓肠肌压痛痉挛、腿沉重麻木并有蚁行感，后期感觉消失，肌肉萎缩，共济失调。

（2）湿性脚气病　以循环系统症状为主的脚气病，出现心悸、气促、心动过速和水肿，心电图可见低电压、右心室肥大。

（3）婴儿脚气病　多发生于出生2~5月的婴儿，以心血管症状为主，早期表现食欲不振、心跳快、气促、水肿、烦躁不安，晚期表现心力衰竭症状，易被误诊为肺炎合并心力衰竭。孕妇缺乏维生素 B_1，新生儿可患先天性脚气病，表现为哭声无力、神情萎靡、吸吮力弱、水肿、嗜睡。

【药物相互作用】

（1）维生素 B_1 在碱性溶液中容易分解，与碱性药物如苯巴比妥钠、碳酸氢钠、枸橼酸钠等合用，易引起变质。

（2）含鞣质类的中药与维生素 B_1 合用后，可在体内产生永久性的结合，使其排出体外而失去作用。若需长期服用含鞣质类中药，应适当补充维生素 B_1。

【注意事项】

（1）正常剂量对正常肾功能者几无毒性。大剂量静脉注射时，可能发生过敏性休克。

（2）大剂量用药时，可干扰测定血清茶碱浓度，测定尿酸浓度可呈假性增高，尿胆原可产生假阳性。

（3）建议治疗 Wernicke 脑病注射葡萄糖前，应先用维生素 B_1。

（4）静脉注射大剂量维生素 B_1 产生的过敏性休克可用肾上腺素治疗。

【案例分析】

患者，男，76岁，退休职工，主诉全身浮肿5个月，伴心悸、气短、咳嗽、不能平卧7d入院。5个月前因练气功、节制饮食后出现下肢浮肿，后全身浮肿，肢体麻木，活动障碍，7d前症状加重在当地治疗无效。临床检查全身浮肿，下肢尤甚，下肢皮肤紫绀发硬。阴囊肿如茄子大小。两肺可闻细湿罗音，双侧肱二头肌腱反射及膝腱反射消失，双下肢感觉明显减弱。

分析：该患者最可能患有何种疾病？该病与哪种营养素有关？应如何治疗？

二、维生素 C (vitamin C)

维生素 C 又名抗坏血酸，药用维生素 C 为白色或微黄色晶粉，味酸，易溶于水。在酸性溶液中较稳定，但在碱性溶液中易氧化失效，受热或光照易破坏。

【体内过程】口服吸收快而完全，胃酸缺乏者服后易被破坏，体内分布广，主要以草酸盐形式从尿中排出。

【药理毒理】维生素 C 极易氧化脱氢，又有很强的还原性，在体内参与氧化还原反应而发挥递氢作用；参与肾上腺皮质激素、神经递质、胶原蛋白、细胞间质的合成及分解；降低毛细血管通透性，加速血液凝固，刺激凝血功能；促进铁在肠内的吸收；降低血脂；促进抗体形成；参与解毒等作用；参加各种有机药物和毒物生物转化等羟化反应；有抗组胺及阻止致癌物质（如亚硝胺）生成的作用；改善心肌代谢，消除氧自由基。

【临床应用】

(1) 用于维生素 C 缺乏病的防治，也用于多种急慢性传染性疾病及紫癜等的辅助治疗。

(2) 用于慢性铁中毒的治疗，也可用于肝硬化、急性肝炎以及砷、汞、铅、苯等慢性中毒时所致的肝脏损害。

(3) 用于特发性高铁血红蛋白血症的治疗。

(4) 用于维生素 C 的补充 ①发热、创伤、烧伤、感染。②胃肠道疾病（如长时间腹泻），手术后（如胃或回肠切除术后）、结核病、癌症、溃疡病、甲状腺功能亢进及接受慢性血液透析的病人等。③使用巴比妥类、四环素类、水杨酸类药物的病人。④用于严格控制或选择饮食，接受肠道外营养，营养不良所致体重骤降者。⑤孕妇及哺乳妇女。

(5) 也可用于贫血，过敏性皮肤病，口疮及促进伤口愈合，酸化尿液等。

(6) 大剂量静脉注射可用于克山病病人发生心源性休克时的治疗。

【不良反应】

(1) 大量用药可出现腹泻及其他胃肠道紊乱症状。长时间大量用药偶可引起尿酸盐、半胱氨酸盐或草酸盐结石，还可引起糖尿病，血液系统不良反应，过敏反应。如一日 2~3g 长时间使用，停药后可引起维生素 C 缺乏病。

(2) 使用维生素 C 咀嚼片过多，可损坏牙釉质。

(3) 快速静脉注射可引起头晕、晕厥。

【药物相互作用】维生素 C 与磺胺类药物合用可促进泌尿系统结石的形成；不宜与碱性药物、核黄素、铜铁离子溶液配伍，以免影响疗效；与维生素 K_3 合用可发生氧化还原反应，使两者疗效均减弱或消失；与肝素、华法林合用可引起凝血酶原作用时间缩短；与降糖药合用可造成尿糖假阳性。

【注意事项】

(1) 大量长期服用突然停药可能出现坏血病症状，故应逐渐减量停药

（2）可破坏食物中的维生素 B_{12}，阻碍铜、锌离子的吸收，造成维生素 B_{12} 或铜、锌缺乏症。

（3）长期服用阿司匹林、四环素的病人应补充本品。

（4）具有以下病症之一者慎用　半胱氨酸尿症病人、痛风或尿酸盐性肾结石病人、草酸盐沉积症或高草酸盐尿症病人、糖尿病（可干扰血糖定量）病人、葡萄糖-6-磷酸脱氢酶缺乏症（可引起溶血性贫血）病人、血色病病人、铁粒幼细胞性贫血或海洋性贫血（可致铁吸收增加）病人、镰状细胞贫血（可致溶血危象）病人、溃疡病病人，限制钠盐摄入者应慎用维生素 C 氯化钠注射液。

知识二　脂溶性维生素

案例导入：
某患者，男，3 岁，自感暗适应差，眼结合膜及角膜干燥，皮肤干燥，经医生诊断为维生素 A 缺乏症。
问：请为患者制定合理的治疗及护理方案。

一、维生素 A（vitamin A）

维生素 A 又称抗干眼病维生素，包括 A_1、A_2 两种形式。维生素 A 在体内的活性形式包括视黄醇、视黄醛和视黄酸。药物维生素 A 为淡黄色油溶液，或结晶与油的混合物（加热至 60℃ 应为澄清溶液），在空气中易氧化，遇光易变质。

【体内过程】口服易经肠黏膜吸收，抗氧化剂如维生素 E 和卵磷脂有利于维生素 A 的吸收，视网膜上的含量高，主要经肾和消化道排泄。

【药理毒理】
（1）构成视觉细胞内感光物质　维生素 A 在体内氧化生成顺视黄醛和反视黄醛，当维生素 A 缺乏时，顺视黄醛得不到足够的补充，肝细胞不能合成足够的视紫红质，从而出现夜盲症。

（2）维持上皮组织结构的完整和健全　维生素 A 参与间质组织黏多糖的合成，促进基底上皮细胞分泌黏蛋白，抑制角化。

（3）促进正常生长发育　维生素 A 通过对黏多糖、蛋白质、糖蛋白及类固醇合成的影响，而促进正常生长发育。

（4）增强机体免疫反应和抵抗力　维生素 A 能增强机体免疫反应和对感染的抵抗力，稳定正常组织细胞的溶酶体膜，明显对抗糖皮质激素的免疫抑制作用。

【临床应用】用于补充需要，如妊娠及哺乳妇女、婴儿及维生素 A 缺乏所致夜盲症、皮肤粗糙等；增强呼吸道抗病能力；保护上皮组织，促进胃溃疡、角膜溃疡等损伤面的愈合及肿瘤治疗。

【不良反应】成人一次口服超过 100 万 U，小儿一次超过 30 万 U，可致急性中毒，表现兴奋、颅内压升高。长期大量服用可致慢性中毒，表现恶心、厌食、骨痛、瘙痒、肝功能损害等。

【药物相互作用】并用新霉素、考来烯胺、石蜡油、氢氧化铝、硫糖铝可使吸收减少,与维生素 E 合用时,可促进维生素 A 吸收和利用。大剂量服用可使溶酶体膜稳定性下降,可促进炎症发展,故不宜和可的松类药物合用,但正常生理剂量无此拮抗作用。

【禁忌】慢性肾功能衰竭时慎用。

【注意事项】

(1) 口服易吸收,但脂肪吸收障碍和肝脏疾病患者吸收受影响。

(2) 过多摄入本品,如一日 50 万单位长期使用,可引起中毒症状,严重者可危及健康。成人主要表现为嗜睡,儿童可表现为无食欲、恶心等。本品中毒可造成肝脏不可逆损伤等。血清维生素 A 浓度大于 0.1mg/100mL,可考虑为中毒。

【案例分析】

患者,男,5 岁,个头矮小,患者母亲代述,患者常有发热、咳嗽或腹泻症状,皮肤干瘪、粗糙,多皮屑,自述常常因看不清被绊倒,经检查,患者患有维生素 A 缺乏症。

问:维生素 A 缺乏的主要临床表现是什么?缺乏维生素 A 时,应如何补充呢?

二、维生素 D (vitamin D)

天然的维生素 D 包括维生素 D_2(存在于植物体的麦角钙化醇)和维生素 D_3(存在于动物体的胆钙化醇)两种形式,又称抗佝偻病维生素 D_2 和 D_3,D_2 的前体为麦角固醇,D_3 的前体为 7-脱氢胆固醇。维生素 D 为五色针状结晶或白色结晶性粉末,无臭无味,易溶于有机溶剂,不溶于水。对空气及光敏感,加热易破坏。

【体内过程】维生素 D 注射、口服或经皮肤给药均易吸收,消化道吸收须有胆汁存在。维生素 D 首先在肝内转化为 25-(OH)-D_3,后者在肾脏进一步转化为有活性的 1,25(OH)$_2$-D_3,主要由胆汁排泄。

【药理毒理】维生素 D 能够促进钙、磷在肠道的吸收,使血钙、血磷浓度增加,有利于钙、磷在骨中沉积,促进骨组织钙化。目前多数学者认为维生素 D 是 1,25-二羟维生素 D 的前体激素。1,25-二羟维生素 D 能促进肠黏膜中钙转运蛋白的合成,在钙-三磷酸腺苷酶和碱性磷酸酶的参与下,使钙从肠腔进入细胞而被吸收。1,25-二羟维生素 D 可促进肾小球近曲小管对磷及钙的重吸收,使血中钙、磷升高。1,25-二羟维生素 D 具有骨钙动员的作用,能刺破骨细胞使骨钙转运到血中而升高血钙。

【临床应用】用于防治钙、磷缺乏所致疾病,如佝偻病、婴儿手足抽搐等。

也用于甲状旁腺功能减退及治疗顽固性低血磷症。

【不良反应】一般剂量无不良反应,大量应用可致高钙血症,并可致肾功能损害。糖皮质激素与维生素 D 有拮抗作用。

【注意事项】本品宜饭后服用,甲状腺切除术后伴有甲状旁腺功能减退、骨质疏松而接受大剂量维生素 D 治疗者易发生中毒。

【案例分析】

某患者,5 岁,因为其母担心患者缺钙,一直在给患者补充钙和维生素 D,其母描述患者最近常有些不明原因的皮肤瘙痒,并且老是口渴。经检查,患者为轻微的维生素 D 中毒。

问:维生素 D 的使用原则及注意事项包括哪些?

知识三　其他维生素药

其他维生素药的作用特点及应用见表 7-4。

表 7-4　　其他维生素药的作用特点及应用

药 名	作用特点	适应证	注意事项
维生素 B_6	主要在空肠吸收。维生素 B_6 与血浆蛋白不结合,磷酸吡哆醛与血浆蛋白结合完全。半衰期长达 15~20d。肝内代谢,经肾脏排泄。可经血液透析而排除	1. 适用于维生素 B_6 缺乏的预防和治疗,防治异烟肼中毒;也可用于妊娠放射病及抗癌药所致的呕吐、脂溢性皮炎等 2. 全胃肠道外营养及因摄入不足所致营养不良、进行性体重下降时维生素 B_6 的补充 3. 治疗婴儿惊厥或给孕妇服用以防婴儿惊厥 4. 白细胞减少症	1. 不宜应用大剂量维生素 B_6 来治疗未经证实有效的疾病 2. 对诊断的干扰:尿胆原试验呈假阳性 3. 孕妇接受大量维生素 B_6,可致新生儿产生维生素 B_6 依赖综合征。乳母摄入正常需要量对婴儿无不良影响
泛酸 (pantothennic acid)	由胃肠道吸收,肝、肾上腺、心、肾组织中含量丰富。在体内不被代谢,70% 以原形随尿排出,30% 随便排出	适用于泛酸钙缺乏 (如吸收不良综合征、热带口炎性腹泻、乳糜泻、局限性肠炎或应用泛酸钙拮抗药物时) 的预防和治疗。还可用于维生素 B 缺乏症的辅助治疗	1. 患热带口炎性腹泻、乳糜泻或局限性肠炎所致的吸收不良综合征时,泛酸需要量增加 2. 血友病患者用药时应谨慎,因泛酸可延长出血时间

续表

药 名	作用特点	适应证	注意事项
烟酰胺（nicotinamide）	胃肠道易吸收，吸收后分布到全身组织，半衰期（$t_{1/2}$）约为45min。经肝脏代谢，仅少量以原形自尿排出	主要用于防治糙皮并口炎、舌炎等；病态窦房结综合征；房室传导阻滞（对完全性右束支、左束支、左前分支、双束支或三束支阻滞无效）	1. 肌注可引起疼痛，故少用 2. 个别可引起头晕、恶心、上腹不适、食欲不振等，可自行消失 3. 妊娠初期过量服用有致畸的可能
维生素E	50%～80%在肠道吸收（十二指肠），与血中β-脂蛋白结合，贮存于全身组织，尤其是在脂肪组织中，贮存量可高达供4年所需，肝内代谢，经胆汁和肾排泄	可作为治疗剂来治疗由于自由基损伤所致的各种疾病。常用于习惯性流产、先兆流产、不孕症及更年期障碍、进行性肌营养不良症等	长期应用可引起血小板聚集和血栓形成。大剂量长期服用可有恶心、头痛、疲劳、月经过多、闭经等症状；个别病人有口角炎、肌无力、胃功能紊乱，停药可消失，偶见低血糖、血栓性静脉炎，长期服用可引起出血、高血压、心绞痛加重

【案例分析】

患者，女，由于工作常感压力大，长期饮食不规律不均衡，最近眼、鼻与口腔周围皮肤脂溢性皮炎，随后扩展到面部、前额等部位，并在颈项、前臂和膝部出现色素沉着，唇裂，精神抑郁，嗜睡，体重下降，经检查为维生素B_6缺乏症。

问：维生素B_6缺乏症的主要临床表现是什么？维生素B_6的作用如何？该患者饮食如何进行调节？

【知识训练】

一、单项选择题

1. 糖皮质激素对血液和造血系统的作用是（   ）
   A. 刺激骨髓造血机能   B. 使红细胞与血红蛋白减少
   C. 使中性粒细胞减少   D. 使血小板减少
   E. 使肾上腺皮质功能亢进，造成淋巴细胞增加

2. 下列不属于糖皮质激素临床应用的是（   ）
   A. 中毒性肺炎   B. 心包炎   C. 虹膜炎   D. 角膜溃疡
   E. 感染性休克

3. 长期或大剂量使用糖皮质激素可引起（   ）

A. 胃酸分泌减少　　　　　　B. 血糖降低
C. 促进骨骼发育　　　　　　D. 向心性肥胖
E. 防止消化性溃疡形成

4. 糖皮质激素的抗毒机制是（　　）
A. 直接中和细菌外毒素　　　B. 直接中和细菌内毒素
C. 提高机体对内毒素耐受力　D. 抑制细菌内毒素的产生
E. 拮抗心肌抑制因子的作用

5. 下列描述不正确的是（　　）
A. 严重感染使用糖皮质激素时必须使用足量有效的抗生素
B. 糖皮质激素可直接中和内毒素，降低体内毒素浓度
C. 糖皮质激素可减轻炎症早期毛细血管的扩张
D. 糖皮质激素可刺激骨髓，使红细胞、血小板增多
E. 糖皮质激素可使血淋巴细胞减少

6. 关于糖皮质激素抗炎作用原理错误的是（　　）
A. 稳定溶酶体膜，抑制致炎物质的释放
B. 抑制白细胞和吞噬细胞移行血管外，减轻炎症浸润
C. 促进肉芽组织生成，加速组织修复
D. 直接收缩血管，减少渗出和水肿
E. 增加肥大细胞颗粒的稳定性，减少组胺释放

7. 不属于糖皮质激素类药物的不良反应是（　　）
A. 诱发高血压　　　　　　　B. 耳毒性和肾毒性
C. 诱发或加重感染　　　　　D. 动脉粥样硬化
E. 中枢兴奋

8. 长期使用糖皮质激素突然停药可导致（　　）
A. 类肾上腺皮质机能亢进症　B. 肾上腺皮质萎缩和机能不全
C. 诱发消化性溃疡　　　　　D. 骨质疏松
E. 诱发感染

9. 糖皮质激素类药物长期使用可引起（　　）
A. 留钠排钾　　B. 降低血糖　　C. 降低胆固醇水平
D. 升高血钙水平　　E. 高血钾

10. 下列哪一种疾病禁用糖皮质激素类药物（　　）
A. 感染性休克　　　　　　　B. 中毒性菌痢
C. 骨折　　　　　　　　　　D. 荨麻疹
E. 再生障碍性贫血

11. 不属于糖皮质激素药物的是（　　）
A. 氢化可的松　　B. 泼尼松　　C. 氢化泼尼松　　D. 地塞米松

E. 保泰松

12. 糖皮质激素类药物作用有（　　）
    A. 抗炎作用
    B. 增加毛细血管扩张
    C. 提高机体免疫功能
    D. 促进肉芽组织增生
    E. 直接中和外毒素

13. 糖皮质激素清晨一次给药法可避免（　　）
    A. 反跳现象
    B. 类肾上腺皮质功能亢进症
    C. 诱发感染
    D. 反馈性抑制垂体-肾上腺皮质机能
    E. 诱发或加重溃疡病

14. 硫脲类药物的作用机制是（　　）
    A. 抑制甲状腺激素的生物合成
    B. 破坏甲状腺组织
    C. 抑制甲状腺组织摄入碘
    D. 抑制甲状腺激素的释放
    E. 降解已合成的甲状腺

15. 甲状腺激素不具备以下哪项药理作用（　　）
    A. 维持生长发育
    B. 增强心脏对儿茶酚胺的敏感性
    C. 维持血液系统功能正常
    D. 维持神经系统功能发育
    E. 促进代谢

16. 硫脲类药物的严重不良反应是（　　）
    A. 过敏反应
    B. 粒细胞缺乏症
    C. 血管神经性水肿
    D. 新生儿甲状腺肿
    E. 甲状腺功能低下

17. 有关硫脲类药物临床应用错误的是（　　）
    A. 用于轻症或不能手术的甲亢治疗
    B. 用于甲状腺激素次全切除手术病人术前准备
    C. 甲状腺危象的治疗
    D. 甲状腺危象的治疗不能与碘剂合用
    E. 用于甲状腺激素次全切除手术病人术前准备与碘剂配合使用

18. 不宜用作甲亢常规治疗的药物是（　　）
    A. 碘化物
    B. 甲基硫氧嘧啶
    C. 乙基硫氧嘧啶
    D. 甲硫咪唑
    E. 卡比马唑

19. 硫脲类药物对甲亢的病因治疗作用是指（　　）
    A. 降低β受体的作用，降低交感活性
    B. 降低血液循环中甲状腺刺激性免疫球蛋白含量
    C. 产生甲状腺激素抗体
    D. 破坏甲状腺腺泡细胞

E. 免疫力呈增强作用
20. 可以静脉注射的胰岛素制剂是（ ）
   A. 正规胰岛素　　　　　　　　B. 低精蛋白锌胰岛素
   C. 珠蛋白锌胰岛素　　　　　　D. 精蛋白锌胰岛素
   E. 以上都不是
21. 胰岛素的受体是（ ）
   A. 糖蛋白　　B. 碱性蛋白　　C. 酸性蛋白　　D. 组蛋白
   E. 精蛋白
22. 合并重度感染的糖尿病病人应选用（ ）
   A. 氯磺丙脲　　B. 格列本脲　　C. 格列吡嗪　　D. 正规胰岛素
   E. 精蛋白锌胰岛素
23. 糖尿病酮症酸中毒病人宜选用大剂量胰岛素的原因是（ ）
   A. 慢性耐受性　　　　　　　　B. 产生抗胰岛素受体抗体
   C. 靶细胞膜上葡萄糖转运系统失常　　D. 胰岛素受体数量减少
   E. 血中大量游离脂肪酸和酮体的存在妨碍了葡萄糖的摄取和利用
24. 糖尿病病人合并重度感染宜用大剂量胰岛素的理由是（ ）
   A. 血中抗胰岛素物质增多
   B. 血中大量游离脂肪妨碍葡萄糖的摄取利用
   C. 产生抗胰岛素受体抗体
   D. 胰岛素受体数目减少
   E. 靶细胞膜上葡萄糖转运系统失常
25. 合并肾功能不全的糖尿病病人易发生不良反应的药物是（ ）
   A. 格列吡嗪　　B. 格列本脲　　C. 甲苯磺丁脲　　D. 氯磺丙脲
   E. 格列齐特
26. 可降低磺酰脲类药物降血糖作用的药物是（ ）
   A. 保泰松　　B. 水杨酸钠　　C. 氯丙嗪　　D. 青霉素
   E. 双香豆素
27. 双胍类药物治疗糖尿病的机制是（ ）
   A. 增强胰岛素的作用　　　　　B. 促进组织摄取葡萄糖等
   C. 刺激内源性胰岛素的分泌　　D. 阻滞 ATP 敏感的钾通道
   E. 增加靶细胞膜上胰岛素受体的数目
28. 老年糖尿病病人不宜用（ ）
   A. 格列齐特　　B. 氯磺丙脲　　C. 甲苯磺丁脲　　D. 甲福明
   E. 苯乙福明
29. 维生素 A 的适应证不包括以下哪一项（ ）
   A. 眼干症　　　　　　　　　　B. 夜盲症

C. 皮肤干燥　　　　　　　　　　D. 增强呼吸道抗病能力

E. 习惯性流产

30. 用于防治钙、磷缺乏所致佝偻病、婴儿手足抽搐疾病的药物为（　　）

A. 维生素 A　　　B. 烟酸　　　C. 维生素 D　　　D. 维生素 C

E. 维生素 E

31. 用于习惯性流产、不孕症、间歇性跛行的药物为（　　）

A. 维生素 A　　　B. 烟酸　　　C. 维生素 D　　　D. 维生素 C

E. 维生素 E

32. 维生素 C 与磺胺类药物合用可引起（　　）

A. 泌尿系统结石的形成　　　　　B. 尿糖假阳性

C. 凝血酶原作用时间缩短　　　　D. 缺铁性贫血

E. 以上都不是

二、多项选择题

1. 糖皮质激素对血液系统有哪些影响（　　）

A. 增加红细胞　　　　　　　　　B. 增加血小板

C. 增加血红蛋白　　　　　　　　D. 刺激骨髓造血功能

E. 减少中性粒细胞

2. 下列药物必须在肝内转化后才起效的是（　　）

A. 氢化可的松　　B. 可的松　　C. 泼尼松　　D. 氢化泼尼松

E. 地塞米松

3. 糖皮质激素药物可用于（　　）

A. 急性严重感染　　　　　　　　B. 过敏性休克

C. 水痘　　　　　　　　　　　　D. 风湿性或类风湿性关节炎

E. 虹膜炎

4. 长期使用糖皮质激素药物对电解质的影响是（　　）

A. 抑制钙的吸收　　　　　　　　B. 增加磷的排泄

C. 促进钾的排泄　　　　　　　　D. 增加钠的排泄

E. 增加钙的吸收

5. 糖皮质激素用于治疗休克时应注意（　　）

A. 采用大剂量突击疗法

B. 对感染性休克，需在有效抗生素治疗下应用

C. 治疗各种原因引起的休克为首选药

D. 需肾上腺素等升压药治疗下应用

E. 起效后即停药

6. 硫脲类药物的临床应用包括（　　）

A. 轻症甲亢　　　B. 儿童甲亢　　　C. 青少年甲亢　　　D. 甲亢术后复发

E. 克汀病

7. 大剂量碘的应用有（　　）

A. 甲亢的术前准备　　　　　　B. 甲亢的内科治疗

C. 单纯性甲状腺肿　　　　　　D. 甲状腺危象

E. 黏液性水肿

8. 大剂量碘在术前应用的目的是（　　）

A. 利于手术进行，减少出血　　B. 防止术后发生甲状腺危象

C. 使甲状腺功能恢复　　　　　D. 使甲状腺功能接近正常

E. 使甲状腺组织退化、腺体缩小

9. 治疗甲亢的药物有（　　）

A. 硫脲类　　　B. 碘化物　　　C. 放射性碘　　　D. β受体阻断药

E. 钙拮抗药

10. 硫脲类药物的作用机制有（　　）

A. 抑制甲状腺过氧化物酶

B. 抑制甲状腺激素的生物合成

C. 使已合成的甲状腺激素减少

D. 抑制免疫球蛋白的生成，使血循环中甲状腺刺激性免疫球蛋白下降

E. 使甲状腺组织退化，血管减少，腺体缩小

11. 放射性碘的临床应用有（　　）

A. 甲状腺危象的治疗　　　　　B. 甲亢的治疗

C. 甲亢术前准备　　　　　　　D. 呆小病

E. 甲状腺功能检查

12. 甲亢病人术前使用丙硫氧嘧啶的目的有（　　）

A. 使症状明显减轻，基础代谢率接近正常

B. 防止术后甲状腺危象的发生

C. 使甲状腺组织退化，腺体缩小

D. 使甲状腺组织血管减少

E. 使甲状腺腺体变硬

13. 丙硫氧嘧啶的主要临床适应证有（　　）

A. 黏液性水肿　　　　　　　　B. 甲状腺危象

C. 甲亢术前准备　　　　　　　D. 单纯性甲状腺肿

E. 甲状腺功能亢进

14. 口服降血糖的药物有（　　）

A. 精蛋白锌胰岛素　　　　　　B. 格列本脲

C. 格列齐特　　　　　　　　　D. 苯乙福明

E. 阿卡波糖

15. 磺酰脲类降血糖的机制有（　　）

A. 触发胞吐作用，刺激胰岛素释放　　B. 抑制胰高血糖素的分泌

C. 降低食物吸收及糖原异生　　D. 延缓葡萄糖的吸收

E. 提高靶细胞膜上胰岛素受体的数目和亲和力

16. 胰岛素的不良反应（　　）

A. 嗜睡、眩晕等中枢神经系统症状　　B. 粒细胞减少

C. 肝损害　　D. 急性耐受性

E. 慢性耐受性

17. 磺酰脲的不良反应有（　　）

A. 变态反应　　B. 慢性耐受性

C. 粒细胞减少　　D. 胆汁淤积性黄疸及肝损害

E. 嗜睡、眩晕等中枢神经系统症状

18. 竞争与血浆蛋白结合，可使磺酰脲类游离药物浓度升高的药物是（　　）

A. 氯丙嗪　　B. 水杨酸钠　　C. 青霉素　　D. 糖皮质激素

E. 噻嗪类利尿药

19. 双胍类药物的特点有（　　）

A. 作用时间短

B. 不与蛋白结合，不被代谢，尿中排泄

C. 促进组织摄取葡萄糖

D. 抑制胰高血糖素的分泌

E. 主要用于轻症糖尿病病人

20. 对胰岛素可产生急性耐受性的情况有（　　）

A. 产生抗胰岛素受体抗体　　B. 胰岛素受体数目减少

C. 糖尿病病人并发重感染　　D. 糖尿病病人并发创伤

E. 糖尿病病人大手术

21. 胰岛素主要用于下列哪些情况（　　）

A. 重症糖尿病　　B. 非胰岛素依赖性糖尿病

C. 糖尿病合并妊娠　　D. 糖尿病酮症酸中毒

E. 糖尿病合并重度感染

22. 精蛋白锌胰岛素作用持久的原因是（　　）

A. 不易经肾脏排泄　　B. 肝脏代谢减慢

C. 与血浆蛋白结合率高　　D. 微量锌使之稳定

E. 在注射部位沉淀，缓慢释放、吸收

23. 中效的胰岛素制剂有（　　）

A. 胰岛素　　B. 低精蛋白锌胰岛素

C. 珠蛋白锌胰岛素　　D. 正规胰岛素

E. 精蛋白锌胰岛素

24. 属于水溶性维生素的有（ ）

A. 维生素 A　　　B. 维生素 C　　　C. 维生素 E　　　D. 氨苄西林

E. 维生素 B_1

25. 属于脂溶性维生素的有（ ）

A. 维生素 A　　　B. 维生素 C　　　C. 维生素 E　　　D. 维生素 D

E. 维生素 B_1

26. 下列哪些特点与维生素 D 类相符（ ）

A. 主要由胆汁排泄　　　　　　　B. 其主要成员为 D_2 和 D_3

C. 是水溶性维生素　　　　　　　D. 临床主要用于抗佝偻病

E. 不能口服

27. 烟酰胺药物的用药注意事项包括（ ）

A. 肌注可引起疼痛，故少用

B. 可引起头晕、恶心、上腹不适、食欲不振等，可自行消失

C. 妊娠初期过量服用有致畸的可能

D. 长期应用可引起血小板聚集和血栓形成

E. 血友病患者用药时应谨慎，可延长出血时间

参考答案：

一、1. A　2. D　3. D　4. C　5. B　6. C　7. B　8. B　9. A
10. C　11. E　12. A　13. D　14. A　15. C　16. C　17. D　18. A
19. B　20. A　21. A　22. D　23. E　24. A　25. D　26. C　27. B
28. B　29. E　30. D　31. E　32. A

二、1. ABCD　2. BC　3. ABDE　4. ABC　5. ABE　6. ABCD　7. AD
8. ABE　9. ABCD　10. ABD　11. BE　12. AB　13. BCE　14. BCDE
15. ABE　16. DE　17. CDE　18. BC　19. ABCE　20. CDE　21. ACDE
22. DE　23. BC　24. BE　25. ACD　26. ABD　27. ABC

模块八
抗微生物药物

📖 【知识目标】

1. 掌握代表性药物青霉素钠、红霉素、四环素、多西环素、氯霉素、两性霉素B、硝酸益康唑、金刚烷胺、阿昔洛韦、诺氟沙星、磺胺嘧啶的结构、性状、作用、用途、不良反应等；各代头孢菌素的抗菌谱、耐酶、临床应用及不良反应方面的特点；氨基糖苷类抗生素的共性；链霉素、庆大霉素、卡那霉素、妥布霉素、阿米卡星、奈替米星、异帕米星等的抗菌谱、适应证及不良反应。
2. 了解各抗微生物药物的作用特点。

📖 【技能目标】

应用药物的基本理论和基本知识，初步具备提供用药咨询服务的能力；学会抗微生物类药物的应用原则，具有将疾病与其药物相联系的初步能力。

项目一 ▶ β-内酰胺类抗生素

β-内酰胺类抗生素是指一大类化学结构中具有β-内酰胺环的抗生素。本类抗生素抗菌活性强、毒性低、抗菌范围广、疗效高、适应证广，品种多。临床最为常见的是青霉素类和头孢菌素类。近年来新开发的非典型 β - 内酰胺类，如碳青霉烯类、头霉素类、氧头孢烯类以及单环 β - 内酰胺类等临床也较为常用。除此之外，还有 β - 内酰胺酶抑制剂等。

知识一　青霉素及半合成青霉素

案例导入：

最近，据黑龙江省食品药品监督管理局药品不良反应监测中心的统计分析显示，该省48.1%的药物不良反应病例与应用抗生素有关。就此，北大医院抗感染科副主任医师王进指出：只要控制了"交叉过敏"这个关键环节，很多抗生素的过敏性不良反应完全可以避免。如何才能正确使用抗生素而又避免不良反应的发生呢？

青霉素类药物自20世纪40年代投入使用以来，一直被临床公认为疗效高、毒性小的抗生素而广泛应用，其基本结构是由母核6 - 氨基青霉烷酸（6 - APA）及侧链组成，母环由噻唑环（A）和 β - 内酰胺环（B）骈合而成，β - 内酰胺环为抗菌活性重要部分，若其破裂抗菌活性即消失。青霉素类包括天然青霉素和人工半合成青霉素。

一、天然青霉素

青霉素钠

【体内过程】口服受胃酸破坏而吸收甚少。按治疗量注射可达有效的血浓度。肌内注射600mg 钠盐（相当于100万U），于15~30min 达峰，血浆药物浓度为 $12\mu g$（20U）/mL。消除半衰期为0.5h。体内分布以肺、肾、横纹肌和脾内浓度高；也可进入浆膜腔、关节腔、胆汁和胎儿循环；在胚胎、母乳、唾液、脓液中的浓度低；较难透过正常人血 - 脑屏障，但在脑膜发炎时则可透入，但需加大用量，以提高中枢组织中的浓度。

【药理作用及临床应用】

1. 革兰阳性球菌感染

（1）化脓性链球菌感染，如咽炎、扁桃体炎、中耳炎、猩红热等，青霉素常作首选药物。

（2）敏感的葡萄球菌感染，如疖、痈、脓肿、骨髓炎、败血症及其他感染，对耐药菌株的感染可选用耐酶的青霉素类，如苯唑青霉素。

（3）肺炎链球菌感染，如大叶性肺炎、急性和慢性支气管炎等呼吸系统感染，如出现耐药性可改用万古霉素或利福平。严重病例可与链霉素合用。

2. 革兰阴性球菌感染

脑膜炎双球菌引起的流行性脑脊髓膜炎应首选磺胺嘧啶，如细菌对磺胺药产生抗药性或病情严重者，可用较大剂量的青霉素。

3. 革兰阳性杆菌感染

如破伤风、白喉、气性坏疽等,因青霉素仅能杀菌不能中和外毒素,故需同时合用相应的抗毒素。

4. 螺旋体感染

钩端螺旋病、梅毒等可首选青霉素作首选药。

5. 放线菌感染

放线菌引起的局部肉芽肿样炎症、脓肿、多发性瘘管及肺部感染、脑脓肿等,应大剂量、长疗程用药。

【作用机制】对青霉素等 β - 内酰胺类抗生素敏感的细菌的细胞壁主要是由黏肽组成,黏肽需在菌体胞浆膜外的转肽酶催化下合成。本类抗生素能抑制转肽酶,从而阻止黏肽的形成,造成细胞壁的缺损,失去其保护性屏障作用,水分不断向高渗的胞浆内渗透,导致菌体膨胀、裂解而死亡,呈现杀菌作用。另外青霉素类还可以与细菌胞浆膜上的青霉素结合蛋白(PBPs)紧密结合,影响细菌伸长分裂及形态变化。革兰阴性杆菌的细胞壁主要由磷脂蛋白和脂多糖组成,且菌体内渗透压较低,故对青霉素不敏感。繁殖期细菌需要合成大量的细胞壁,故青霉素对繁殖期细菌作用强。哺乳动物的细胞无细胞壁,故青霉素对宿主毒性小。因真菌无细胞壁,对真菌感染无效。

【不良反应】青霉素的毒性很低,主要不良反应有以下几方面:

(1) 过敏反应 是青霉素类最常见的不良反应。以皮疹、皮炎、药热、关节肿痛、血清病样反应较多见。最严重的是过敏性休克,其发生率为 5~10/10 万。主要防治措施:①用药前详细询问过敏史,有青霉素过敏史者禁用;②掌握适应证,避免滥用和局部用药;③初次使用、用药间隔 3d 以上或换批号者必须做皮肤过敏试验,反应阳性者禁用,需注意偶有少数患者在皮试时即可发生过敏性休克;④避免在饥饿时注射青霉素,注射后需观察 30min;⑤不在没有急救药物(如肾上腺素)和抢救设备的条件下使用。若一旦发生过敏性休克,应立即皮下或肌内注射肾上腺素 0.5~1.0mg,严重者应稀释后缓慢静注或滴注,必要时加入糖皮质激素和抗组胺药。

(2) 神经毒性 青霉素全身用药剂量过大和(或)静脉注射速度过快时可引起反射性肌肉痉挛、抽搐、昏迷等神经系统症状,也称青霉素脑病,是对大脑皮质产生直接刺激引起,一般于用药后 24~72h 内出现,早可仅 8h 或迟至 9d 发生。

(3) 赫氏反应 应用青霉素治疗梅毒、钩端螺旋体等感染时,可有症状加剧现象,表现为全身不适、寒战、发热、咽痛、肌痛、心跳加快等症状,此反应可能是由大量螺旋体被杀死后释放的物质所引起,一般于开始治疗后 6~8h 出现,于 12~24h 消失。

(4) 局部刺激 肌内注射可出现局部红肿、疼痛、硬结,甚至引起周围神经炎,钾盐尤甚。

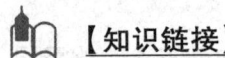
【知识链接】

青霉素钠对梭状芽孢杆菌属、消化链球菌厌氧菌以及产黑色素拟杆菌等具有良好的抗菌作用，对脆弱拟杆菌的抗菌作用差，青霉素通过抑制细菌细胞壁合成而发挥杀菌作用。

【药物相互作用】

（1）氯霉素、红霉素、四环素类、磺胺类可干扰本品的活性，故本品不宜与这些药物合用。

（2）丙磺舒、阿司匹林、吲哚美辛、保泰松和磺胺药减少青霉素的肾小管分泌而延长本品的血清半衰期，青霉素可增强华法林的抗凝作用。

（3）本品与重金属，特别是铜、锌、汞呈配伍禁忌。

（4）青霉素静脉输液中加入头孢噻吩、林可霉素、四环素、万古霉素、两性霉素 B、去甲肾上腺素、间羟胺、苯妥英钠、盐酸羟嗪、丙氯拉嗪、异丙嗪、维生素 B 族、维生素 C 等后将出现浑浊。

（5）本品与氨基糖苷类抗生素同瓶滴注可导致两者抗菌活性降低，因此不能置同一容器内给药。

【禁忌证】青霉素类药物过敏史或青霉素皮肤试验阳性患者禁用。

二、半合成青霉素类

青霉素 G 具有杀菌力强、毒性小等优点。但青霉素 G 抗菌谱窄，不耐酸，易被青霉素酶破坏。自 1959 年开始以来，以青霉素 G 母核 6-APA 为原料，在 R 位连接不同侧链，先后合成了具有耐酸、耐酶、广谱等特点的多种半合成青霉素，但这些药物与青霉素有交叉过敏反应。根据药物的不同特点分为以下几类，见表 8-1。

表 8-1　半合成青霉素的作用特点比较

分类	药物	作用特点	应用	主要不良反应
	青霉素 G	对革兰阴性菌、革兰阳性球菌、螺旋体作用强	敏感菌所致的感染	过敏反应、局部刺激等
耐酸	青霉素 V	同上，抗菌活性小于青霉素	轻度感染（现少用）	同上
耐酶耐酸	苯唑西林	但对产酶的金黄色葡萄球菌有杀灭作用	耐药金黄色葡萄球菌感染及其他敏感菌引起的感染	胃肠道反应，皮疹、药热等
	奈夫西林	同上	同上（现少用）	同上
	甲氧西林	同上，对酸不稳定	同上	同上
	氯唑西林	同上，对产酶金黄色葡萄球菌的作用比苯唑西林强，不易通过血-脑屏障	同上	同上

续表

分类	药物	作用特点	应用	主要不良反应
耐酶耐酸	氟氯西林	同上,对产酶金黄色葡萄球菌的作用比氯唑西林强	同上	同上
	双氯西林	同上,对产酶的金黄色葡萄球菌在同类中作用最强	同上	同上
广谱（耐酸）	氨苄西林（氨苄青霉素）	对革兰阳性菌和革兰阴性菌（包括厌氧菌）均有作用。对革兰阳性菌的作用比青霉素G弱,对肠球菌作用比青霉素G强	敏感菌引起的呼吸道、泌尿道、肠道及胆道感染、前列腺炎、脑膜炎、软组织、败血症及心内膜炎等	同上
	巴氨西林	氨苄西林的酶制剂,口服吸收好,血和尿中药物浓度均较等剂量的氨苄西林高	同上	同上
	匹氨西林	同上	同上,还可用于伤寒	同上
	仑氨西林	同上	同上	同上
	酞氨西林	氨苄西林酞酯体内水解释放出氨苄西林,血药浓度高	同上	同上
	阿莫西林	同上,对肺炎链球菌及变形杆菌作用强而快	同上	同上
抗铜绿假单胞菌（广谱）	羧苄西林	抗菌谱同氨苄西林,对铜绿假单胞菌、变形杆菌有效,对厌氧菌也有一定作用	铜绿假单胞菌感染及敏感菌所致的各种感染如大肠杆菌感染	偶见粒细胞缺乏、皮疹及出血
	替卡西林	同上,抗菌活性较羧苄西林强,铜绿假单胞菌对其易产生耐药性	同上	胃肠道反应,皮疹、药热等
	磺苄西林	抗菌谱同羧苄西林,但抗菌活性较后者强,尿中浓度高	同上	同上
	呋苄西林	抗菌谱同上,对铜绿假单胞菌的作用较磺苄西林强,对金黄色葡萄球菌、链球菌、痢疾志贺菌作用强	同上	同羧苄西林,局部刺激性,不宜肌内注射
	阿洛西林	抗菌谱同上,对耐羧苄西林铜绿假单胞菌仍有效	同上	同替卡西林,粒细胞增多症
	哌拉西林	同羧苄西林,且作用强,对厌氧菌有效	铜绿假单胞菌和各种敏感菌所致的各种感染	不良反应少,个别出现胆汁淤积性黄疸
	美洛西林	同上,对耐替卡西林和羧苄西林的细菌有效	同上	同替卡西林

续表

分类	药物	作用特点	应用	主要不良反应
抗革兰阴性菌	美西林	对部分革兰阴性杆菌如大肠埃希菌、沙门菌、痢疾志贺菌、克雷伯杆菌等作用强	敏感菌所致的尿路感染。严重感染时常与氨苄西林或羧苄西林等合用	同上
	匹美西林	美西林的酶制剂，口服吸收好	同上	同上
	替莫西林	同上，对产酶耐药的肠杆菌科细菌有效	敏感菌所致的尿路和软组织感染	同上

（1）耐酸青霉素 青霉素V和苯氧乙青霉素。耐酸，可口服，抗菌谱同青霉素G。但抗菌活性低，不耐酶，不宜用于严重感染。

（2）耐酶青霉素 包括奈夫西林和异噁唑类青霉素。后者常用的有苯唑西林、氯唑西林、氟氯西林及双氯西林。它们通过酰基侧链的空间位障作用，保护β-内酰胺环，使其不易被青霉素酶破坏。本类药物抗菌谱与青霉素G相似，但抗菌活性小于青霉素G。此外，口服不被胃酸破坏，临床主要用于耐药金黄色葡萄球菌的感染，或需长期用药的慢性感染。对严重感染仍需注射给药。

双氯西林口服吸收良好，但易受食物影响，宜空腹给药，体内分布广。对青霉素G敏感株的抗菌活性低于青霉素G，对产青霉素酶的金黄色葡萄球菌有强大的杀灭作用，主要用于耐青霉素G的金黄色葡萄球菌或其他葡萄球菌引起的败血症、肺炎、心内膜炎、骨髓炎或皮肤和软组织感染等。可有恶心、呕吐、腹泻等胃肠道反应，个别可发生药疹。

（3）广谱青霉素 包括氨苄西林、阿莫西林等。它们对革兰阳性或阴性菌均有作用。耐酸，可口服，但不耐酶，对耐药金黄色葡萄球菌无效。

阿莫西林（羧氨苄青霉素）口服吸收良好，对革兰阳性菌和阴性菌均有作用。阳性菌的作用略逊于青霉素G，对肺炎链球菌、绿色链球菌和肠球菌的作用较强，对其他菌作用差，对耐药的金黄色葡萄球菌及对铜绿假单胞菌无效。用于敏感菌所致的呼吸道、泌尿道、肠道、胆道感染及细菌性心内膜炎、败血症和前列腺炎等。也可用于治疗伤寒及胃十二指肠溃疡。常有皮疹、药热等不良反应。

（4）抗铜绿假单胞菌青霉素 有羧苄西林、磺苄西林、哌拉西林等。它们的特点是除对革兰阳性、阴性菌有作用外，对铜绿假单胞菌和变形杆菌作用强。

（5）抗革兰阴性菌青霉素 有美西林、替莫西林等。主要作用于革兰阴性菌，对某些肠球菌也有较好的作用。

知识二 头孢菌素类

案例导入：

患者：男，37岁，在诊所就医时晚上医生给打了头孢，但是没做皮试，医生自己打的针，不是护士，打完针后医生打麻将去了，患者在输液过程中有不适，但是医生不在，后来出现死亡，呼叫120时已停止呼吸了。

分析：患者死亡最可能的原因是什么？医生处理不妥之处有哪些？

头孢菌素类药物具有抗菌谱广、杀菌力强、耐酸、耐酶、过敏反应少（与青霉素仅有部分交叉过敏现象）等优点，发展很快，日益受到临床重视。根据其抗菌谱、抗菌强度、对β-内酰胺酶的稳定性及对肾脏毒性大小、临床应用先后的不同，可分为四代。

1. 第一代头孢菌素

制剂：头孢噻吩（cefalothin）、头孢氨苄（cefalexin）、头孢唑啉（cefazolin）、头孢拉定（cefradine）、头孢匹林（cefapirin）、头孢羟氨苄（cefadroxil）、头孢丙烯（cefprozil）、氯碳头孢（loracarbef）等。

特点：①抗菌谱较窄，对 G^+ 菌抗菌活性高，强于第二代和第三代的头孢菌素；对 G^- 菌抗菌活性差，不如第二代和第三代头孢菌素；对铜绿假单胞菌、耐药肠杆菌和厌氧菌无效。②对金黄色葡萄球菌产生的β-内酰胺酶稳定性高，但仍可被 G^- 菌的β-内酰胺酶所破坏，对肾脏有一定的毒性。20世纪90年代制剂氯碳头孢的抗菌谱与抗菌活性与二代品种头孢克洛基本相同，但抗嗜血杆菌与消化道链球菌的活性优于头孢克洛，血药浓度和尿排泄率也高于头孢克洛。

应用：主要用于耐青霉素的金黄色葡萄球菌及其他敏感菌所致的轻中度呼吸道感染、软组织感染、尿路感染等。

2. 第二代头孢菌素

制剂：头孢孟多（cefamandole）、头孢呋辛（cefuroxime）、头孢呋辛酯（cefuroxime axetil）、头孢替安（cefotiam）、头孢尼西（ceefotiaid）、头孢雷特（ceforanide）、头孢克洛（cefaclor）等。

特点：①抗菌谱较广，对 G^+ 菌的抗菌活性与第一代相似或较低，但比第三代强；对 G^- 杆菌的抗菌活性增强；对厌氧菌有一定作用，对铜绿假单胞菌无效。②对各种β-内酰胺水解酶都比较稳定。③对肾脏毒性小。

应用：主要用于一般产酶耐药革兰阴性杆菌和其他敏感菌引起的胆道感染、肺炎、菌血症、尿路感染等，可作为一般革兰阴性杆菌感染的首选药物。

3. 第三代头孢菌素

制剂：头孢噻肟（cefotaxime）、头孢唑肟（ceftizoxime）、头孢曲松（ceftriaxone）、头孢地嗪（cefodizime）、头孢他定（ceftazidime）、头孢哌酮（cefoperazone)、头孢克肟（cefixime）、头孢地尼（cefdinir）、头孢布烯（ceftibuten）、头孢泊肟酯（cefpodoxime proxetil）、头孢他美酯（cefetamet proxetil）、头孢托仑酯（cefditoren proxetil）、头孢卡品酯（cefeapene proxetil）等。

特点：①抗菌谱广，对 G^+ 菌的抗菌活性大多低于第一代和第二代；对 G^- 杆菌抗菌活性明显优于第二代和第一代头孢菌素；部分品种对铜绿假单胞菌和厌氧菌也有抗菌作用，是目前抗铜绿假单胞菌作用最强的抗生素。②对各种 β - 内酰胺酶具有高度稳定性。③对肾脏基本无毒性。

应用：主要用于治疗尿路感染以及危及生命的脑膜炎、败血症、肺炎等严重感染。新生儿脑膜炎和肠杆菌科细菌所致的成人脑膜炎须选用头孢他定、头孢曲松、头孢哌酮，也可作为治疗伤寒的首选药物。

4. 第四代头孢菌素

制剂：头孢匹罗（cefpirome）、头孢吡肟（cefepime）、头孢利定（cefelidin）、头孢唑兰（cefozopran）、头孢瑟利（cefoseli）等。

特点：与第三代品种相比，增强了抗革兰阳性菌活性，特别对链球菌、肺炎链球菌等有很强的活性。头孢匹罗、头孢唑兰对一般头孢菌素不敏感的粪链球菌也有较强的作用，头孢瑟利还有较强的抗甲氧西林耐药金黄色葡萄球菌（MRSA）的活性。这些品种抗铜绿假单胞菌的作用均与头孢他定相似。第四代头孢菌素对产 β - 内酰胺酶的 G^- 杆菌作用强。

应用：可用于对第三代头孢菌素耐药的 G^- 杆菌引起的重症感染。由于穿透力强，脑脊液浓度高，对细菌性脑膜炎效果更好。

头孢氨苄

【体内过程】口服 0.5g，1h 达峰，血药浓度为 $18\mu g/mL$，剂量加倍，血浓度也加倍。与食物同服，吸收延迟，但对总吸收量影响不大。体内分布广泛，可透过胎盘和进入乳汁，但进入脑脊液量甚微，80% 药物于服用后 6h 内进入尿液（浓度可达 $1mg/mL$）；半衰期为 0.5~2h，肾功能不全者可延长。丙磺舒可抑制本品的尿排泄而增加胆汁排泄。

【药理毒理】葡萄球菌（包括产青霉素酶株）、链球菌、肺炎链球菌、白喉杆菌、炭疽杆菌、脑膜炎球菌和淋球菌对本品高度敏感；大肠杆菌、克雷伯菌、沙门杆菌、痢疾杆菌、奇异变形杆菌只有中度敏感；吲哚阳性变形杆菌、沙雷杆菌、肠杆菌、铜绿假单胞菌、粪链球菌对本品不敏感。本品主要与细菌的 PBP - 3 相结合，与氨苄西林有一定的近似性。

【临床应用】主要应用于上述革兰阳性菌（葡萄球菌、链球菌、肺炎球菌等）以及大肠杆菌、奇异变形杆菌等敏感菌株所致的急性扁桃体炎、咽炎、中耳炎、鼻窦炎、支气管炎、肺炎、皮肤软组织以及尿路感染等。

【药物相互作用】

（1）与考来烯胺（消胆胺）合用时，可使头孢氨苄的平均血药浓度降低。

(2) 丙磺舒可延迟本品的肾排泄，也有报道认为丙磺舒可增加本品在胆汁中的排泄。

【不良反应】

(1) 恶心、呕吐、腹泻和腹部不适较为多见。

(2) 皮疹、药热等过敏反应，偶可发生过敏性休克。

(3) 头晕、复视、耳鸣、抽搐等神经系统反应。

(4) 应用本品期间偶可出现一过性肾损害。

(5) 偶有患者出现血清氨基转移酶升高、Coombs 试验阳性。溶血性贫血罕见，中性粒细胞减少和伪膜性结肠炎也有报道。

【禁忌证】对头孢菌素过敏者及有青霉素过敏性休克或即刻反应史者禁用。

知识三　新型 β - 内酰胺类抗生素

过去的抗菌药都是直接作用于病原体的物质，近年来为了治疗的需要，除继续致力于筛选对耐药菌有效的、具有新抗菌谱和新作用靶位的抗菌药之外，还注意寻找提高与保护抗菌药效能、增强机体防御功能和衰减微生物病原性的物质。最近发现有些物质与 β - 内酰胺抗生素并用可使其对 MRSA 的 MIC 下降 500 倍，对其他抗生素如万古霉素与喹诺酮等无显著增效作用，将这些物质称之为 β - 内酰胺增强剂。

具有抗菌以外活性的 β - 内酰胺物质，在 β - 内酰胺类化合物中，还发现一些具有抗菌作用以外的活性物质，如抗真菌作用、抗肿瘤作用、激素样作用、胆固醇吸收抑制剂与降胆固醇作用等。根据上述信息，在 β - 内酰胺类化合物中，又探索出抗菌以外新用途的可能性。

案例导入：

男，40 岁。因发热、咳嗽、咳痰 1 周，伴胸痛 3d 入院。心肝肾功能及血气分析正常，痰培养为绿脓杆菌，产酸克雷伯菌。应用亚胺培南 1g，当日下午体温降至 37.5℃，但夜间患者出现躁动不安，大声叫喊，手足舞动，答非所问，识别力消失。

一、头霉素类

头霉素类（cepharmycins）是白链霉菌获得的 β - 内酰胺抗生素，有 A、B、C 三种类型，C 型抗菌活性最强。其化学结构与头孢菌素相似，主要在 7 - ACA 的 C_7 上增加了一个甲氧基，使其对 β - 内酰胺酶的稳定性较头孢菌素强。目前临床广泛使用者为头孢西丁（cefoxitin），抗菌谱和抗菌活性与第二代头孢菌素相同，最突出的特点是抗厌氧菌作用强。1976 年 Brown 等从带棒链霉菌发酵液中分离得到克拉维酸，属于氧青霉烷类，又称棒酸，具有独特的抑制 β - 内酰胺酶的作用。克拉维酸是第一个用于临床的 β - 内酰胺酶抑制剂，本身抗菌作用微弱，与 β - 内酰胺抗生素联合应用，起协同作用。克拉维酸使头孢霉素增效 2~8 倍；使羟氨苄青霉素增效 130 倍。比所有第三代头孢菌素都强。主要用于治疗腹腔、盆腔、妇科的需氧和厌氧菌混合感染。本类药物还有头孢美唑（cefmetazole）、头孢替坦（cfotetan）等。

二、氧头孢烯类

氧头孢烯类（oxacephalosporins）已用于临床的代表药有拉氧头孢（latamoxef）和氟氧头孢（flomoxef），本类药具有与第三代头孢菌素相似的特点即抗菌谱广和抗菌作用强，对厌氧菌尤其是脆弱类杆菌的作用甚至超过第三代头孢菌素。临床主要用于尿路、呼吸道、妇科、胆道感染及脑膜炎、败血症的治疗。

三、单环 β-内酰胺类

单环 β-内酰胺类（monobactams）抗生素由土壤中多种寄生细菌产生，但不能用于临床，其化学结构进行修饰后得到第一个应用于临床的药物——氨曲南（aztreonam）。本品对需氧 G^- 菌有强大的抗菌作用，并具有耐酶、低毒与青霉素等无交叉过敏性等特点。可用于产酶耐药阴性杆菌包括铜绿假单胞菌引起的各种感染。同类药物还有卡芦莫南（carumonam）。

四、碳青霉烯类

碳青霉烯类（carbopenems）已用于临床的代表药有亚胺培南（imipertem）、帕尼培南（panipenem）、美罗培南（meropenem），本类药物抗菌谱最广、作用最强、对 β-内酰胺酶高度稳定。对 G^- 菌有一定抗菌后效应（PAE），与第三代头孢菌素无交叉耐药性。亚胺培南在体内易被肾脱氢肽酶水解而灭活失效，故需与抑制肾脱氢肽酶的西司他丁按 1:1（泰能 tienam，供静脉滴注）联合应用才能发挥作用。帕尼培南和美罗培南对肾脱氢肽酶稳定，不需与肾脱氢肽酶抑制剂联合应用。主要用于多重耐药菌引起的严重感染、医院内感染、严重需氧菌和厌氧菌混合感染。大剂量应用可引起惊厥、抽搐、头痛等中枢神经系统的不良反应。

五、β-内酰胺酶抑制剂

β-内酰胺酶抑制药（β-lactamase inhitors）是通过抑制细菌产生的 β-内酰胺酶而发挥作用。目前临床常用的有 3 个制剂。

克拉维酸（clavulanic acid，棒酸）

克拉维酸是由链霉菌培养液中获得的 β-内酰胺酶抑制药。抗菌谱广，抗菌活性低，口服吸收好，且不受食物、牛奶和氢氧化铝等影响。与多种 β-内酰胺类抗生素合用以增强抗菌作用。已上市的有口服合剂克拉维酸/阿莫西林（奥格门汀，aug-mentin），与替卡西林合用的注射剂替门汀（limentin），临床主要用于耐药金黄色葡萄球菌引起的感染。

舒巴坦（sulbactam，青霉烷砜）

为半合成的 β-内酰胺酶抑制剂，化学稳定性优于克拉维酸。已上市的联合注射剂有舒巴坦/氨苄西林（优立新，unasyn）、舒巴坦/头孢哌酮（舒普深，sulperazone）和舒巴坦/头孢噻肟（新治菌，newcefoloxin）。上述制剂已被用于治疗混合性腹内和盆腔感染。

他唑巴坦（tazohactam，三唑巴坦）

为舒巴坦衍生物，抑酶作用强于克拉维酸和舒巴坦。已上市的联合注射剂有他唑巴坦/哌拉西林（他唑星，tazocin）。

克拉维酸钾

【药理毒理及临床应用】

β-内酰胺酶抑制剂，本身几乎无抗菌作用，不单独应用，与阿莫西林（羟氨苄青霉素）或替卡西林以适当比例混合，供临床应用。

【不良反应】

（1）常见胃肠道反应如腹泻、恶心和呕吐等。

（2）皮疹，尤其易发生于传染性单核细胞增多症者。

（3）可见过敏性休克、药物热和哮喘等。

（4）偶见血清氨基转移酶升高、嗜酸性粒细胞增多、白细胞降低及念珠菌或耐药菌引起的二重感染。

【药物相互作用】

（1）阿司匹林、吲哚美辛、保泰松、磺胺药可减少本品在肾小管的排泄，因而使本品的血药浓度升高，血消除半衰期（$t_{1/2}$）延长，毒性也可能增加。

（2）本品与别嘌醇合用时，皮疹发生率显著增高，故应避免合用。

（3）本品不宜与双硫仑等乙醛脱氢酶抑制药合用。

（4）本品与氯霉素合用于细菌性脑膜炎时，远期后遗症的发生率较两者单用时高。

（5）本品可刺激雌激素代谢或减少其肠肝循环，因此可降低口服避孕药的效果。

（6）氯霉素、红霉素、四环素类等抗生素和磺胺药等抑菌药可干扰本品的杀菌活性，因此不宜与本品合用，尤其在治疗脑膜炎或急需杀菌药的严重感染时。

（7）本品可加强华法林的作用。

（8）氨基糖苷类抗生素在亚抑菌浓度时一般可增强本品对粪肠球菌的体外杀菌作用。

（9）由于本品在胃肠道的吸收不受食物影响，故可在空腹或餐后服用，并可与牛奶等食物同服；与食物同服可减少胃肠道反应。

项目二 大环内酯类抗生素

大环内酯类是一类具有 14～16 元大环内酯的抗生素。根据化学结构，大环内酯类抗生素分为：14 元大环内酯类，包括红霉素、克拉霉素、罗红霉素、地红霉素等；15 元大环内酯类，包括阿奇霉素；16 元大环内酯类，包括麦迪霉素、乙酰麦迪霉素、吉他霉素、乙酰吉他霉素、螺旋霉素、乙酰螺旋霉素、罗他霉素等。其中红霉素、麦迪霉素、螺旋霉素等为天然品，克拉霉素、罗红霉素、阿奇霉素等为半合成品。

知识一 常用大环内酯类抗生素

案例导入：

医生为某患者开具处方使用红霉素，患者去药店自行选购，此药店红霉素脱销，驻店医师推荐患者购买罗红霉素代替。

问：罗红霉素和红霉素是同一种药物吗？

大环内酯类抗生素具有大环内酯，多为碱性亲脂性化合物。对革兰阳性菌及支原体抑制活性较高。大环内酯基团和糖衍生物以糖苷键相连形成，由链霉菌产生。

目前沿用的大环内酯类有红霉素、麦迪霉素、螺旋霉素、乙酰螺旋霉素、交沙霉素、柱晶白霉素。大环内酯类新品种（新大环内酯类）有阿奇霉素、克拉霉素、罗红霉素等，其对流感嗜血杆菌、肺炎支原体或肺炎衣原体等的抗微生物活性增强、口服生物利用度提高、给药剂量减小、不良反应亦较少、临床适应证有所扩大。

红霉素

红霉素为白色或类白色的结晶或粉末；无臭，味苦；微有引湿性。在甲醇、乙醇或丙酮中易溶，在水中极微溶解。

【体内过程】红霉素不耐酸，口服吸收少，故现用制剂为肠溶片或酯化物（依托红霉素/无味红霉素），这样就能够抗酸，而且口服吸收好。

【药理毒理】抗菌谱相似于青霉素，对革兰阳性细菌有效，对革兰阴性细菌较差，对立克次体、阿米巴原虫、滴虫及钩端螺旋体有作用。尤其对耐青霉素与四环素的金黄色葡萄球菌有效。

【临床应用】用于耐药性金黄色葡萄球菌感染和对青霉素过敏者、败血症、骨髓炎、肺炎、化脓性脑膜炎、伪膜性肠炎、急性乳腺炎等；也可局部应用于皮肤及眼部感染。

【不良反应】

(1) 刺激性强　口服或静脉给药均可引起胃肠道反应，有时病人不能耐受。不宜肌肉注射。

(2) 肝损害　大剂量或长期应用可导致胆汁淤积和转氨酶升高等，尤其在应用酯化红霉素时（由于酯化红霉素的不良反应，现已基本没有这个品种）。孕妇及肝功能不全者不宜应用，婴幼儿慎用。

(3) 过敏反应　偶见药热、皮疹。

【药物相互作用】

(1) β-内酰胺类药物与本品联合应用，一般认为可发生降效作用。

(2) 本品可阻挠性激素类的肠肝循环，与口服避孕药合用可使之降效。

(3) 红霉素在酸性输液中破坏降效，一般不应与低 pH 的葡萄糖输液配伍。在 5%～10% 葡萄糖输液 500mL 中，添加维生素 C 注射液（抗坏血酸 1g）或 5% 碳酸氢钠注射液 0.5mL 使 pH 升到 6 左右，再加红霉素乳糖盐，则有助于稳定。

(4) 本品可抑制卡马西平和丙戊酸等抗癫痫药的代谢，导致后者的血药浓度增高而发生毒性反应。本品与芬太尼合用可抑制后者的代谢，延长其作用时间。本品与阿司咪唑或特非那定等抗组胺药合用可增加心脏毒性，与环孢素合用可使后者血药浓度增加而产生肾毒性。

(5) 与氯霉素和林可酰胺类有拮抗作用，不推荐同用。

(6) 本品为抑菌剂，可干扰青霉素的杀菌效能，故当需要快速杀菌作用如治疗脑膜炎时，两者不宜同用。

(7) 除二羟丙茶碱外，本品与黄嘌呤类合用可使氨茶碱的肝清除减少，导致血清氨茶碱浓度升高和（或）毒性反应增加。这一现象在合用 6d 后较易发生，氨茶碱清除的减少幅度与红霉素血清峰值成正比。因此在两者合用疗程中和疗程后，黄嘌呤类的剂量应予调整。

(8) 与其他肝毒性药物合用可能增强肝毒性。

(9) 大剂量红霉素与耳毒性药物合用，尤其肾功能减退患者可能增加耳毒性。

(10) 与洛伐他丁合用时可抑制其代谢而使血浓度上升，可能引起横纹肌溶解，与咪达唑仑或三唑仑合用时可减少二者的清除而增强其作用。

【知识链接】

红霉素为抑菌性药物，给药时应按一定的时间间隔，以保持体内的有效血药浓度。本品易受胃酸破坏，故应整片吞服。静脉滴注时，可先将乳酸红霉素溶于 40mL 灭菌注射用水中再加到 500mL 输液中滴入。

知识二 其他大环内酯类抗生素

其他大环内酯类抗生素的抗菌作用基本与红霉素相似,但又具有对酸稳定、生物利用度高、$t_{1/2}$长、组织渗透性好、每日给药量及给药次数少、不良反应低等特点,见表8-2。

表8-2 其他大环内酯类药物的作用特点

药物	作用特点	应用	不良反应
克拉霉素（甲红霉素）	14元环大环内酯。抗菌活性强,且对酸稳定,口服吸收快而完全,体内分布广,细胞内浓度高。但首过效应大	①泌尿道、呼吸道及皮肤软组织感染;②幽门螺旋杆菌性慢性胃炎;③中耳炎、鼻窦炎等	较少。①主要为胃肠反应;②偶见皮疹、瘙痒、头痛、肝毒性或艰难梭菌引起的伪膜性肠炎等
阿奇霉素	属15元环大环内酯。对革兰阳性菌的抗菌活性较强。口服吸收快、组织分布广、细胞内浓度高、$t_{1/2}$长	同红霉素	较少
罗红霉素（罗力得）	属14元环大环内酯。抗菌谱与红霉素相似。对酸较稳定,口服生物利用度高,$t_{1/2}$为8~15h	同红霉素	较轻
麦迪霉素	属16元环大环内酯。抗菌谱与红霉素相似,但稍差。口服吸收好、组织分布广、$t_{1/2}$为2.4h	替代红霉素用于敏感菌引起的呼吸道、皮肤软组织、五官及胆道等感染	轻微
交沙霉素（角沙霉素）	属16元环大环内酯。抗菌性能与红霉素相似。对革兰阳性菌的抗菌活性较好,对部分耐红霉素的金黄色葡萄球菌也有效	支原体肺炎及敏感菌引起的呼吸道、皮肤软组织、五官及胆道等感染	较轻,偶见皮疹
乙酰螺旋霉素	属16元环大环内酯类。对革兰阳性菌的抗菌活性与红霉素相似。对革兰阴性菌、支原体、衣原体的抑制作用也较强。耐酸、口服易吸收,维持时间较长,$t_{1/2}$为3.8h	防治革兰阳性菌引起的呼吸道及软组织感染	较轻

项目三 氨基糖苷类抗生素

氨基糖苷类抗生素是临床上常用的一类抗生素，其基本结构是由苷元和氨基糖分子通过氧桥连接而成，故取名氨基糖苷类。根据其来源不同可分为：

从链霉菌的培养液中获得的，链霉素、卡那霉素、新霉素、妥布霉素、大观霉素等。

天然的氨基苷类：从小单胞菌属获得的庆大霉素、西索米星、小诺米星、福提米星等。

半合成氨基苷类：由某些天然氨基苷类经改造结构而获得，主要有来源于卡那霉素的阿米卡星，来源于西索米星的奈替米星，还有来源于庆大霉素 B 的异帕米星等。

知识一 氨基糖苷类抗生素的共性

案例导入：

甘肃省卫生厅 15 日通报称，6 月 12 日，甘肃省酒泉市阿克塞县发现一例疑似腺鼠疫病例，患者经抢救无效死亡，根据患者流行病学调查、临床表现和实验室检测结果，确诊为腺鼠疫继发败血型鼠疫病例。

问：鼠疫应如何治疗？

氨基糖苷类药物为有机碱，制剂为硫酸盐，除了链霉素水溶液性质不稳定外，其他药物水溶液均稳定。与 β-内酰胺类合用的时候不能混合于同一容器内，否则易使氨基糖苷类药物失活。

【药动学特点】本类药物由于结构中有多个氨基的存在，极性大，脂溶性小，口服难吸收。注射给药，吸收迅速完全，30~90min 达到峰浓度。除链霉素外，很少与血浆蛋白结合。穿透力弱，难透血-脑屏障，甚至脑膜有炎症时也难在脑脊液中达到有效浓度。主要分布于细胞外液，在肾皮质及内耳内、外淋巴中浓度高，为引起肾、耳毒性的主要原因，可通过胎盘，孕妇慎用。在体内不代谢，主要以原形经肾排泄，尿药浓度高而有利于尿路感染治疗。碱性环境中，抗菌作用增强，Ca^{2+}、Mg^{2+} 等阳离子可抑制其抗菌活性。

【抗菌作用】

1. 抗菌谱

本类药物对各种需氧革兰阴性杆菌，如大肠埃希菌、克雷伯菌属、变形杆菌、肠杆菌属、志贺菌属等有强大抗菌活性；对枸橼酸菌属、沙雷菌属、不动杆菌属也有一定的抗菌活性；对革兰阴性球菌如脑膜炎奈瑟菌、淋病奈瑟菌等作用较差；对厌氧菌无效。

铜绿假单胞菌对庆大霉素、妥布霉素、阿米卡星、奈替米星敏感；结核分枝杆菌对链霉素敏感，对阿米卡星、卡那霉素较敏感。

2. 抗菌机制

本类药能阻碍细菌蛋白质合成的多个环节，抑制蛋白质合成或造成蛋白质合成紊乱，并能增加细菌细胞膜的通透性，使菌体内重要物质外漏而死亡，为静止期杀菌剂。

3. 耐药性

（1）由耐药菌产生的一系列酶能通过磷酸化、腺苷酰化或乙酰化氨基糖苷类化学结构的羟基或氨基而使抗生素失活。

（2）膜通透性的改变，引起细菌对氨基糖苷类非特异性耐药。细菌在各药间存在部分或完全交叉耐药性。

【临床应用】本类药物主要用于敏感需氧革兰阴性杆菌所致的全身性感染，如呼吸道、泌尿道、胃肠道、皮肤软组织、烧伤、创伤及骨关节感染等。

【不良反应】所有糖苷类均有耳毒性和肾毒性，尤其是儿童和老人更易引起。毒性的产生与服药剂量和时程有关，也随药物不同而异，甚至在停药后，亦可出现不可逆的毒性反应。

（1）耳毒性　目前，多数人认为与内耳淋巴液中药物浓度持续较高有关。主要引起前庭神经功能损害和耳蜗功能障碍。

（2）肾毒性　本品损害近端肾曲管，出现蛋白尿、管型尿、红细胞，尿量减少或增多，进而发生氮质血症、肾功能减退，长期或大剂量应用时必须予以注意。肾毒性大小依次为：西索米星＞庆大霉素＝丁胺卡那＞妥布霉素＞链霉素。与头孢菌素类联合应用时，可导致肾毒性加强。右旋糖酐可加强氨基糖苷类抗生素的肾毒性，引起肾损害甚至急性肾小管坏死。

（3）神经肌肉阻断作用　常见于静脉滴注过速或大剂量腹膜内或胸膜内应用后，表现为肌肉麻痹，甚至呼吸衰竭而死亡。其机制是药物与突触前膜钙结合部位结合，抑制乙酰胆碱释放、造成神经肌肉接头阻断而出现上述症状。可用葡萄糖酸钙或者新斯的明解救。

（4）过敏反应　可出现皮疹、发热、血管神经性水肿；也可引起过敏性休克，尤其是链霉素，其发生率仅次于青霉素，但死亡率高于青霉素，应引起警惕，一旦发生，应注射葡萄糖酸钙和肾上腺素抢救。

【药物相互作用】

（1）氨基糖苷类抗生素与强效利尿药、甘露醇、万古霉素、止吐药合用可使耳毒性增强，而抗组胺药苯海拉明、美克洛嗪、布可力嗪等则可掩盖其耳毒性，故避免合用。

（2）氨基糖苷类抗生素与头孢菌素、磺胺类、多黏菌素、两性霉素B、杆菌肽等合用,可增加其肾毒性。

(3) 本类抗生素合用,可使毒性增强,禁止合用;也不得与其他药物混合在一个注射器中使用,以免降低疗效。

知识二 常用的氨基糖苷类药物

链霉素

【化学性质】由于链霉胍与链霉双糖胺间的苷键要比链霉糖与甲基葡萄糖胺间的苷键弱得多;在酸性条件下,链霉素先水解为链霉胍和链霉双糖胺,进一步得到 N-甲基-L-葡萄糖胺。弱碱性也能使链霉素水解为链霉胍及链霉双糖胺,但随后链霉糖部分分子重排为麦芽酚。生成麦芽酚是链霉素的特有反应。链霉素在 230nm 处有紫外吸收。

【体内过程】肌注 0.5g 或 1g,血药峰浓度分别可达 15~20μg/mL 或 30~40μg/mL,有效血浓度可维持 12h,主要由原形排泄,青年人 $t_{1/2}$ 为 2~3h,老年人可明显延长。本品可透入腹腔、胸腔积液、羊水和胎儿循环中,不易透过血-脑屏障。

【药理毒理】链霉素是继青霉素之后发现的一个具有重要意义的抗生素,也是最先用于临床的氨基糖苷类药物,在我国目前仍是治疗肺结核病的一线药物。

【临床应用】主要用于鼠疫与兔热病、布氏杆菌病、感染性心内膜炎。与其他抗结核药合用治疗结核病。

【注意事项】①可引起口麻、四肢麻木症状以及局部硬结(后者往往与药品质量有关)。②可引起前庭功能障碍与听觉损害,后者先兆症状是耳堵塞感或耳鸣,应立即停药。该种损害在停药后尚可继续发展,应提高警惕。③对肾有轻度损害作用,肾功能不全者应慎用。④偶发生过敏性休克。本品皮试的阳性率低,与临床发生过敏反应的符合率不高,不应过于信赖。⑤孕妇应用本品可危害胎儿,与出生后先天性聋哑有一定联系。

【知识链接】

急性上呼吸道感染:指鼻腔、咽或喉部急性炎症的概称。多为病毒感染,少数由细菌引起。临床表现为:起病较急,一般以鼻塞、流清鼻涕开始,少数可高热。

【药物相互作用】

(1) 本品与其他氨基糖苷类合用或先后连续局部或全身应用,可增加其产生耳毒性、肾毒性以及神经肌肉阻滞作用的可能性。

(2) 本品与神经肌肉阻断药合用,可加重神经肌肉阻滞作用。本品与卷曲霉素、顺铂、依他尼酸、呋塞米或万古霉素（或去甲万古霉素）等合用，或先后连续局部或全身应用，可能增加耳毒性与肾毒性。

（3）本品与头孢噻吩或头孢唑林局部或全身合用，可能增加肾毒性。

（4）本品与多黏菌素类注射剂合用，或先后连续局部或全身应用，可增加肾毒性和神经肌肉阻滞作用。

（5）其他肾毒性药物及耳毒性药物均不宜与本品合用或先后应用，以免加重肾毒性或耳毒性。

常用氨基糖苷类抗生素见表8-3。

表8-3　　　　　常用氨基糖苷类抗生素

药名	作用	应用	不良反应				
			第八对脑神经损害		肾脏损害	神经肌肉阻滞	过敏及其他
			前庭	耳蜗			
庆大霉素	对革兰阴性杆菌包括铜绿假单胞菌抗菌活性强，对耐药金黄色葡萄球菌也有效	敏感菌所致的感染	++	+	++	+	+
链霉素	抗菌谱较窄，对多数革兰阴性菌作用较强，对结核杆菌作用稍强	鼠疫与兔热病的首选药，与其他药合用治疗结核	+++	+	+	++	++ 发生率较青霉素低，但死亡率较后者高
妥布霉素	抗菌作用与庆大霉素相似，特点是抗铜绿假单胞菌作用较后者强2~4倍，有较长的抗生素后效应	同庆大霉素，多用于铜绿假单胞菌感染	+	+	+	+	+
卡那霉素	抗菌谱与链霉素相似，对结核杆菌作用稍强，对铜绿假单胞菌无效	口服仅用于肠道术前消毒	+++	+++	++	+	+
阿米卡星（丁胺卡那霉素）	为卡那霉素的半合成衍生物。抗菌谱与庆大霉素相似，对耐药菌仍有抗菌作用	需氧革兰阴性杆菌所致感染及对庆大霉素和妥布霉素耐药的革兰阴性杆菌所致感染	+	++	+	+	+

续表

药名	作用	应用	第八对脑神经损害 前庭	第八对脑神经损害 耳蜗	肾脏损害	神经肌肉阻滞	过敏及其他
西索米星	抗菌作用与庆大霉素相似，但抗铜绿假单胞菌的作用强度与毒性均比庆大霉素大2倍，并与后者有完全交叉耐药性	同庆大霉素	++	++	+	+	+
奈替米星	抗菌作用同庆大霉素，对耐药的革兰阴性杆菌和耐药金黄色葡萄球菌仍有效	敏感菌所致的败血症、泌尿道、肠道、呼吸道、皮肤软组织、骨与关节的感染	+较低	+较低	+较低	++	+偶见头痛、视物模糊、恶心、呕吐等
新霉素	毒性大，仅作局部使用	肠道感染及肠道术前消毒	++++	++++	+++	+++	+
大观霉素	对多数革兰阴性杆菌、某些革兰阳性球菌有效，特点是对淋球菌作用强。主要以原形从尿排泄	对青霉素、四环素耐药的，无并发症的淋病或对青霉素过敏者					偶见皮疹、恶心、头痛，第二次给药偶见肝肾功能改变、血细胞减少等，对其他氨基糖苷类抗生素过敏者可能对本品过敏
小诺米星	同庆大霉素。特点是与其他氨基糖苷类抗生素交叉耐药性较轻	大肠杆菌、克雷伯杆菌、铜绿假单胞菌等革兰阴性菌所致中耳炎，胆道、泌尿道、呼吸道、腹腔及外伤感染，败血症	+	+	+	+	偶见转氨酶升高，老年人应减量

注：+弱；++强；+++较强；++++极强。

项目四 ▶ 四环素类抗生素及氯霉素

四环素类（tetracyclines）及氯霉素类（chloralphenicols）抗生素对革兰阳性菌和阴性菌、立克次体、衣原体、支原体和螺旋体有抑制作用，故称为广谱抗生素。

知识一 四环素类抗生素

案例导入：

2007年2月22日智利农业部农牧业检验局证实，智利南部洛斯拉戈斯第十大区最近有圈养牛因感染炭疽杆菌而死亡。

问：如何对炭疽进行抗菌治疗？

本类药物的化学结构中均具有氨化骈四苯的基本母核，为酸碱两性物质，在酸性溶液中较稳定，在碱性溶液中易破坏，故临床一般用其盐酸盐。四环素类可分为天然品与半合成品两类，天然品有四环素、土霉素；半合成品有多西环素和米诺环素。

一、天然四环素类

四环素

【体内过程】口服吸收不完全，受碱性药物、食物和牛奶的干扰。故应在食前0.5~1h服药。每6h服250~500mg，血浓度可达1~5μg/mL。蛋白结合率为24%~65%。体内分布广泛，但脑脊液中浓度低。乳汁中药物浓度约为血药浓度的60%，胎儿血中的浓度为母血的25%~75%，可沉积于新生骨组织和牙中。$t_{1/2}$为8~10h。本品通过肾小球过滤，由尿排泄40%~70%药物，服药2h，尿液浓度可高达300μg/mL。胆汁药物浓度为血药浓度的5~20倍。

【药理毒理】四环素属快速抑菌剂，高浓度时也有杀菌作用。该药抗菌谱广：①对多数革兰阳性菌和阴性菌均有抑制。对鼻疽单胞菌、杜克雷嗜血杆菌、布鲁菌属、霍乱弧菌等作用强，对幽门螺杆菌、鼠疫杆菌也有抑制作用。特点是对革兰阳性菌的作用不如青霉素和头孢菌素类，对革兰阴性菌作用不如氨基糖苷类。②对立克次体作用较强，对衣原体、支原体、螺旋体、放线菌也有抑制作用。③能间接抑制阿米巴原虫。

【临床用途】立克次体感染，如斑疹伤寒、恙虫病和Q热；支原体属感染，如肺炎、衣原体属感染，如性病性淋巴肉芽肿、鹦鹉热、非特异性尿道炎、沙眼、回归热、霍乱等疗效好，作为首选药。对革兰阳性菌及阴性杆菌所致的呼吸道、尿道与胆道感染，一般仅作为次选药。此外，也适用于对青霉素过敏患者或耐青霉素的金黄色葡萄球菌感染。目前临床多采用半合成四环素类。

【不良反应】

（1）胃肠道症状　如恶心、呕吐、上腹不适、腹胀、腹泻等，偶可引起胰腺炎、食管炎和食管溃疡的报道，多发生于服药后立即卧床的患者。

（2）本品可致肝毒性　通常为脂肪肝变性，妊娠期妇女、原有肾功能损害的患者易发生肝毒性，但肝毒性亦可发生于并无上述情况的患者。四环素所致胰腺炎也可与肝毒性同时发生，患者并不伴有原发肝病。

（3）变态反应　多为斑丘疹和红斑，少数患者可出现荨麻疹、血管神经性水肿、过敏性紫癜、心包炎以及系统性红斑狼疮皮疹加重，表皮剥脱性皮炎并不常见。偶有过敏性休克和哮喘发生。某些用四环素的患者日晒时会有光敏现象。所以，应建议患者服用本品期间不要直接暴露于阳光或紫外线下，一旦皮肤有红斑应立即停药。

（4）血液系统　偶可引起溶血性贫血、血小板减少、中性粒细胞减少和嗜酸粒细胞减少。

（5）中枢神经系统　偶可致良性颅内压增高，可表现为头痛、呕吐、视神经乳头水肿等。

（6）肾毒性　原有显著肾功能损害的患者可能发生氮质血症加重、高磷酸血症和酸中毒。

（7）二重感染　长期应用本品可发生耐药金黄色葡萄球菌、革兰阴性杆菌和真菌等引起的消化道、呼吸道和尿路感染，严重者可致败血症。

（8）四环素类的应用可使人体内正常菌群减少，导致维生素 B 缺乏、真菌繁殖，出现口干、咽炎、口角炎、舌炎、舌苔色暗或变色等。

【知识链接】

四环素牙是指四环素族药物引起的着色牙，属于口腔科疾病。其症状体征是初呈黄色，在阳光照射下则呈现明亮的黄色荧光，以后逐渐由黄色变成褐色或深灰色。

【药物相互作用】

（1）与制酸药如碳酸氢钠同用时，由于胃内 pH 增高，可使本品吸收减少，活性降低，故服用本品后 1～3h 内不应服用抑酸药。

（2）含钙、镁、铁等金属离子的药物，可与本品形成不溶性络合物，使本品吸收减少。

（3）与全身麻醉药甲氧氟烷合用时，可增强其肾毒性。

（4）与强利尿药如呋塞米等药物合用时可加重肾功能损害。

（5）与其他肝毒性药物（如抗肿瘤化疗药物）合用时可加重肝损害。

(6) 降血脂药考来烯胺或考来替泊可影响本品的吸收，必须间隔数小时分开服用。

(7) 本品可降低避孕药效果，增加经期外出血的可能。

(8) 本品可抑制血浆凝血酶原的活性，所以接受抗凝治疗的患者需要调整抗凝药的剂量。

二、半合成四环素类

多西环素

【体内过程】 口服吸收约90%，食物影响较小。口服200mg，2h达峰值，血浓度为2.6μg/mL，在正常人血清中较稳定，至第24h降为1μg/mL左右。本品有较高的脂溶性，在许多组织和体液中浓度可达血浓度的60%~75%；胆汁内浓度为血浓度120倍；分布容积0.7L/kg；蛋白结合率高（80%~93%），故半衰期长（12~22h），血透不能清除本品。本品主要由粪及尿排泄，72h内尿药量占用药量的40%；肌酐清除率<10mL/min者于同期内尿药量仅占1%~5%，但胆汁浓度可增加，成为主要排泄途径，对肾功能不全患者较为安全。

【药理毒理】 多西环素抗菌谱、作用机制与四环素相似，但作用较后者强2~10倍。多西环素具有速效、强效、长效的特点。

【临床应用】 主要适应证与四环素相同。本品尚适用在耐氯喹和耐乙氨嘧啶-磺胺多辛的恶性疟疾流行区作短期（4个月）旅行者的预防用药。对急性肠炎阿米巴感染也可作辅助用药。

口服：成人，第1次200mg，以后每12h 100mg。8岁以上儿童按每日2.2mg/kg用药；8岁以下儿童禁用此药。

预防恶性疟疾：成人每日100mg、8岁以上儿童每日2mg/kg，在进入疟区前1~2日开始服用，直至离开疟区4周止。

【不良反应】

(1) 胃肠道反应多见（约20%），如恶心、呕吐、腹泻等，饭后服药可减轻。

(2) 其他不良反应参见四环素。

(3) 用法应为1日2次，如每日应用0.1g 1次，不足以维持有效血药浓度。

(4) 对肝、肾功能轻度不全者，本药的半衰期与正常者无显著区别，但对肝、肾功能重度不全者则应注意慎用。

(5) 对8岁以下小儿及孕妇、哺乳妇女一般应禁用。

【药物相互作用】

(1) 本品可抑制血浆凝血酶原的活性，所以接受抗凝治疗的患者需要调整抗凝药的剂量。

(2) 巴比妥类、苯妥英或卡马西平与本品同用时，上述药物可由于诱导微粒体酶的活性致多西环素血药浓度降低，因此须调整多西环素的剂量。

常用四环素类药物见表8-4。

表8-4　　　　　　　　　　常用四环素类药物

分类	药名	抗菌强度	作用特点	应用	主要不良反应
天然品	四环素	5	广谱，对多种革兰阳性和阴性菌、立克次体、衣原体、支原体、螺旋体、放线菌等有抑菌作用。能间接抑制阿米巴原虫	立克次体病、衣原体病、支原体肺炎等；革兰阳性或阴性菌所致的感染	局部刺激，二重感染，影响骨、牙的生长，肝、肾功能损害、过敏反应等
天然品	土霉素	6	同四环素	少用。对肠道感染包括肠内阿米巴原虫疗效较好	同四环素，胃肠道反应多见
天然品	金霉素	4	同四环素	结膜炎、沙眼	
半合成品	多西环素	2	同四环素，作用快、强，口服吸收快而完全，食物吸收影响较小	可替代四环素与土霉素。还用于前列腺炎、霍乱等	胃肠道刺激反应，宜饭后服
半合成品	米诺环素	1	抗菌谱同四环素，抗菌活性最强。体内过程同多西环素，组织渗透性好，进入脑脊液量较多，$t_{1/2}$为14~18h	同四环素，治疗沙眼衣原体所致的非淋菌性尿道炎、奴卡菌病和酒糟鼻等；痤疮；阿米巴病的辅助治疗	同四环素，但能引起可逆性前庭反应，表现为恶心、呕吐、眩晕、共济失调等症状，停药后24~28h可消失
半合成品	美他环素	3	同四环素，对耐四环素、土霉素菌株仍有作用	耐药菌引起的感染	同四环素

知识二　氯霉素

氯霉素（chloramphenicol）最初是由委内瑞拉链丝菌的培养液中提取而得，其左旋体具有生物活性，其抗菌活性主要与丙二醇有关。由于结构简单，目前所用为人工合成左旋品。1950年发现氯霉素有抑制骨髓造血功能这一严重不良反应，临床应用受到极大限制。

案例导入：

2005年宁波市伤寒、副伤寒等肠道传染病病例有明显增加，初步分析认为，这与市民生吃小水产品有较大关系。卫生部门提醒广大市民，要加强防病意识，讲究卫生、不喝生水、不吃生冷食品，养成良好的卫生饮食习惯。

问：如何对伤寒进行病原治疗？

一、氯霉素

【体内过程】口服吸收良好、分布广，易透过血-脑屏障，在肝与葡萄糖醛酸结合而失效，大部分从肾排出。

【药理毒理】广谱，抑菌。对G^+杆菌、球菌均有效，但抗菌作用小于四环霉素；对G^-菌作用强，对伤寒杆菌、流感杆菌、百日咳杆菌的作用比其他抗生素强。对变形、绿脓杆菌一般耐药；对立克次体、沙眼衣原体、螺旋体有效；对G^-厌氧菌效果好。

【临床应用】伤寒、副伤寒的首选药物，立克次体感染有效。

【不良反应】

(1) 抑制骨髓造血功能　为氯霉素最严重的毒性反应。主要表现为：①可逆性血细胞减少：较常见，发生率和严重程度与剂量或疗程呈正相关，表现为贫血、白细胞或血小板减少症，及时停药可以恢复；②再生障碍性贫血：发生率低(1/30000)，但死亡率高，发病率与用药剂量、疗程无关，有报道一次用药即可发生。因此，为防止造成毒性，应严格掌握适应证。感染原因不明或可用其他抗菌药能安全有效地治疗时，绝不要使用氯霉素。用药时应定期检查血象，一旦出现异常，应立即停药。

(2) 灰婴综合征　新生儿特别是早产儿由于肝葡萄糖醛酸转移酶缺乏，肾排泄能力差，导致药物在体内蓄积中毒所致。表现为循环衰竭、呼吸困难、进行性血压下降、皮肤苍白和发绀，故称灰婴综合征。40%的患者在症状表现后2~3d内死亡。

(3) 其他　口服可发生恶心、呕吐、腹泻等症状。少数患者有过敏反应（皮疹、药热、血管神经性水肿）、视神经炎、视力障碍等。

【知识链接】

流行性脑脊髓膜炎是由脑膜炎奈瑟菌引起的化脓性脑膜炎，临床上以急性高热、头痛、呕吐、脑膜刺激症为主要表现。以6个月至2岁的婴幼儿发病率最高，病后可获持久性免疫。

【药物的相互作用】

(1) 抗癫痫药（乙内酰脲类）　由于氯霉素可抑制肝细胞微粒体酶的活性，导致此类药物的代谢降低，或氯霉素替代该类药物的血清蛋白结合部位，均可使药物的作用增强或毒性增加，故当与氯霉素同用时或在其后应用须调整此类药物的剂量。

(2) 降血糖药（如甲苯磺丁脲）　同用时可增强其降糖作用，因此需调整该类药物剂量。

(3) 避孕药　长期口服含雌激素的避孕药时，如同时服用氯霉素，可使避孕的可靠性降低，以及经期外出血增加。

(4) 维生素 B_6　由于氯霉素具有维生素 B_6 拮抗剂的作用或使后者经肾排泄量增加，可导致贫血或周围神经炎的发生，因此维生素 B_6 与氯霉素片同用时机体对前者的需要量增加。

(5) 氯霉素可拮抗维生素 B_{12} 的造血作用，因此两者不宜同用。

(6) 与某些骨髓抑制药同用时，可增强骨髓抑制作用，如抗肿瘤药物秋水仙碱、羟基保泰松、保泰松和青霉胺等同时进行放射治疗时，亦可增强骨髓抑制作用，须调整骨髓抑制剂或放射治疗的剂量。

(7) 如在术前或术中应用，由于氯霉素片对肝酶的抑制作用，可降低诱导麻醉药阿芬他尼的清除，延长其作用时间。

(8) 苯巴比妥、利福平等肝药酶诱导剂与氯霉素片同用时，可增强其代谢，致使血药浓度降低。

(9) 与林可霉素类或红霉素类等大环内酯类抗生素合用可发生拮抗作用，因此不宜联合应用。

二、甲砜霉素

甲砜霉素是氯霉素的衍生物。其抗菌谱及抗菌作用与氯霉素相似，对沙门菌、大肠杆菌、肺炎杆菌等革兰阴性杆菌作用较氯霉素略弱。本品与氯霉素有完全交叉耐药性。口服或注射给药吸收迅速而完全，吸收后分布广泛，以肾、脾、肝、肺中的含量较多。由于存在肝肠循环，故在胆汁中浓度较高。该药在肝内不与葡萄糖醛酸结合而灭活，最终以原形经胆汁和尿排出。临床主要用于治疗伤寒、副伤寒及其他沙门菌感染，也用于治疗敏感菌所致的呼吸道、胆道、尿路感染。主要不良反应与氯霉素相同但稍轻。可引起周围神经炎。肾功能减退时尿中排出量明显减少。肾功能不全者、妊娠妇女和新生儿慎用。

项目五　抗真菌药

真菌感染按部位不同分为浅部感染和深部感染。浅部感染发病率高，危害性小，多由各科癣菌引起，主要侵犯皮肤、毛发、指（趾）甲等；引起各种癣症，如手足癣、体癣、股癣、甲癣、头癣等；深部感染发病率低，但危害性大，严重可危及生命，常由白色念珠菌和新型隐球菌、绿孢子菌、荚膜组织胞浆菌等引起，主要侵犯内脏器官和深部组织如消化道、阴道、脑、肺等。近年来，由于广谱抗生素、免疫抑制剂、肾上腺皮质激素等广泛应用，特别是艾滋病的传播，导致机体免疫力低下，使深部真菌感染发病率呈上升趋势。

治疗浅部真菌感染的药物有灰黄霉素、咪唑类的克霉唑、咪康唑；主要治疗深部真菌感染的药物有两性霉素 B、咪唑类的氟康唑、嘧啶类的氟胞嘧啶。临床上既可用于浅部也可用于深部真菌感染的药物有咪唑类的酮康唑和伊曲康唑等。

案例导入：
一例 80 岁高龄患者，有肾功能异常史，痰涂片多次真菌阳性，为非白色念珠菌，氟康唑经验治疗失败，改为伊曲康唑注射液点滴和口服液序贯治疗，痊愈。
问：伊曲康唑有哪些药理作用？

真菌感染是一种常见病，特别是由于居住环境较差，卫生习惯不好，气候潮湿，生活质量低下的人群更易发生。水杨酸和苯甲酸是最早用来治疗皮肤、指甲等真菌感染的，效果虽满意，但刺激性太大。真菌感染分为浅表真菌感染和深部真菌感染。发生在皮肤、黏膜、皮下组织被称之为浅表真菌感染；侵害人体的黏膜深处、内脏、泌尿系统、脑和骨骼等感染被为深部真菌感染。早期真菌感染常为浅表层感染。很少发现有内脏的深部真菌感染。

由于抗生素的大量使用或滥用，皮质激素作为免疫抑制剂的大量应用，以及器官移植或白血病、艾滋病等严重疾病，深部脏器的真菌感染发病率愈来愈高，也愈来愈严重，因而对抗真菌药物的研究与开发日益受到重视。

两性霉素 B 是最先用于治疗深部真菌感染的抗菌药，可静脉注射给药。后来咪唑类抗真菌药物的出现，不但在外用而且在内服给药治疗深部真菌感染方面都有良好的效果。

临床上使用的抗真菌药物按照化学结构可分为：①抗真菌抗生素，②唑类抗真菌药物，③其他抗真菌药物。

知识一　抗真菌抗生素

两性霉素 B

【体内过程】口服本品后自胃肠道吸收少而不稳定。成人每日口服 1.6~5g，连续 2d 后血药浓度也仅有微量，为 0.04~0.5μg/mL，脑脊液中不能测到；分布容积为 4L/kg；在体液（除血液外）中浓度甚低；腹水、胸水和滑膜液中药物浓度通常低于同期血药浓度的一半，支气管分泌物中药物浓度亦低。氚标记本品应用于灵长类动物试验结果显示，药物组织浓度最高者为肾，其余依次递减为肝、脾、肾上腺、肺、甲状腺、心、骨骼肌、胰腺、脑和骨，脑脊液中浓度为血药浓度的 2%~4%。蛋白结合率为 91%~95%。开始每日静脉滴注 1~5mg，以后逐渐增至每日 0.65mg/kg 时的血药峰浓度为 2~4μg/mL。$t_{1/2}$ 约为 24h。在体内经肾缓慢排出，每日有给药量的 2%~5% 以药物的活性形式排出，7 日内自尿中约排出给药量的 40%，停药后药物自尿中排泄至少持续 7 周。在碱性尿中药物排泄增多。本品不易为透析所清除。

【药理毒理】为广谱抗真菌药，对各种深部真菌如念珠菌、新隐球菌、荚膜组织胞浆菌及皮炎芽生菌等有强大抑制作用。高浓度有杀菌作用。

两性霉素 B 可选择性地与真菌细胞膜上固醇类结合，在细胞膜上形成孔道，增加细胞膜通透性，导致细胞内核苷酸、氨基酸等重要物质外漏，使真菌死亡。细菌细胞不含类固醇，故对细菌无效。

【临床应用】是抗深部真菌感染的首选药。缓慢静脉注射或鞘内、腹膜内和胸膜内给药，可用于各种真菌性肺炎、心内膜炎、脑膜炎及尿路感染等。口服给药用于肠道念珠菌感染。

【不良反应】

（1）毒性较大，可有恶心、呕吐、食欲不振、发热、寒战、头痛等不良反应。静脉给药可引起血栓性静脉炎。

（2）对肾脏毒性较常见，可出现蛋白尿、管型尿。

（3）尚有白细胞下降、贫血、血压下降或升高，周围神经炎、复视和肝损害。

【知识链接】

抗真菌抗生素分为多烯类和非多烯类，非多烯类主要对浅表真菌有效，其代表药物主要为灰黄霉素和西卡宁。灰黄霉素对皮肤真菌有效，但有一定毒性，一般只可外用。西卡宁用于浅表真菌感染，疗效与灰黄霉素相似。

【药物相互作用】

（1）肾上腺皮质激素　此类药物除在控制两性霉素 B 的药物反应时可合用外，一般不推荐两者同时应用，因为由两性霉素 B 诱发的低钾血症有可能被肾上腺皮质激素类药物加重，如需同用时则后者宜给予最小剂量和最短疗程，并需监测患者的血钾浓度和心脏功能。

（2）洋地黄苷　两性霉素 B 应用时可能发生的低钾血症，可增强潜在的洋地黄毒性反应，两者同用时应经常监测血钾浓度和心脏功能。

（3）氟胞嘧啶　与两性霉素 B 同用可增强两者药效，但两性霉素 B 也可增强氟胞嘧啶的毒性反应。

（4）肾毒性药物　如氨基糖苷类、抗肿瘤药、卷曲霉素、多黏菌素类、万古霉素与两性霉素 B 同用时肾毒性增强。

（5）由两性霉素 B 诱发的低钾血症可增强神经肌肉阻断药的作用，因此两者同用时应经常测定患者的血钾浓度。

（6）同时应用尿液碱化药可增加两性霉素 B 的排泄，并防止或减少肾小管酸中毒发生的可能。

知识二 唑类抗真菌抗生素

硝酸益康唑

【体内过程】局部应用时仅微量吸收。

【药理毒理】硝酸益康唑为咪唑类抗真菌药,为咪康唑的去氯衍生物。对念珠菌属、着色真菌属、球孢子菌属、组织胞浆菌属、孢子丝菌属等均具抗菌作用,对毛发癣菌等亦具抗菌活性。本品对曲霉、立克孢子丝菌、某些暗色孢科、毛霉属等作用差。本品通过干扰细胞色素 P 450 的活性,从而抑制真菌细胞膜主要固醇类-麦角固醇的生物合成,损伤真菌细胞膜并改变其通透性,以致重要的细胞内容物质外漏。本品可抑制真菌的三酰甘油和磷脂的生物合成,抑制氧化酶和过氧化酶的活性,引起细胞内过氧化氢积聚导致细胞亚微结构变性和细胞坏死。

【临床应用】硝酸益康唑适用于皮肤念珠菌病的治疗,亦可用于治疗体癣、股癣、足癣、花斑癣等。

【不良反应】个别患者出现局部刺激,偶见过敏反应,表现为皮肤灼热感、瘙痒、针刺感、充血等。

【知识链接】

硝酸益康唑为咪唑类抗真菌药物。1969年克霉唑与咪康唑作为抗真菌药用于临床,咪康唑可以口服用药,这是抗真菌药物研究的开创性成就。

常用抗真菌药物见表 8-5。

表 8-5　　　　　　　　　常用抗真菌药物

药物	作用	应用	不良反应
两性霉素 B (amphoterici) (1956)	抗深部真菌药,对各种深部真菌如白色念珠菌、新隐球菌、荚膜胞浆菌及皮炎芽生菌等有强大作用,高浓度有杀菌作用	敏感菌引起的深部真菌感染,如脑膜炎、骨髓炎、内膜炎、败血症等	静滴过程中出现高热、寒战、头痛、恶心、呕吐等,静滴过快可出现血压下降、心律失常、惊厥等。80%患者出现肾损伤
灰黄霉素 (griseofulvin) (1939)	对各种浅表皮肤癣菌有较强抑制作用,通过干扰敏感真菌的有丝分裂而抑制其生长。对深部已感染的病灶无效。吸收后分布于全身,可渗入皮质层,与蛋白结合阻碍细菌皮质层与蛋白结合	浅表真菌感染,对头癣效果最好,对体癣、股癣等也有疗效	消化道反应:恶心、呕吐、腹泻,个别出现胆汁淤积性黄疸。神经系统反应:头痛、嗜睡、共济失调、周围神经炎。过敏反应:皮疹、药热。血管血液系统反应:白细胞减少

续表

药物	作用	应用	不良反应
制霉菌素（nystatin）（1949）	对白色念珠菌及隐球菌有抑制作用，毒性大	局部用于皮肤、口腔和阴道念珠菌感染；口服用于胃炎；可与广谱抗生素合用，用于真菌引起的二重感染	口服有胃肠反应，出现恶心、呕吐、腹泻等
克霉唑（clotrimazole）（1967）	咪唑类广谱抗真菌药。对皮肤的抗菌作用类似灰黄霉素，对真菌的作用不如两性霉素B，吸收差	局部用于浅部真菌或皮肤黏膜的念珠菌感染，如手足癣、耳道和阴菌病	口服有胃肠道反应、精神抑郁。局部用药有轻微刺激及烧灼感
咪康唑（micoazole）（1967）	咪唑类广谱抗真菌药。对多种真菌有效，并对葡萄炭疽杆菌等有抑制作用	深部真菌病、肠道念珠菌及五官、皮肤、阴道等菌感染	静脉用药可发生寒战、高热、血栓性静脉炎等，给药速度过快可致心律失常。局部用药可见皮肤瘙痒、皮疹等
酮康唑（ketoconazole）	咪唑类广谱抗真菌药。对白色念珠菌、新隐球菌和浅强抗菌作用	口服用于表皮和深部真菌感染。因不易通过血-脑屏障，故不宜单独用于真菌炎	口服有恶心、呕吐、腹痛、头痛、皮肤瘙痒等，少数病人有肝损伤和男性乳房发育。外用引起局部烧灼感，瘙痒
益康唑（econazole）	三唑类抗真菌药。作用同咪康唑，特异性较咪唑高	局部用于念珠菌性阴道炎、体癣、股癣、足癣、皮炎等	常见瘙痒和烧灼感，偶见红斑和水泡

项目六 ▶ 抗病毒药

在感染性疾病中，病毒性感染日趋增多，对人类威胁较大，然而疗效确切、安全低毒的高选择性抗病毒药物却很少见。目前治疗病毒感染性疾病还主要依赖于疫苗、抗体、干扰素等免疫学手段，以增强宿主细胞抗病毒的能力。

病毒是最简单的微生物，不具备细胞结构，主要由核酸（DNA或RNA）组成的核心与蛋白质外壳（称为衣壳）构成。目前将病毒分为三大组：DNA病毒、RNA病毒和DNA或RNA反转录病毒。病毒寄生于宿主细胞内，依赖宿主细胞代谢系统进行增殖复制。有效的抗病毒药应能深入宿主细胞，抑制病毒的复制，同时不损害宿主细胞的功能。

案例导入：

某婴幼儿2岁零2个月，出现呕吐、咳嗽、发烧38.5℃、咽喉疼痛的症状。

深圳市儿童医院对其诊断结果：轮状病毒感染腹泻。

问：有哪些药物可用于病毒感染的治疗？

病毒是能感染所有生物细胞的微小有机体，病毒能利用宿主细胞的代谢系统进行寄生和增殖，病毒一旦进入宿主细胞立即开始循环式感染或停留在宿主细胞内。

因为病毒没有自己的代谢系统，必须依靠宿主细胞进行复制，某些病毒又极易变异、理想的抗病毒药物应能有效地干扰病毒的复制，又不影响正常的细胞代谢，但遗憾的是至今还没有一种抗病毒药物可达到此目的。许多抗病毒药物在达到治疗剂量时对人体也产生毒性。目前，抗病毒药物的发展远没有抗细菌、抗寄生虫及抗真菌药物快。换句话，目前还没有真正能完全治愈病毒感染疾病的药物，更严重的是病毒感染引起人类新疾病不断出现，因而抗病毒新药的研究任重道远。但随着对病毒分子生物学、病毒基因组序列和病毒宿主细胞相互作用的深入研究，抗病毒药物也有新的发展。

我们可将抗病毒药物分为三类：三环胺类（金刚烷胺）、核苷类（利巴韦林、阿昔洛韦）和其他类（磷甲酸钠）。

知识一 三环胺类

金刚烷胺

【体内过程】在胃肠道吸收迅速而完全，吸收后分布于唾液、鼻腔分泌液中。在动物组织尤其是肺内的含量高于血清的含量。本品可通过胎盘及血-脑屏障。肾功能正常者半衰期为 11~15h，肾功能衰竭者为 24h。长期透析的病人可达 7~10d。口服后 2~4h 血药浓度达峰值，约为 $0.3\mu g/mL$；每日服药者在 2~3d 内可达稳态浓度，稳态血药浓度为 $0.2~0.9\mu g/mL$。主要由肾脏排泄。90%以上以原形经肾小球滤过随尿排出，部分可被动再吸收。在酸性尿中排泄率可迅速增加，也有少量由乳汁排泄。做血液透析的病人，只有少量（约4%）可径自血中清除。

【药理毒理】特异地抑制甲型流感病毒，阻止病毒进入宿主细胞而抑制其复制。对乙型流感病毒及其他病毒无效，还可抗震颤麻痹作用。

【临床应用】适用于原发性帕金森病、脑炎后的帕金森综合征、药物诱发的锥体外系反应、一氧化碳中毒后帕金森综合征及老年人合并有脑动脉硬化的帕金森综合征。也可用于预防或治疗亚洲甲-Ⅱ型流感病毒所引起的呼吸道感染。本品与灭活的甲型流感病毒疫苗合用可促使机体产生预防性抗体。

【不良反应】

（1）较常见的不良反应 幻觉，精神混乱，特别是老年患者，可能由于抗胆碱作用所致；情绪或其他精神改变，一般由于中枢神经系统受刺激或中毒。

（2）比较少见的不良反应 排尿困难，由于抗胆碱作用所致，以老年人为多；昏厥，常继发于直立性低血压。

（3）极少见的不良反应　语言含糊不清，或不能控制的眼球滚动，一般是中枢神经系统兴奋过度或中毒的表现；咽喉炎及发热，可能因白细胞减少和（或）中性白细胞减少所致。

（4）持续存在或比较顽固难以消失的不良反应　注意力不能集中，头晕或头晕目眩，易激动，食欲消失，恶心，神经质，皮肤出现紫红色网状斑点或网状青斑，睡眠障碍或恶梦（中枢神经系统受刺激或中毒）等为常见。

（5）长期治疗中，常见的不良反应　足部或下肢肿胀，不能解释的呼吸短促，体重迅速增加。后者有可能因充血性心力衰竭所致。

（6）过量中毒的表现　惊厥，见于用4倍常用量时。严重的情绪或其他精神改变，严重的睡眠障碍或恶梦。

眩晕、嗜睡、抑郁、食欲减退、四肢皮肤青斑、踝部水肿，老年患者可出现幻觉谵妄，精神失常或错乱，个别病例有充血性心力衰竭。可引起肾损害。

【知识链接】

病毒性心肌炎

病毒性心肌炎是指嗜心性病毒感染引起的，以心肌及间质非特异性炎症为主要病变的心肌炎。本病可见于各年龄组，儿童更高。病毒性心肌炎是儿童和青年猝死的原因之一。

病毒性心肌炎的治疗：①抗病毒阿糖胞苷50～100mg/d，静脉滴注，连用1周。②抗病毒口服液10mL，2次/d。

【药物相互作用】

（1）本品不宜与乙醇同用，后者会加强中枢神经系统的不良作用，如头昏、头重脚轻、昏厥、精神混乱及循环障碍。

（2）其他抗震颤麻痹药、抗胆碱药、抗组胺药、吩噻嗪类或三环类抗抑郁药与本品合用，可加强阿托品样副作用，特别对有精神混乱、幻觉及恶梦的患者，需调整这些药物或本品的用量。

（3）中枢神经兴奋药与本品同用时，可加强中枢神经的兴奋，严重者可引起惊厥或心律失常等不良反应。

阿昔洛韦

【体内过程】口服吸收差，15%～30%由胃肠道吸收。进食对血药浓度影响不明显。能广泛分布至各组织与体液中，包括脑、肾、肺、肝、小肠、肌肉、脾、乳汁、子宫、阴道黏膜与分泌物、脑脊液及疱疹液。在肾、肝和小肠中浓度高，脑脊液中浓度约为血中浓度的一半。药物可通过胎盘。每4h口服200mg和

400mg，5d 后的血药峰浓度分别为 0.6mg/L 和 1.2mg/L。本品蛋白结合率低（9%~33%）。在肝内代谢，主要代谢物占给药量的 9%~14%，经尿排泄。血浆消除半衰期（$t_{1/2}$）约为 2.5h。本品主要经肾由肾小球滤过和肾小管分泌而排泄，约 14% 的药物以原形由尿排泄。

【药理毒理】抗病毒药。体外对单纯性疱疹病毒、水痘带状疱疹病毒、巨细胞病毒等有抑制作用。本品进入疱疹病毒感染的细胞后，与脱氧核苷竞争病毒胸苷激酶或细胞激酶，药物被磷酸化成活化型阿昔洛韦三磷酸酯，然后通过两种方式抑制病毒复制：①干扰病毒 DNA 多聚酶，抑制病毒的复制；②在 DNA 多聚酶作用下，与增长的 DNA 链结合，引起 DNA 链的延伸中断。

【临床应用】

（1）单纯疱疹病毒感染　用于生殖器疱疹病毒感染初发和复发病例，对反复发作病例口服本品用作预防。

（2）带状疱疹　用于免疫功能正常者带状疱疹和免疫缺陷者轻症病例的治疗。

（3）免疫缺陷者水痘的治疗。

【不良反应】偶有头晕、头痛、关节痛、恶心、呕吐、腹泻、胃部不适、食欲减退、口渴、白细胞下降、蛋白尿及尿素氮轻度升高、皮肤瘙痒等。

【知识链接】

阿昔洛韦除局部给药外，还可口服及静注，口服时，生物利用度较低，只有 15%~20%，大部分药物以原形自尿排泄。过量的阿昔洛韦可使病毒产生耐药性。

【药物相互作用】

（1）与齐多夫定合用可引起肾毒性，表现为深度昏睡和疲劳。

（2）与丙磺舒竞争性抑制有机酸分泌，合用丙磺舒可使本品的排泄减慢，半衰期延长，体内药物量蓄积。

常用的抗病毒药见表 8-6。

表 8-6　　　　　　　　　　常用的抗病毒药

药物	作用	应用	不良反应
利巴韦林（ribavirin，病毒唑）（1972）	广谱抗病毒药，对多种 DNA、RNA 病毒有效，如甲、乙型流感病毒、呼吸道合胞病毒、沙眼病毒、麻疹病毒、甲型肝炎病毒、流行性出血热病毒等	流感病毒引起的呼吸道感染、疱疹病毒性角膜炎、结膜炎、小儿病毒性肺炎。肝炎也有一定的疗效	大剂量可引起头痛、腹泻、疲劳、胆红素升高。长期应用可致贫血和白细胞减少。对动物有致畸胎作用

续表

药物	作用	应用	不良反应
阿糖腺苷 (vidarabine) (1960)	抗 DNA 病毒，具有体外广谱抗疱疹病毒作用。对痘病毒、单纯疱疹病毒（Ⅰ、Ⅱ）、带状疱疹、E-B 病毒、巨细胞病毒和 Gross 白血病病毒均有抑制作用	疱疹性脑炎、巨细胞病毒性脑炎、肺炎、疱疹性角膜炎、乙型肝炎等	眩晕、恶心、呕吐、腹泻、腹痛，偶见骨髓抑制。有致畸作用
干扰素 (interferon)	广谱抗病毒活性、抗肿瘤和免疫调节	带状疱疹、小儿病毒性肺炎及上呼吸道感染、病毒性脑炎，活动性肝炎（甲、乙、丙型），多种肿瘤	发热、寒战、肌痛及注射部位红斑。可逆性白细胞减少等骨髓抑制现象。长期应用可致中枢神经系统毒性反应
伐昔洛韦 (valaciclov)	为阿昔洛韦的前体药，在体内水解为阿昔洛韦发挥作用	同阿昔洛韦	偶有轻度胃肠道不适，其余同阿昔洛韦
碘苷 (idoxuridin 净) (1959)	嘧啶类抗病毒药，抗 DNA 病毒。口服或注射后很快代谢失效	外用治疗浅层单纯疱疹病毒性角膜炎、眼带状疱疹及其他眼病	刺痛、痒感、水肿、畏光，长期用药损伤角膜，出现变性
吗啉双胍 (moroxydine 灵，ABOB)	对多种 DNA、RNA 病毒有效，抑制流感病毒、副流感病毒、腺病毒、疱疹病毒、脊髓灰质炎病毒等	防治流行性感冒、流行性腮腺炎、水痘、疱疹性口腔炎、水痘	大剂量可降低食欲，口干、出汗、低血糖等

项目七 ▶ 人工合成抗菌药

喹诺酮类（quinolones）抗微生物药物因其结构中含有 4-喹诺酮母核而命名。共分为三代，第一代产品现已不用；第二代产品吡哌酸（pipemidic acid, PPA）对革兰阴性杆菌作用较强，口服后尿中浓度高，主要用于急慢性泌尿道、胆道或肠道感染；第三代产品主要变化是在 4-喹诺酮母核中引入氟。统称为喹诺酮类，不仅口服易吸收、分布广，且抗菌谱增宽、抗菌活性加强，是目前临床广泛使用的抗菌药物。

知识一 喹诺酮类药物

案例导入：

67岁的王某从外地旅游回来，因腹泻医生给开了每日两片的环丙沙星（12片装，500mg）处方，从王某的用药记录发现她正在进行雌激素治疗，并为防治骨质疏松同时服用补钙制剂。

问：医生应该为王某提供何种注意事项，理由是什么？

有文献将1997年以后研制的产品命名为第四代喹诺酮类，其主要是在第三代的基础上增加了抗厌氧菌的活性，如莫西沙星（moxifloxacin）、吉米沙星（gemifloxacin）、加替沙星（gatifloxacin）等。

一、喹诺酮类药物概述

喹诺酮类是主要作用于革兰阴性菌的抗菌药物，对革兰阳性菌的作用较弱（某些品种对金黄色葡萄球菌有较好的抗菌作用），喹诺酮按发明先后及其抗菌性能的不同，分为一、二、三、四代。

第一代喹诺酮类，只对大肠杆菌、痢疾杆菌、克雷伯杆菌、少部分变形杆菌有抗菌作用。具体品种有萘啶酸和吡咯酸等，因疗效不佳现已少用。

第二代喹诺酮类，在抗菌谱方面有所扩大，对肠杆菌属、枸橼酸杆菌、绿脓杆菌、沙雷杆菌也有一定抗菌作用。吡哌酸是国内主要应用品种。此外尚有新噁酸和甲氧噁喹酸，在国外有生产。

第三代喹诺酮类的抗菌谱进一步扩大，对葡萄球菌等革兰阳性菌也有抗菌作用，对一些革兰阴性菌的抗菌作用则进一步加强。本类药物中，国内已生产诺氟沙星。尚有氧氟沙星、培氟沙星、依诺沙星、环丙沙星等。本代药物的分子中均有氟原子，因此称为氟喹诺酮。

第四代喹诺酮类与前三代药物相比在结构上修饰，结构中引入8-甲氧基，有助于加强抗厌氧菌活性，而C-7位上的氮双氧环结构则加强抗革兰阳性菌活性并保持原有的抗革兰阴性菌的活性，不良反应更小，但价格较贵。对革兰阳性菌抗菌活性增强，对厌氧菌包括脆弱拟杆菌的作用增强，对典型病原体如肺炎支原体、肺炎衣原体、军团菌以及结核分枝杆菌的作用增强。多数产品半衰期延长，如加替沙星与莫昔沙星。

临床上常用的为氟喹诺酮类，有诺氟沙星、依诺沙星、氧氟沙星、环丙沙星等。近年来研制的新品种对肺炎链球菌、化脓性链球菌等革兰阳性球菌的抗菌作用增强，对衣原体属、支原体属、军团菌等细胞内病原或厌氧菌的作用亦有增强，已用于临床者有左氧氟沙星、加替沙星、莫西沙星等。

二、常用药物

吡哌酸

【体内过程】本品口服后可部分吸收，单次口服 0.5g 和 1g，服药后 1~2h 血药浓度达峰值，分别为 3.8mg/L 和 5.4mg/L。血浆蛋白结合率为 30%，血消除半衰期（$t_{1/2}$）为 3~3.5h。吸收后在除脑脊液以外的组织体液中分布广泛。本品主要以原形经肾脏排泄，给药后 24h 自尿液排出给药量的 58%~68%，约 20% 自粪便排泄，少量药物在体内代谢。

【作用机制】本品为喹诺酮类抗菌药，通过作用于细菌 DNA 旋转酶，干扰细菌 DNA 的合成，从而导致细菌死亡。

【药理毒理】对革兰阴性杆菌，如大肠埃希菌、肺炎克雷伯菌、产气肠杆菌、奇异变形杆菌、沙雷菌属、伤寒沙门菌、志贺菌属、铜绿假单胞菌等具抗菌作用。

【临床应用】用于敏感菌革兰阴性杆菌所致的尿路感染、细菌性肠道感染。

【知识链接】

吡哌酸在甲醇或二甲基甲酰胺中微溶，在氯仿中极微溶解，乙醇、乙醚或苯中不溶，在氢氧化钠溶液中或冰醋酸中易溶。含 3 个结晶水，对光不稳定，遇光渐变为污黄色。

【药物的相互作用】

（1）丙磺舒可抑制本品的肾小管分泌，合用时后者血药浓度升高，半衰期延长。

（2）本品可减少咖啡因自肝脏清除，使后者半衰期延长，需避免合用，或监测咖啡因血药浓度。

（3）本品可显著降低茶碱的清除，致后者血药浓度升高，易发生毒性反应，两者不宜合用，如需合用应监测茶碱浓度并调整给药剂量。

（4）与庆大霉素、羧苄西林、青霉素等常具协同作用。

诺氟沙星

【体内过程】口服吸收迅速，约 2h 达血药浓度峰值，蛋白结合率低（10%~15%），在肾脏和前列腺中的药物浓度为血中的 6.6 倍和 7.7 倍，在胆汁中的浓度亦高，$t_{1/2}$ 为 3~4h，口服剂量的 1/3 经尿排出，其中 80% 为原形药物。

【临床用途】主要用于革兰阳性球菌和革兰阴性菌引起的无并发症的感染，如泌尿道和胃肠道感染及软组织、眼睛的感染。

【不良反应】不良反应少见，有胃肠道刺激，禁用于对本品过敏的患者，禁用于孕妇、哺乳期妇女和青春期前儿童。

【药物的相互作用】

(1) 尿碱化剂可减少本品在尿中的溶解度,导致结晶尿和肾毒性。

(2) 本品与茶碱类合用时可能由于与细胞色素 P_{450} 结合部位的竞争性抑制,导致茶碱类的肝清除明显减少,血消除半衰期($t_{1/2}$)延长,血药浓度升高,出现茶碱中毒症状,如恶心、呕吐、震颤、不安、激动、抽搐、心悸等,故合用时应测定茶碱类血药浓度并调整剂量。

(3) 环孢素与本品合用,可使前者的血药浓度升高,必须监测环孢素血药浓度,并调整剂量。

(4) 本品与抗凝药华法林同用时可增强后者的抗凝作用,合用时应严密监测患者的凝血酶原时间。

(5) 丙磺舒可减少本品自肾小管分泌约50%,合用时可因本品血浓度增高而产生毒性。

(6) 本品与呋喃妥因有拮抗作用,不推荐联合应用。

(7) 多种维生素,或其他含铁、锌离子的制剂及含铝或镁的制酸药可减少本品的吸收,建议避免合用,不能避免时在本品服药前2h,或服药后6h服用。

(8) 去羟肌苷(didanosine,DDI)可减少本品的口服吸收,因其制剂中含铝及镁,可与氟喹诺酮类螯合,故不宜合用。

(9) 本品干扰咖啡因的代谢,从而导致咖啡因清除减少,血消除半衰期($t_{1/2}$)延长,并可能产生中枢神经系统毒性。

喹诺酮类药物分类、常用药物抗菌特点及应用见表8-7。

表8-7 喹诺酮类药物分类、常用药物抗菌特点及应用

类别	药物	抗菌特点	应用
第一代	吡哌酸	抗革兰阴性菌(大肠杆菌、肺炎克雷伯菌、产气肠杆菌等)	尿路感染和肠道感染
第二代	诺氟沙星	抗革兰阴性菌活性强,革兰阳性菌、厌氧菌不如氧氟沙星和环丙沙星	淋病、前列腺炎,肠道、泌尿、生殖道感染
第二代	培氟沙星	抗菌与诺氟沙星相似,革兰阳性菌优于诺氟沙星	呼吸道、泌尿道感染,细菌性脑膜炎、败血症等
第二代	氧氟沙星	对革兰阴性杆菌与诺氟沙星相似,革兰阳性菌优于诺氟沙星	泌尿道、呼吸道、胆道、皮肤软组织、耳鼻喉及眼感染,结核病二线用药
第二代	环丙沙星	是第二代中对革兰阴性菌作用最强、应用最广的品种,革兰阳性菌作用亦较强	泌尿道、呼吸道、胃肠道、骨和关节、皮肤软组织、败血症等感染

续表

类别	药物	抗菌特点	应用
第三代	左氧氟沙星	氧氟沙星的左旋体，对金黄色葡萄球菌和链球菌的作用是环丙沙星的 2～4 倍，尤对甲氧西林耐药菌敏感。对厌氧菌是环丙沙星的 4 倍；肠杆菌科与其相当；对支原体、衣原体及军团菌也有较强杀灭作用	敏感菌引起的各种感染
	司帕沙星	长效，$t_{1/2}$ 为 17.6h，每天给药一次。对金黄色葡萄球菌和链球菌等革兰阳性菌的作用是环丙沙星的 2～4 倍；对青霉素、头孢菌素耐药的肺炎球菌感染仍有效	外科、妇科、五官科、呼吸道、泌尿道、皮肤及软组织感染

知识二 磺胺类药物及抗菌增效剂

磺胺类药物是 20 世纪 30 年代人类发现的最早用于防治全身感染的有效药物，虽因耐药及各种高效、低毒抗微生物药的出现使其作用受到限制，但由于其使用方便、价格低廉、性质稳定、抗菌谱广，对某些感染性疾病如流脑、鼠疫等具有特殊疗效，特别是 20 世纪 70 年代中期，与甲氧苄啶合用后，抗菌范围进一步扩大，疗效显著增强，故在抗感染治疗中仍占有一定地位。

案例导入：

张某，女，52 岁，有 II 型糖尿病病史 10 年，肾功能不全病史 1 年，长期尿蛋白＋＋＋，糖尿病眼底病变及周围神经病变均已出现，反复出现尿频尿急，多次住院检查发现肾盂肾盏变形，在山东红太阳肾病医院确诊为慢性肾盂肾炎。

问：肾盂肾炎应如何治疗？

磺胺类药物按其作用时间长短可分为三类，短效磺胺如磺胺异噁唑，中效磺胺如磺胺嘧啶，长效磺胺如磺胺地索辛。

一、磺胺类药物

磺胺嘧啶

【体内过程】血浆 $t_{1/2}$ 为 10～13h。抗菌力强，血浆蛋白结合率最低约 25%，易透过血 – 脑屏障，脑脊液浓度可达血浆浓度的 40%～80%。是治疗流行性脑脊髓膜炎的首选药物，也适用于治疗尿路感染。但在尿中易析出结晶，需注意对肾的损害。

【药理毒理】通过抑制叶酸的合成而抑制细菌的繁殖，属广谱抑菌剂，是磺胺药中抗菌作用较强的品种之一。本品内服易吸收，排泄较缓慢，血药浓度易达到有效水平。由于与血浆蛋白结合率低,易通过血-脑屏障,故能进入脑脊液中达到较高的药物浓度。对溶血性链球菌、肺炎双球菌、沙门菌、大肠杆菌等作用较强,对葡萄球菌作用稍差。

【临床应用】本品为治疗全身感染的中效磺胺,抗菌谱广,对大多数革兰阳性菌和阴性菌均有抑制作用,对脑膜炎双球菌、肺炎链球菌、淋球菌、溶血性链球菌的抑制作用较强,能通过血-脑屏障渗入脑脊液。为治疗流脑的首选药,也可治疗上述敏感菌所致其他感染。

【不良反应】
(1) 有时有恶心、呕吐、眩晕等。
(2) 严重反应可有粒细胞减少、血小板减少、血尿、过敏性皮疹,偶致剥脱性皮炎。
(3) 可致肝、肾功能损害等。
(4) 有可能致畸胎,孕妇禁用。

【知识链接】

磺胺嘧啶其钠盐水溶液能吸收空气中的二氧化碳,析出磺胺嘧啶沉淀。与硝酸银溶液反应则生成磺胺嘧啶银,具有抗菌作用和收敛作用。

【药物相互作用】
(1) 与尿碱化药合用可增加磺胺药在碱性尿中的溶解度,使排泄增多。
(2) 对氨基苯甲酸可代替磺胺被细菌摄取,对磺胺药的抑菌作用发生拮抗,因而两者不宜合用。也不宜与含对氨苯甲酰基的局麻药如普鲁卡因、苯佐卡因、丁卡因等合用。
(3) 与口服抗凝药、口服降血糖药、甲氨蝶呤、苯妥英钠和硫喷妥钠合用时,上述药物需调整剂量,因本品中的磺胺嘧啶可取代这些药物的蛋白结合部位,或抑制其代谢,以致药物作用时间延长或发生毒性反应。因此当这些药物与本品同时应用,或在应用本品后使用均需调整其剂量。
(4) 骨髓抑制药与本品合用时可能增强此类药物对造血系统的不良反应,如白细胞、血小板减少,应严密观察可能发生的毒性反应。
(5) 与溶栓药物合用时,可能增大其潜在的毒性作用。
(6) 与肝毒性药物合用,可能引起肝毒性发生率的增高。对此类患者尤其是用药时间较长及以往有肝病史者应监测肝功能。

【禁忌证】
(1) 对磺胺类药物和甲氧苄啶过敏者禁用。
(2) 孕妇、哺乳期妇女禁用。
(3) 2个月以下婴儿、早产儿禁用。

(4) 肝肾功能不良者、血液病患者（如白细胞减少、血小板减少、紫癜症等）禁用。

磺胺类药物分类及作用特点见表 8-8。

表 8-8　　　　　　　　　　磺胺类药物分类及作用特点

分类		药物	作用特点	应用及注意事项
全身感染	短效类	磺胺异噁唑	抗菌作用较强，乙酰化率低，尿中不易析出结晶，半衰期短	尿路感染，每日服药次数多
		磺胺二甲嘧啶	同上	尿路感染等轻症感染（同上）
	中效类	磺胺嘧啶	抗菌作用较强，血浆蛋白结合率低，易通过血-脑屏障	流脑、泌尿道感染、中耳炎、沙眼等（对肾损害）
		磺胺甲基异噁唑	抗菌作用较强	泌尿道、呼吸感染、中耳炎、支原体、沙眼等感染，预防流脑（对肾损害）
	长效类	磺胺多辛	抗菌作用较弱，有抗疟原虫作用	与乙胺嘧啶合用（复方磺胺多辛片）防治疟疾
肠道感染类	酞磺胺噻唑		肠内水解后才有抗菌活性，尚有抗炎作用	溃疡性结肠炎	
	柳氮磺胺吡啶		—	现少用	
外用类		磺胺嘧啶银	广谱抗菌，对铜绿假单胞菌、枸橼酸杆菌、金黄色葡萄球菌、肠球菌属、白色念珠菌等真菌有效，尚有收敛作用	Ⅱ、Ⅲ度烧伤继发创面感染
		磺胺米隆	抗菌谱同上，对组织穿透力较强，能迅速穿透坏死组织	同上

二、抗菌增效剂

甲氧苄啶（TMP）

TMP 为磺胺增效剂，口服吸收完全，体内分布广泛，半衰期与 SMZ 相近，大部分以原形由肾排泄。

【药理作用与临床应用】抗菌谱与磺胺药相似，但抗菌作用较磺胺弱，通过抑制二氢叶酸还原酶，使二氢叶酸不能还原为四氢叶酸，从而干扰细菌的核酸合成。与磺胺药合用，可双重阻断细菌叶酸代谢，使磺胺药的抗菌作用增强数倍至数十倍，甚至出现杀菌作用，并可降低细菌耐药性的产生，对耐磺胺药菌株亦有抗菌作用。

单用易产生耐药性,但与其他抗微生物药之间无交叉耐药性。本品很少单用,常与SMZ、SD等合用于呼吸道、泌尿道、皮肤软组织及肠道感染。研究发现,TMP不仅可增强磺胺药的抗菌作用,亦可增强多种抗生素的抗菌作用,如四环素、庆大霉素等,故TMP又有抗菌增效剂之称。

【不良反应】治疗量下可有较轻微的胃肠反应,偶见变态反应。大剂量或长期应用可出现粒细胞减少、血小板减少及巨幼红细胞性贫血。应注意检查血象,必要时用四氢叶酸治疗。

【知识链接】

联磺甲氧苄啶片系磺胺甲噁唑、磺胺嘧啶和甲氧苄啶的复方制剂。三者合用时,对细菌合成四氢叶酸过程起双重阻断作用,故其抗菌作用较单药增强。

【知识训练】

一、单项选择题

1. 最易对青霉素产生耐药性的病原体是（　　）
   A. 肺炎球菌　　　　B. 金黄色葡萄球菌　　　C. 炭疽杆菌
   D. 脑膜炎双球菌　　E. 破伤风杆菌

2. 青霉素G无抗菌作用的是（　　）
   A. 链球菌　　　　　B. 放线菌　　　　　　　C. 立克次体
   D. 梅毒螺旋体　　　E. 破伤风杆菌

3. 青霉素G的抗菌机制是（　　）
   A. 抗叶酸代谢　　　B. 抑制细菌蛋白质合成　C. 抑制核酸合成
   D. 影响细菌胞浆膜的通透性　E. 抑制细菌细胞壁黏肽的合成

4. 抗铜绿假单胞菌无效的药物是（　　）
   A. 羧苄西林　　　　B. 头孢哌酮　　　　　　C. 庆大霉素
   D、替卡西林　　　　E. 青霉素

5. 不属于广谱青霉素的是（　　）
   A. 青霉素V　　　　B. 氨苄西林　　　　　　C. 阿莫西林
   D. 替卡西林　　　　E. 磺苄西林

6. 具有肾毒性的头孢类药物是（　　）
   A. 头孢匹罗　　　　B. 头孢唑南　　　　　　C. 头孢哌酮
   D. 头孢曲松　　　　E. 头孢唑啉

7. 对苯唑西林不正确的说法是（　　）
   A. 广谱作用　　　　B. 口服有效　　　　　　C. 用药前必须做皮试
   D. 耐青霉素酶　　　E. 抗菌作用不及青霉素G

8. 下列何药为治疗梅毒的首选药（　　）
   A. 庆大霉素　　　　B. 四环素　　　　C. 青霉素
   D. 头孢曲松　　　　E. 氯霉素

9. 对氨苄西林的错误说法是（　　）
   A. 广谱作用　　　　B. 口服有效　　　　C. 用药前必须做皮试
   D. 耐青霉素酶　　　E. 抗菌作用不及青霉素 G

10. 治疗破伤风的首选药是（　　）
    A. 羧苄西林　　　　B. 庆大霉素　　　　C. 四环素
    D. 青霉素 G　　　　E. 头孢唑啉

11. 下列对羧苄西林说法中错误的是（　　）
    A. 广谱作用　　　　B. 口服有效　　　　C. 用药前必须做皮试
    D. 耐青霉素酶　　　E. 对铜绿假单胞菌有效

12. 治疗肺炎球菌引起的肺炎首选药物是（　　）
    A. 庆大霉素　　　　B. 苯唑西林　　　　C. 红霉素
    D. 青霉素 G　　　　E. 头孢唑啉

13. 治疗白喉的首选药物是（　　）
    A. 庆大霉素　　　　B. 苯唑西林　　　　C. 青霉素 G
    D. 头孢氨苄　　　　E. 诺氟沙星

14. 下列何药治疗伤寒效果较好（　　）
    A. 羧苄西林　　　　B. 氨苄西林　　　　C. 四环素
    D. 庆大霉素　　　　E. 青霉素 G

15. 不属于大环内酯类抗生素的是（　　）
    A. 乙酰螺旋霉素　　B. 罗红霉素　　　　C. 交沙霉素
    D. 阿奇霉素　　　　E. 克林霉素

16. 红霉素的应用范围不包括（　　）
    A. 白喉　　　　　　B. 军团菌　　　　　C. 百日咳
    D. 肺结核　　　　　E. 支原体肺炎

17. 下列药物中对支原体肺炎首选的是（　　）
    A. 红霉素　　　　　B. 异烟肼　　　　　C. 呋喃唑酮
    D. 对氨基水杨酸　　E. 诺氟沙星

18. 治疗胆道感染可选用（　　）
    A. 林可霉素　　　　B. 红霉素　　　　　C. 克林霉素
    D. 庆大霉素　　　　E. 氯霉素

19. 下列关于红霉素的论述，错误的是（　　）
    A. 属于大环内酯类抗生素　　　B. 能耐酸，肠中吸收快而完全
    C. 体内分布广泛　　　　　　　D. 肝、胆中浓度高　　　　E. 消除以肝代谢为主

20. 金黄色葡萄球菌引起的骨髓炎应选用（ ）
    A. 红霉素   B. 庆大霉素   C. 青霉素
    D. 螺旋霉素   E. 林可霉素

21. 与红霉素比较，无味红霉素的优点是（ ）
    A. 能耐酸，口服吸收较快 B. 口服无胃肠道反应 C. 可注射给药
    D. 肝脏损害较轻   E. 抗菌谱更广

22. 红霉素在治疗尿路感染时宜（ ）
    A. 合用丙磺舒   B. 合用呋塞米   C. 酸化尿液
    D. 碱化尿液   E. 大量饮水

23. 红霉素作用消失的主要原因是（ ）
    A. 由肾小球滤过排出
    B. 药物由肾小管分泌排出
    C. 药物被肝脏代谢失活，胆汁分泌排出
    D. 药物浓集于某些特殊组织器官中
    E. 药物存储于脂肪组织中

24. 无味红霉素的主要不良反应为（ ）
    A. 二重感染   B. 再生障碍性贫血   C. 肝脏损害
    D. 肾脏损害   E. 抑制骨的生长

25. 下列哪一个不属于氨基糖苷类药物（ ）
    A. 庆大霉素   B. 阿米卡星   C. 多黏菌素
    D. 妥布霉素   E. 大观霉素

26. 氨基糖苷类抗生素对下列哪类细菌无效（ ）
    A. 厌氧菌   B. 铜绿假单胞菌   C. 革兰阴性菌
    D. 革兰阳性菌   E. 结核杆菌

27. 鼠疫首选药物是（ ）
    A. 庆大霉素   B. 林可霉素   C. 红霉素
    D. 链霉素   E. 卡那霉素

28. 庆大霉素与呋塞米合用会引起（ ）
    A. 抗菌作用增强   B. 肾毒性减轻   C. 耳毒性加重
    D. 利尿作用增强   E. 肾毒性加重

29. 过敏性休克发生率最高的药物是（ ）
    A. 庆大霉素   B. 妥布霉素   C. 新霉素
    D. 阿米卡星   E. 链霉素

30. 对耳、肾均有毒性的抗生素为（ ）
    A. 红霉素   B. 氯霉素   C. 链霉素
    D. 四环素   E. 青霉素

31. 下列有关氨基糖苷类的体内过程，哪一点是不正确的（ ）

A. 口服、注射均易吸收　　B. 主要分布在细胞外液

C. 尿中浓度高　　　　　　D. 不易透过血–脑屏障

E. 可能通过胎盘

32. 下列哪点对氨基糖苷类抗生素是不适用的（ ）

A. 对革兰阳性杆菌有强大的杀菌作用

B. 可能损伤第 8 对脑神经

C. 可能引起急性肌肉麻痹，甚至呼吸停止

D. 不易产生耐药性

E. 抗菌作用在碱性环境中增强

33. 下列哪点对多黏菌素是不适用的（ ）

A. 对铜绿假单胞菌作用强大

B. 易产生耐药性

C. 对肾脏毒性大

D. 抗菌机制在于破坏细菌胞浆膜的通透性

E. 不易透过血–脑屏障

34. 链霉素的主要抗菌谱是（ ）

A. 革兰阳性球菌、阴性球菌及螺旋体

B. 革兰阴性杆菌、结核杆菌

C. 革兰阴性球菌、杆菌和阳性球菌、杆菌

D. 革兰阴性球菌、杆菌和阳性球菌

E. 革兰阴性球菌、结核杆菌和放线菌

35. 在氨基糖苷类抗生素中，细菌最容易产生耐药性的药物是（ ）

A. 链霉素　　　　　　B. 庆大霉素　　　　　　C. 卡那霉素

D. 妥布霉素　　　　　E. 阿米卡星

36. 新霉素多作局部感染用药的主要原因是（ ）

A. 口服不吸收，注射给药刺激性大

B. 对耳蜗和肾脏的毒性严重

C. 肾排泄迅速，体内维持时间短

D. 抗菌作用强度不高，全身感染疗效差

E. 血浆蛋白结合率高，游离药物浓度低

37. 下列有关多黏菌素 E 的论述，错误的是（ ）

A. 细菌易产生耐药性　　　　　　　　B. 又名抗敌素

C. 主要用于革兰阴性杆菌

D. 主要用于铜绿假单胞菌感染

E. 主要不良反应为肾脏损害和神经系统损害

38. 庆大霉素在治疗尿路感染时宜（　）
A. 合用丙磺舒　　　　B. 合用呋塞米　　　　C. 酸化尿液
D. 碱化尿液　　　　　E. 大量饮水

39. 口服四环素的最佳方案是（　）
A. 饭后半小时服药　　B. 与牛奶同服　　　　C. 与抗胆碱药同服
D. 与硫酸亚铁同服　　E. 饭前半小时空腹服药

40. 在下列四环素类药物中，抗菌作用最强的药物是（　）
A. 四环素　　　　　　B. 土霉素　　　　　　C. 强力霉素
D. 美他环素（甲烯士霉素）　　　　　　　　E. 米诺环素

41. 治疗支原体肺炎应选用（　）
A. 氨苄西林　　　　　B. 头孢菌素类　　　　C. 多黏菌素
D. 磺胺嘧啶　　　　　E. 四环素

42. 治疗立克次体感染应首选（　）
A. 磺胺嘧啶　　　　　B. 红霉素　　　　　　C. 庆大霉素
D. 诺氟沙星　　　　　E. 四环素

43. 治疗斑疹伤寒应首选（　）
A. 氯霉素　　　　　　B. 红霉素　　　　　　C. 四环素
D. 庆大霉素　　　　　E. 诺氟沙星

44. 下列哪种药物不易引起二重感染（　）
A. 四环素　　　　　　B. 氯霉素　　　　　　C. 多西环素
D. 庆大霉素　　　　　E. 美他环素

45. 治疗变形杆菌引起的胆道感染应首选（　）
A. 庆大霉素　　　　　B. 青霉素G　　　　　 C. 头孢唑啉
D. 红霉素　　　　　　E. 土霉素

46. 氯霉素仅限于伤寒及其他敏感菌引起的严重感染，是因为氯霉素能（　）
A. 易使细菌产生抗药性　　　　　B. 引起肝功能损害
C. 严重损害骨髓造血系统　　　　D. 严重损害肾脏
E. 引起二重感染

47. 四环素与氯霉素均会产生的不良反应为（　）
A. 肝损害　　　　　　　　　　　B. 影响牙、骨生长
C. 抑制骨髓造血功能　　　　　　D. 灰婴综合征
E. 二重感染

48. 下列何药治疗伤寒效果最好（　）
A. 青霉素V　　　　　B. 氯霉素　　　　　　C. 四环素
D. 庆大霉素　　　　　E. 青霉素G

49. 治疗浅层单纯疱疹病毒性角膜炎，常选用的药物为（　）

A. 金刚烷胺　　　　　B. 碘苷　　　　　　C. 吗啉胍
D. 阿糖腺苷　　　　　E、甲硝唑

50. 对 RNA 和 DNA 病毒均有较强抑制作用的药物是（　）
A. 阿糖腺苷　　　　　B. 碘苷　　　　　　C. 金刚烷胺
D. 阿昔洛韦　　　　　E. 三氮唑核苷

51. 只对 RNA 病毒有影响，对 DNA 病毒几乎无作用的药物是（　）
A. 金刚烷胺　　　　　B. 阿昔洛韦　　　　C. 阿糖腺苷
D. 阿糖胞苷　　　　　E. 碘苷

52. 既有抗病毒作用，又具有抗震颤麻痹作用的药物是（　）
A. 吗啉胍　　　　　　B. 金刚烷胺　　　　C. 阿糖胞苷
D. 阿糖腺苷　　　　　E. 阿昔洛韦

53. 既有抗病毒作用，又有抗肿瘤作用的药物是（　）
A. 吗啉胍　　　　　　B. 金刚烷胺　　　　C. 阿糖胞苷
D. 阿糖腺苷　　　　　E. 阿昔洛韦

54. 抗疱疹病毒，首选的药物是（　）
A. 阿糖腺苷　　　　　B. 阿昔洛韦　　　　C. 碘苷
D. 金刚烷胺　　　　　E. 甲硝唑

55. 抗真菌药不包括（　）
A. 两性霉素 B　　　　B. 多黏菌素 E　　　C. 酮康唑
D. 氟胞嘧啶　　　　　E. 三氮唑核苷

56. 抗病毒药不包括（　）
A. 阿昔洛韦　　　　　B. 齐多夫定　　　　C. 利巴韦林
D. 阿糖腺苷　　　　　E. 阿奇霉素

57. 有关齐多夫定的叙述，错误的是（　）
A. 是逆转录酶的抑制剂
B. 可挑选性地按照 HBV 复制
C. 可以使病毒的 DNA 复制过程中断
D. 也用于 AIDS 及 HIV 初期的结合医治
E. 属于核苷反转录酶抑制剂

58. 金刚烷胺经常用于预防（　）
A. 流感病毒　　　　　B. 麻疹病毒　　　　C. 腮腺炎病毒
D. 乙肝病毒　　　　　E. 丙肝病毒

59. 治疗流脑首选磺胺嘧啶（SD）是因为（　）
A. 对脑膜炎双球菌敏感　　B. 血浆蛋白结合率低
C. 细菌产生抗药性较慢　　D. 血浆蛋白结合率高
E. 以上都不是

60. 磺胺类药物对下列哪类细菌不敏感（　　）
　　A. 大肠杆菌　　　　　　B. 溶血性链球菌　　　　　C. 梅毒螺旋体
　　D. 脑膜炎双球菌　　　　E. 沙眼衣原体

61. 脓液中 PABA 含量高，因此对磺胺的抗菌作用可产生（　　）
　　A. 增强　　　　　　　　B. 降低　　　　　　　　　C. 无影响
　　D. 无效　　　　　　　　E. 以上都不是

62. 磺胺嘧啶（SD）与碳酸氢钠合用治疗流脑的目的是（　　）
　　A. 增强疗效　　　　　　　　　B. 延缓耐药性产生
　　C. 增加脑脊液中药物浓度　　　D. 减少泌尿系统损害
　　E. 减少与血浆蛋白结合

63. 磺胺类药物的抑菌环节是（　　）
　　A. 抑制细菌摄取 PABA　　　　B. 抑制二氢叶酸还原
　　C. 抑制二氢叶酸合成酶　　　　D. 抑制四氢叶酸活化
　　E. 抑制一碳转移酶

64. 因长期大量服用甲氧苄啶（TMP）引起的巨幼红细胞性贫血可应用（　　）
　　A. 叶酸　　　　　　　　B. 维生素　　　　　　　　C. 二氢叶酸
　　D. 四氢叶酸　　　　　　E. 对氨基苯甲酸

二、多项选择题

1. β-内酰胺类抗生素包括（　　）
　　A. 磺胺类　　　　　　　B. 青霉素类　　　　　　　C. 头孢菌素类
　　D. 大环内酯类　　　　　E. 喹诺酮类

2. 防治青霉素过敏反应的措施有（　　）
　　A. 询问病史　　　　　　B. 先用肾上腺素　　　　　C. 做皮肤过敏试验
　　D. 换用其他半合成青霉素
　　E. 出现过敏性休克时首选肾上腺素抢救

3. 抗铜绿假单胞菌的抗生素是（　　）
　　A. 头孢呋辛　　　　　　B. 羧苄西林　　　　　　　C. 头孢哌酮
　　D. 庆大霉素　　　　　　E. 头孢他定

4. 天然青霉素的主要缺点是（　　）
　　A. 抗菌谱广　　　　　　B. 抗菌谱窄　　　　　　　C. 不能口服
　　D. 易被细菌产生的青霉素酶破坏
　　E. 肾毒性小

5. 下列哪些青霉素制剂可治疗抗药性金黄色葡萄球菌感染（　　）
　　A. 阿莫西林　　　　　　B. 氯唑西林　　　　　　　C. 苯唑西林
　　D. 羟噻吩青霉素　　　　E. 氨苄西林

6. 抗药性金黄色葡萄球菌引起的心内膜炎可用（　　）

A. 羧苄西林　　　　B. 氯唑西林　　　　C. 青霉素 V
D. 头孢噻吩　　　　E. 氨苄西林

7. 耐酶青霉素具有以下哪些特点（　　）
A. 抗菌谱与青霉素相似但作用更强
B. 对青霉素 G 有抗药性的金黄色葡萄球菌等作用强大
C. 既可口服，也可注射
D. 不会产生耐药性
E. 不会产生过敏反应

8. 氨苄西林具有以下哪些特点（　　）
A. 抗菌谱广，对革兰阳性菌和革兰阴性菌均有效
B. 抗菌机制与青霉素 G 不同
C. 对青霉素 G 有抗药性的金黄色葡萄球菌等无效
D. 用药前应做皮试
E. 口服有效

9. 羧苄西林具有下列哪些特点（　　）
A. 主要对包括铜绿假单胞菌在内的革兰阴性杆菌有效
B. 对青霉素 G 有抗药性的金黄色葡萄球菌等无效
C. 必须注射给药
D. 用药前应做皮试
E. 其水溶液稳定

10. 第一代头孢菌素具有下列哪些特点（　　）
A. 抗菌谱广，对革兰阳性和阴性菌都有效
B. 对青霉素酶较稳定
C. 与青霉素类有交叉过敏反应
D. 有肾毒性
E. 对厌氧菌有效，对铜绿假单胞菌无效

11. 第二代头孢菌素具有下列哪些特点（　　）
A. 抗菌谱与第一代相似，但抗菌作用更强
B. 长期使用可引起二重感染
C. 肾毒性小
D. 对铜绿假单胞菌有效
E. 对青霉素酶稳定

12. 第三代头孢菌素具有下列哪些特点（　　）
A. 对青霉素酶最稳定
B. 对肾脏基本无毒性
C. 不会引起过敏反应

D. 血浆半衰期较长

E. 对铜绿假单胞菌有效

13. 红霉素的不良反应有（　　）

A. 消化道反应　　B. 静脉炎　　C. 肝损伤

D. 过敏反应　　E. 耳毒性

14. 林可霉素禁用于下列哪种情况（　　）

A. 孕妇　　B. 妇女月经期　　C. 儿童生长发育期

D. 新生儿　　E. 哺乳妇女

15. 大环内酯类药物的特点是（　　）

A. 对革兰阳性菌作用强　　B. 能对抗青霉素水解酶

C. 碱性环境中作用强　　D. 易透过血-脑屏障

E. 易产生耐药性

16. 林可霉素的不良反应有（　　）

A. 胃肠道反应　　B. 伪膜性肠炎　　C. 过敏反应

D. 耳毒性　　E. 肾毒性

17. 胆道感染患者可选用下列哪些药品（　　）

A. 红霉素　　B. 头孢孟多　　C. 头孢哌酮

D. 头孢替安　　E. 头孢拉定

18. 林可霉素的特点有（　　）

A. 对革兰阳性菌作用强大而对阴性菌作用弱

B. 对厌氧菌感染有效

C. 易渗入骨组织

D. 可引起肝损害

E. 与青霉素G有交叉耐药性

19. 下列哪些药物是氨基糖苷类药物（　　）

A. 林可霉素　　B. 链霉素　　C. 庆大霉素

D. 氯霉素　　E. 妥布霉素

20. 对结核杆菌有治疗作用的是（　　）

A. 庆大霉素　　B. 妥布霉素　　C. 氯霉素

D. 链霉素　　E. 卡那霉素

21. 易引起过敏性休克的药物是（　　）

A. 青霉素G　　B. 卡那霉素　　C. 红霉素

D. 链霉素　　E. 庆大霉素

22. 多黏菌素类的不良反应有（　　）

A. 肾脏毒性　　B. 神经系统毒性　　C. 过敏反应

D. 肝毒性　　E. 骨髓抑制

23. 万古霉素的特点有（ ）

A. 对革兰阳性菌有效

B. 抗菌机制是抑制细菌细胞壁的合成

C. 口服不吸收

D. 肌注可引起组织坏死

E. 有耳毒性及肾毒性

24. 对铜绿假单胞菌有抗菌作用的氨基糖苷类药物是（ ）

A. 庆大霉素　　　　B. 卡那霉素　　　　C. 链霉素

D. 阿米卡星　　　　E. 妥布霉素

25. 庆大霉素的作用特点是（ ）

A. 抗菌谱广，对革兰阳性、阴性菌都有效

B. 对肾脏毒性较大

C. 对肺炎支原体有作用

D. 对铜绿假单胞菌有效

E. 与羧苄青霉素合用有协同作用

26. 氨基糖苷类抗生素具有下列哪些特点（ ）

A. 在碱性环境中作用增强　　　B. 与青霉素类合用有协同作用

C. 在尿中浓度高　　　　　　　D. 易产生耐药性

E. 易渗入骨组织中

27. 下列哪几点是多黏菌素类特点（ ）

A. 对革兰阴性杆菌有强大杀灭作用

B. 有神经系统毒性

C. 对肾脏毒性大

D. 不易产生耐药性

E. 通过抑制细菌蛋白合成而发挥抗菌作用

28. 会产生耳毒性的抗生素是（ ）

A. 四环素　　　　　B. 阿米卡星　　　　C. 氯霉素

D. 红霉素　　　　　E. 妥布霉素

29. 四环素类药物体内过程的特点是（ ）

A. 口服吸收不规则

B. 易与多价金属离子络合而减少吸收

C. 易透过血-脑屏障

D. 易沉积于骨、牙釉质等组织中

E. 胆汁中浓度高

30. 四环素为下列哪些感染首选（ ）

A. 金黄色葡萄球菌感染　B. 立克次体感染

C. 斑疹伤寒　　　　　D. 伤寒
E. 支原体肺炎

31. 下列哪些药物应避免与含铝、铜的抗酸剂同服（　）
   A. 红霉素　　　　　B. 土霉素　　　　　C. 磺胺嘧啶
   D. 诺氟沙星　　　　E. 交沙霉素

32. 下列哪些药物对支原体肺炎有效（　）
   A. 多西环素　　　　B. 氨苄西林　　　　C. 麦迪霉素
   D. 头孢呋辛　　　　E. 小诺米星

33. 下列哪些药物可用于梅毒的治疗（　）
   A. 青霉素G　　　　B. 红霉素　　　　　C. 四环素
   D. 多黏菌素B　　　E. 土霉素

34. 能用于破伤风治疗的药物是（　）
   A. 青霉素G　　　　B. 红霉素　　　　　C. 四环素
   D. 多黏菌素B　　　E. 土霉素

35. 长期用药可能产生二重感染的抗菌药有（　）
   A. 磺胺嘧啶　　　　B. 青霉素G　　　　C. 头孢拉定
   D. 土霉素　　　　　E. 四环素

36. 氯霉素的抗菌特点是（　）
   A. 对革兰阴性菌作用强
   B. 对流感杆菌作用强
   C. 对肺炎链球菌作用强
   D. 对脑膜炎球菌作用强
   E. 对螺旋体有效

37. 氯霉素能引起下列哪几种不良反应（　）
   A. 再生障碍性贫血　B. 灰婴综合征　　　C. 胃肠反应
   D. 牙齿黄染　　　　E. 二重感染

38. 能用于伤寒治疗的药物是（　）
   A. 青霉素G　　　　B. 苯唑西林　　　　C. 氨苄西林
   D. 阿莫西林　　　　E. 氯霉素

39. 咪康唑静脉给药的不良反应有（　）
   A. 寒战、发热　　　B. 静脉炎　　　　　C. 高脂血症
   D. 心律失常　　　　E. 惊厥

40. 具有广谱抗真菌作用的药物是（　）
   A. 克霉唑　　　　　B. 制霉菌素　　　　C. 灰黄霉素
   D. 两性霉素B　　　E. 酮康唑

41. 两性霉素B对哪些真菌感染有治疗作用（　）

A. 新隐球菌 B. 组织胞浆菌 C. 念珠菌
D. 皮炎芽生菌 E. 小孢子菌属

42. 灰黄霉素可用于哪些癣病的治疗（　　）
    A. 牛皮癣 B. 指甲癣 C. 头癣
    D. 体癣 E. 股癣

43. 制霉菌素的临床用途为（　　）
    A. 白色念珠菌引起的肠道感染
    B. 隐球菌引起的脑膜炎
    C. 长期使用四环素导致的鹅口疮
    D. 指甲癣
    E. 阴道滴虫

44. 不宜与酮康唑同服的药物有（　　）
    A. 稀盐酸 B. 碳酸氢钠 C. 阿托品
    D. 西咪替丁 E. 葡萄糖酸亚铁

45. 两性霉素B的主要不良反应有（　　）
    A. 心律紊乱 B. 肝损害 C. 肾损害
    D. 胃肠道反应 E. 寒战、高热

46. 阿糖胞苷的药理作用为（　　）
    A. 抗真菌 B. 抗病毒 C. 抗立克次体
    D. 抗肿瘤 E. 增强机体免疫力

47. 主要通过肾脏排泄的药物有（　　）
    A. 阿昔洛韦 B. 金刚烷胺 C. 阿糖腺苷
    D. 氟康唑 E. 利巴韦林

48. 主要通过抑制DNA合成及其功能的抗病毒药物为（　　）
    A. 金刚烷胺 B. 碘苷 C. 阿昔洛韦
    D. 阿糖腺苷 E. 利巴韦林

49. 磺胺类药物的不良反应有（　　）
    A. 泌尿系统损害 B. 过敏反应 C. 血液系统反应
    D、肝损害 E. 消化道反应

50. 磺胺类药物的抗菌谱为（　　）
    A. 革兰阳性菌 B. 革兰阴性菌 C. 衣原体
    D. 螺旋体 E. 病毒

51. 引起磺胺药物肾脏损害的诱因为（　　）
    A. 尿液酸化pH＜5.0 B. 尿液碱化pH＞8.0 C. 尿中磺胺浓度高
    D. 磺胺药溶解度低 E. 服药期间饮水少

52. 对磺胺嘧啶正确的叙述是（　　）

A. 属中效磺胺　　　　B. 属长效磺胺
C. 血浆蛋白结合率低，易透过血-脑屏障
D. 为流脑治疗的首选药
E. 血浆蛋白结合率高，易透过血-脑屏障

53. 防治磺胺类药物对肾脏损害的措施有（　　）
A. 合用等量碳酸氢钠　　B. 多饮水　　　　　C. 避免长期使用
D. 用药期间定期查尿　　E. 肾功能不良者禁用

54. 下列哪几点是 SMZ 和 TMP 合用的理由（　　）
A. 抗菌谱与适应证相似　B. 可长期使用
C. 半衰期接近　　　　　D. 结构相似
E. 抗菌作用都是由于抑制细菌叶酸代谢中的二氢叶酸的合成

参考答案

一、1. B　2. C　3. E　4. E　5. A　6. E　7. A　8. C　9. D　10. D　11. D
12. D　13. C　14. B　15. E　16. A　17. A　18. B　19. B　20. E　21. A
22. D　23. C　24. C　25. C　26. A　27. D　28. C　29. E　30. C　31. A
32. A　33. B　34. B　35. A　36. B　37. A　38. D　39. E　40. C　41. E
42. E　43. C　44. D　45. A　46. C　47. E　48. B　49. D　50. C　51. C
52. C　53. A　54. B　55. B　56. C　57. B　58. A　59. B　60. C　61. B
62. D　63. C　64. D

二、1. BC　2. ACE　3. BCDE　4. BCD　5. BC　6. BD　7. BC　8. ACDE
9. ABCD　10. ABCD　11. BCE　12. ABDE　13. ABCDE　14. ACE
15. ABCE　16. ABC　17. ABCDE　18. ABCD　19. BCE　20. DE　21. AD
22. ABC　23. ABCDE　24. ADE　25. ABCDE　26. ACD　27. ABCD
28. BE　29. ABDE　30. BCE　31. BD　32. ACD　33. ABCE　34. ACE
35. CDE　36. ABCDE　37. ABCE　38. CDE　39. ABCD　40. ADE
41. ABCD　42. BCDE　43. ACE　44. BCD　45. ACDE　46. BD
47. ABCDE　48. BCD　49. ABCDE　50. ABC　51. ACDE　52. ACD
53. ABCDE　54. ACD

模块九 药理毒理实训部分

实训一 了解药物的基本作用

【实验目的】
1. 了解药物的兴奋作用和抑制作用，局部作用和吸收作用。
2. 观察硫喷妥钠的抗惊厥作用。

【实验原理】
能使机体原有生理生化功能增强的作用称为兴奋作用，能使机体原有生理、生化功能减弱的作用称为抑制作用；药物吸收入血以前，在用药局部产生的作用称为局部作用，药物从给药部位吸收入血后，分布到机体各组织器官而产生的作用称为吸收作用。

【实验对象】
家兔。

【器材与药品】
5mL、10mL 注射器、婴儿秤、5%普鲁卡因注射液、2.5%硫喷妥钠溶液。

【实验步骤】
1. 取家兔 1 只，称重。
2. 先观察正常活动情况，如四肢站立和行走姿态，然后用针刺其后肢，测其有无痛觉反射。

3. 于一侧坐骨神经周围（使兔做自然俯卧式，在尾部坐骨脊与股骨头间摸到一凹陷处），注入5%普鲁卡因1mL/kg，观察同侧后肢有无运动和感觉障碍。

4. 待作用明显后（2~3min），再将1mL/kg的5%普鲁卡因注入肌肉。

5. 待出现中毒症状（惊厥），立即由耳缘静脉缓慢注射2.5%硫喷妥钠溶液至肌肉松弛为止。

药物的基本作用见表9-1。

表9-1　　　　　　　　　　药物的基本作用

给药情况	四肢站立和行走	痛觉反射	惊厥
给药前			
第一次注射普鲁卡因			
第二次注射普鲁卡因			
静注硫喷妥钠			

【注意事项】

1. 测试痛觉反射应针刺后肢踝关节处，轻重适中。

2. 确定坐骨神经部位时要将后肢拉直，在坐骨脊与股骨头之间摸到一凹陷处即是。注射部位要尽量靠近股骨头，针尖插到髂骨稍退回一点。

3. 普鲁卡因注于坐骨神经周围可产生传导阻滞，剂量过大或直接注入血管可致中毒，主要表现为中枢先兴奋后抑制，如烦躁不安、惊厥、昏迷、呼吸抑制等。

4. 硫喷妥钠应缓慢注射，过快可引起呼吸抑制而致死。

【思考题】

1. 药物的兴奋作用与抑制作用有哪些表现？

2. 哪些表现是药物的局部作用？哪些表现是药物的吸收作用？

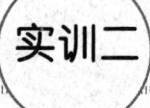

实训二　不同给药途径对药物作用的影响

【实验目的】

观察采用不同给药途径所引起药理作用的差别。

【实验原理】

给药途径不同，药物吸收速度和程度有差别，从而造成血药浓度不同，药物作用的快慢及强弱不同，甚至其药理作用的性质发生改变。

【实验对象】

小白鼠，18～22g，雌雄都可。

【器材与药品】

1mL 注射器、小鼠灌胃器、烧杯、小动物电子秤、针头（5号）、3.5%硫酸镁溶液。

【实验步骤】

1. 取禁食 12h 的小白鼠 3 只，称重，分别标为 A、B、C 组，观察小鼠活动、呼吸和粪便情况。

2. A 组小白鼠生理盐水 0.2mL/10g 灌胃；B 组小白鼠 3.5% 硫酸镁溶液 0.2mL/10g 灌胃；C 组小白鼠 3.5% 硫酸镁溶液 0.2mL/10g 腹腔注射。

3. 给药后注意观察小白鼠活动情况，是否有肌肉松弛表现。

4. 观察小白鼠活动增加情况、呼吸急促、反射亢进、震颤、惊厥及死亡时间等，将实验结果填入表 9-2 中。

表 9-2　　　　　　　　不同给药途径对小白鼠活动的影响

组别	体重/g	药物及剂量	给药途径	小白鼠反应
A				
B				
C				

【注意事项】

灌胃方法要正确，一旦刺破食管或胃壁，药物进入胸腹腔，给药途径则发生变化。

【思考题】

灌胃和腹腔注射硫酸镁的效应有何不同？为什么？有何临床意义？

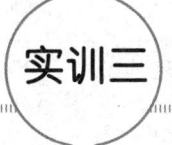

实训三　毛果芸香碱和阿托品对动物腺体分泌的影响

【实验目的】

观察拟胆碱药和抗胆碱药对家兔唾液腺分泌的影响。

【实验原理】

毛果芸香碱是从毛果芸香属植物中提取的生物碱类 M 胆碱受体激动药，能直接作用于副交感神经（包括支配汗腺交感神经）节后纤维支配的效应器官的 M 胆碱受体，尤其对眼和腺体作用较明显。阿托品为选择性 M 受体阻断药，作用最敏感的组织有唾液腺、支气管腺体和汗腺。

【实验对象】
家兔两只，体重 2~3kg，性别不限。

【器材与药品】
兔固定盒、漏斗、量筒、兔用开口器、胃管、6.5% 乌拉坦生理盐水溶液、生理盐水、阿托品、毛果芸香碱。

【实验步骤】
1. 用 6.5% 乌拉坦生理盐水溶液分别给 2 只家兔灌胃，10mL/kg，使之镇静并补充水分，以利于收集唾液。
2. 15min 后，1 只家兔皮下注射阿托品 10μg/kg，另 1 只家兔皮下注射等体积的生理盐水。
3. 15min 后，2 只家兔均皮下注射毛果芸香碱 5mg/kg。
4. 将家兔放在固定盒内，在兔嘴下方放一漏斗和量筒，收集唾液。
5. 记录 30min 内的唾液量，比较两种药物对家兔唾液分泌的影响。

【注意事项】
1. 灌胃时应避免将药液注入气道，以免造成动物死亡。
2. 灌胃时，需两人协作进行。将兔放在固定盒中，一人紧握双耳固定其头部，另一人将兔用开口器横放于兔口中，兔舌应压在开口器下方，固定开口器。胃管经开口器中央小孔沿上颚壁插入食道 15~18cm。将胃管外口放于清水杯中，如胃管误入气管，则有气泡溢出，应重新插管。如无气泡溢出，则证明在食管内，可推入药液。用适量清水将胃管内药液冲入胃中后拔管，取出开口器。
3. 为防止唾液量过多，溢出量筒，每 10min 收集记录一次唾液量。

【思考题】
根据本次实验结果，比较毛果芸香碱和阿托品对唾液腺分泌的影响，并分析其作用机制。

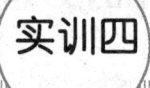

实训四　有机磷酸酯类农药中毒及解救

【实验目的】
观察有机磷酸酯类农药中毒的症状，掌握其解救方法，比较阿托品和胆碱酯酶复活药在解救有机磷酸酯类农药中毒过程中的作用特点。

【实验原理】

有机磷酸酯类主要作为农业杀虫剂使用。该类药物能通过皮肤、呼吸道及消化道吸收,与体内胆碱酯酶牢固结合,抑制胆碱酯酶活性,乙酰胆碱(Ach)不能被水解,在体内蓄积,导致中毒。M胆碱受体阻断药抑制有机磷酸酯类中毒的M样症状,也能解除部分中枢神经系统的中毒症状,使患者苏醒。胆碱酯酶复活药碘解磷定能恢复被抑制的胆碱酯酶活性,对N样症状效果明显,但对M样症状作用较弱。两药合用可提高疗效。

【实验对象】

家兔,体重2.5~3kg,性别不限。

【器材与药品】

兔盒、注射器(1mL、5mL、10mL)、游标尺、5%敌百虫、阿托品、碘解磷定。

【实验步骤】

1. 取两只家兔,称重后观察并记录以下指标:一般活动情况,呼吸(频率、深度、节律、有无呼吸困难),心率,瞳孔,唾液分泌,大小便,肌张力及有无肌震颤。

2. 兔耳缘静脉注射5%敌百虫100mg/kg,密切观察各项指标,于中毒症状明显时记录于表9-3中。

3. 一只家兔立即静脉注射阿托品1mg/kg,另一只家兔静脉注射碘解磷定100mg/kg,观察中毒症状的改变,至药效明显时分别记录在表9-3中。

4. 两只家兔分别补充注射另一种药物,剂量同上。观察中毒症状的改变,至药效明显时分别记录在表9-3中。

表9-3　　有机磷中毒与解救过程中家兔生理指标前后变化情况

兔号	体重	药物	一般情况	呼吸	唾液	心率	瞳孔	大小便	肌张力	肌震颤
1		用药前								
		用敌百虫后								
		用阿托品后								
		用碘解磷定后								
2		用药前								
		用敌百虫后								
		用阿托品后								
		用碘解磷定后								

【注意事项】

1. 敌百虫刺激性强,注射过程中家兔易动,需稳妥固定。且敌百虫易腐蚀血管，注射后宜再推注生理盐水 1mL，以防血管坏死。

2. 为及时抢救动物，应于注射敌百虫之前准备好相应剂量解救药。

3. 碘解磷定给药速度不可太快，防止动物死亡。

4. 测量瞳孔大小时应在相同的光照条件下进行。

5. 检查唾液分泌可用滤纸或纸巾按兔嘴，根据水印的大小分级（无、少、较多和很多）表示。

【思考题】

试述有机磷酸酯类的中毒症状和中毒机制，并比较阿托品和碘解磷定的解救效果。

实训五 药物对兔瞳孔的作用

【实验目的】

观察拟胆碱药、抗胆碱药和拟肾上腺素药对瞳孔及对光反射的作用。

【实验原理】

虹膜括约肌受副交感神经支配，此神经兴奋或应用拟胆碱药时瞳孔缩小，应用抗胆碱药时瞳孔扩大。虹膜辐射肌受交感神经支配，此神经兴奋或应用拟肾上腺素药时瞳孔扩大。

【实验对象】

家兔，体重 2~3kg，雌雄均可。

【器材与药品】

兔固定盒、游标尺、手电筒、滴管、1% 硫酸阿托品、1% 硝酸毛果芸香碱、0.5% 水杨酸毒扁豆碱、1% 去氧肾上腺素。

【实验步骤】

1. 取家兔一只，于恒定的适当强度的光线下，用游标尺测量两眼瞳孔直径。以手电筒的光迅速从侧面照射兔眼，测试瞳孔对光反射是否存在。如瞳孔随光照而缩小，说明对光反射存在。

2. 左眼结合膜囊内滴入 1% 硝酸毛果芸香碱 2 滴，右眼结合膜囊内滴入 1% 去氧肾上腺素 2 滴。15min 后测量两眼瞳孔大小及对光反射，观察给药前后的变化，将结果填入表 9-4 中。

3. 待作用明显后，再给左眼结合膜囊内滴入 1% 硫酸阿托品 2 滴，右眼结合膜囊内滴入 0.5% 水杨酸毒扁豆碱 2 滴。15min 后测量两眼瞳孔大小及对光反射，观察给药前后的变化，将结果填入表 9-4 中。

表 9-4　　　　　　　　　药物对兔瞳孔的作用

药物	兔眼	给药前		给药后	
		瞳孔大小/mm	对光反射	瞳孔大小/mm	对光反射
1% 去氧肾上腺素	右				
1% 硫酸阿托品	左				
0.5% 水杨酸毒扁豆碱	右				

【注意事项】
1. 测量瞳孔直径时不能接触或刺激角膜，以免影响瞳孔大小。
2. 每次测量时光照条件（如光照强度、光源角度）要一致，以免影响实验结果。
3. 滴药时将下眼睑拉成环状，并用手指压住内眦以防药液流入鼻泪管而吸收。

【思考题】
根据本次实验结果，比较毛果芸香碱、阿托品、毒扁豆碱、去氧肾上腺素对眼睛作用的异同。

实训六　传出神经系统药物对家兔离体肠肌的作用

【实验目的】
掌握消化道平滑肌的一般生理特性，观察和分析传出神经系统药物对离体肠肌的影响及机制。

【实验原理】
肠平滑肌上分布着多种受体，肾上腺 α、β 受体兴奋可导致肠管平滑肌舒张，胆碱受体兴奋可使其收缩。神经递质拟似药产生与之相似的作用，拮抗药可阻断相应受体，产生相反的作用。

【实验对象】
家兔，2~2.5kg，雌雄均可。

【器材与药品】
眼科剪刀、眼科镊子、1mL 注射器、平皿、烧杯、废液瓶、铁架台、丝线、BL-410 生物功能实验系统、张力传感器、恒温浴槽、台氏液、1% 阿托品、0.1% 乙酰胆碱、0.2% 肾上腺素、0.2% 去甲肾上腺素、0.25% 异丙肾上腺素、

0.4%酚妥拉明、0.3%普萘洛尔。

【实验步骤】

1. 标本制备

实验前家兔禁食24h。取一只家兔，以左手提其髂骨上部，右手执木棒击其后头部致昏后，迅速剪开腹腔，剪取空回肠肠管，于台氏液中剪去附着的肠系膜和脂肪，用充满台氏液的注射器将肠管内容物冲洗干净，剪成2cm长的肠段备用。

2. 将恒温浴槽的温度调节至37℃，气流量控制在20~30个/min气泡。将肠段一端固定于实验钩上，实验钩固定于恒温浴槽的实验管里，另一端的对角通过丝线与张力传感器相连，连接到BL-410生物功能实验系统，肠段在浴槽中适应15~20min后，描记一段正常张力曲线，然后按下列方案给药。

3. 给药，按照如下程序依次进行

（1）加入乙酰胆碱0.2mL，作用明显后用台氏液洗3次。加入阿托品0.2mL，作用明显后用台氏液洗3次。加入乙酰胆碱和阿托品各0.2mL，作用明显后用台氏液洗3次。观察并记录每次给药后的肌张力曲线变化。

（2）加入去甲肾上腺素0.2mL，作用明显后用台氏液洗3次。加入酚妥拉明0.2mL，作用明显后用台氏液洗3次。加入普萘洛尔0.2mL，作用明显后用台氏液洗3次。加入去甲肾上腺素和普萘洛尔各0.2mL，作用明显后再加入酚妥拉明0.2mL，作用明显后用台氏液洗3次。观察并记录每次给药后的肌张力曲线变化。

（3）加入异丙肾上腺素0.2mL，作用明显后加入酚妥拉明0.2mL，作用明显后再加入普萘洛尔0.2mL，作用明显后用台氏液洗3次。观察并记录每次给药后的肌张力曲线变化。

（4）加入肾上腺素0.2mL，作用明显后用台氏液洗3次。加入酚妥拉明0.2mL，作用明显后，再加入普萘洛尔0.2mL，观察并记录每次给药后的肌张力曲线变化。

【注意事项】

1. 标本制备应轻柔敏捷，避免牵拉肠管，且应待肠管恢复稳定节律后开始实验。

2. 离体组织悬挂后应按标本大小给予一定的应力负荷。

3. 台氏液温度应保持在37℃，每次换液前后实验管内的台氏液体积应保持不变。

4. 给药时应将药液直接加入浴槽内，不要碰线也不要碰壁。

【思考题】

1. 如何利用离体肠管实验区分拟胆碱药和抗胆碱药？其药理学依据是什么？

2. 如何利用离体肠管实验区分去甲肾上腺素、异丙肾上腺素和肾上腺素？说明理由。

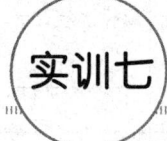

实训七 巴比妥类药物的催眠作用

【实验目的】
观察巴比妥类药物的催眠作用，掌握催眠药物的实验方法。

【实验原理】
戊巴比妥钠是中效的巴比妥类药物，临床可用于镇静催眠、抗惊厥及麻醉。给予小鼠巴比妥类药物会出现活动减少、安静、嗜睡或睡眠，催眠后的小鼠翻正反射消失，开始注射药物至翻正反射消失的时间为睡眠诱导时间，翻正反射消失至恢复时间为睡眠持续时间。

【实验对象】
小鼠，体重 18~24g，雌雄都可。

【器材与药品】
小鼠台秤、注射器（1mL）、表面能保持30℃的平台、戊巴比妥钠2.5mg/mL（0.25%）、1.25mg/mL（0.125%）。

【实验步骤】
1. 剂量设置

戊巴比妥钠阈下剂量常见为30mg/kg，阈下剂量和阈上剂量分别设为25和50mg/kg两个剂量组。

2. 称重后将小鼠随机分成两组，两组小鼠的体重应相近。

3. 两组小鼠分别按体重腹腔注射0.5%、1%的巴比妥钠0.1mL/10g，记录给药时间（t_1）。

4. 等小鼠停止活动时，将小鼠仰卧位轻轻放在恒温平台上，若小鼠仰卧位的姿势保持30s以上，则认为翻正反射消失，记录翻正反射消失的时间（t_2）。

5. 当小鼠翻正时，将小鼠再次背向下轻轻放在恒温平台上，如果小鼠在30s内迅速翻正，则记录上一次翻正反射重新出现的时间为翻正反射恢复时间（t_3）；如未再次翻正，则重新计时，直至得到确切的翻正反射恢复时间（t_3）。

6. 观察阈下剂量戊巴比妥钠对小鼠的影响，计算阈上剂量戊巴比妥钠对小鼠睡眠的诱导时间（t_2-t_1），及小鼠睡眠的持续时间（t_3-t_2）。

实验记录及结果填入表9-5中。

【注意事项】
1. 进行本实验时必须保持环境安静，温度相对恒定。
2. 翻正反射消失是将小鼠仰卧在平台上，姿势保持30s以上。

表9-5　　　　　　　　戊巴比妥钠催眠作用时间观察表

鼠号	体重/g	剂量/（mg/kg）	给药时间 t_1	翻正反射消失时间 t_2，恢复时间 t_3	睡眠诱导时间 $t_2 - t_1$	睡眠持续时间 $t_3 - t_2$
1		25				
2		25				
3		25				
4		50				
5		50				
6		50				

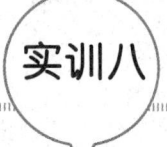

实训八　肾上腺素对局部麻醉药的增效作用

【实验目的】

观察普鲁卡因浸润注射对痛觉的抑制作用，以及肾上腺素对普鲁卡因作用的影响。

【实验原理】

局部麻醉药普鲁卡因对皮肤、黏膜的穿透力弱，注射给药方可产生局部麻醉作用，且作用维持时间较短。肾上腺素能够激动皮肤、黏膜血管的α受体，显著收缩血管，从而降低皮肤血流量。如果在普鲁卡因溶液中加入少量肾上腺素，可因降低局部血流，延缓减慢普鲁卡因的吸收，增强局麻效应，延长局麻作用时间，并减少局麻药吸收中毒的发生。

【实验对象】

豚鼠，体重300~400g，雌雄都可。

【器材与药品】

豚鼠固定器、电动推子、MedLab刺激器和刺激电极、1mL注射器、记号笔、5%普鲁卡因、肾上腺素1支。

【实验步骤】

1. 取豚鼠3只，剃光豚鼠背部的毛，用刺激电极刺激脊柱两侧的皮肤，刺激参数为：频率6Hz，波宽10ms，双脉冲刺激。逐渐增加刺激电压，直至刺激处皮肤出现局部收缩反应，该刺激强度定为痛觉阈值。刺激不同的皮肤点，选择出对称的两对作为药物注射点，并用笔做标记。

2. 在选好的注射点附近用 4 号针头刺入皮下组织,然后再反向刺入皮内,每对对称的注射点分别注入 0.1mL 5% 普鲁卡因和加了少量肾上腺素的普鲁卡因溶液(每毫升加 10μg 肾上腺素),并在注射药物引起的皮丘周围用笔画一个圆圈,圆圈内为实验刺激区域。

3. 注射药物后,每隔 10min 做一次痛觉测定,共测 6~8 次,记录实验结果,填入表 9-6 内。

表 9-6　　　　　　　　肾上腺素对局麻药的增效作用

注射药物	注射点	注射前痛觉阈值	注射后不同时间(min)痛觉阈值						
			10	20	30	40	50	60	70	80
5% 普鲁卡因	1									
	2									
5% 普鲁卡因 + 肾上腺素	1									
	2									

计算两种注射药物出现局麻的平均时间及局麻平均持续时间。

【注意事项】

1. 豚鼠背部皮肤的痛觉阈值具有位置特异性,正中线附近皮肤较敏感,所以两种药物的注射点要对称,以使其药效具有可比性。

2. 局部浸润注射时要确保药液注入皮内,在局部形成皮丘。如果药液注入皮下组织,会影响实验结果。

【思考题】

根据本次实验结果,分析肾上腺素对普鲁卡因局麻作用的影响。

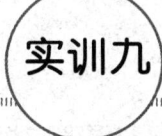

实训九　氯丙嗪的镇静降温作用

【实验目的】

观察氯丙嗪的镇静和降温作用,并掌握其降温作用特点。

【实验原理】

氯丙嗪是多巴胺受体阻断药,能阻断与精神、情绪及行为等高级活动有关的中脑-边缘系统多巴胺通路和中脑-皮质多巴胺通路,从而发挥作用。氯丙嗪作用于下丘脑体温调节中枢,使体温调节功能减退,体温随环境温度的变化而升降。

【实验对象】

小白鼠，18～22g，雌雄都可。

【器材与药品】

调剂天平1台，肛表1支，大烧杯4只，1mL注射器2支，冰箱1台，0.08%盐酸氯丙嗪溶液，0.9%氯化钠注射液，液体石蜡。

【实验方法】

1. 取小白鼠4只，称重，分别标为1、2、3、4组，观察小白鼠正常活动情况。

2. 左手固定小白鼠，右手将涂有液体石蜡的肛表插入小白鼠肛门内1.5～2cm，3min后取出读数，每隔2min测试体温一次，共3次，取平均数为正常体温。

3. 然后1、2号鼠腹腔注射0.08%盐酸氯丙嗪溶液0.1mL/10g，3、4号小白鼠腹腔注射0.9%氯化钠注射液0.1mL/10g。

4. 用药后将2、3号小白鼠放入冰箱中。按表9-7时间各测一次体温，并观察活动情况。结果填入表9-7中。

表9-7　　　　　　　　　氯丙嗪的镇静降温作用

鼠号	药物	条件	活动情况		体温			
			用药前	用药后	用药前	用药后15min	用药后30min	用药后45min
1	氯丙嗪	室温						
2	氯丙嗪	冰箱						
3	氯化钠	冰箱						
4	氯化钠	室温						

【注意事项】

1. 因室温可影响实验结果，要求室温控制在30℃以下进行实验。

2. 无冰箱时可将冰块放置于大盆中，造成局部低温环境。

3. 测量体温时，要固定好小白鼠，而且每次体温表的放置时间和深度应相同，以免影响实验结果。

【思考题】

1. 氯丙嗪的镇静作用有何特点？

2. 氯丙嗪的降温作用有何特点？可用于何种情况？

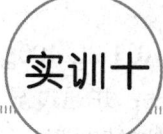 **实训十　利多卡因的抗心律失常作用**

【实验目的】

学习用氯化钡诱发大鼠心律失常法筛选抗心律失常药的方法，观察利多卡因的抗心律失常作用。

【实验原理】

氯化钡能促使浦氏纤维的钠离子内流，提高舒张期的除极速率，从而诱发室性心律失常，可表现为室性早搏、二联律、室性心动过速、心室纤颤等，也是一种筛选抗心律失常药物的模型。奎尼丁、利多卡因、β 受体阻断药等对之有效。

【实验动物】

大鼠 2 只。

【实验药品】

0.4% $BaCl_2$，0.5%利多卡因，10%水合氯醛，生理盐水。

【实验器材】

大鼠手术台，手术剪，手术镊，眼科剪，眼科镊，注射器（1mL、2mL），头皮静脉注射针头，台式磅秤，棉球，秒表，纱带，心电针式电极，BL－420 生物机能实验系统。

【实验方法】

1. 实验动物麻醉

取大鼠 2 只，称重，分别腹腔注射 10%水合氯醛 0.3mL/100g 麻醉，背位固定于手术台上。

2. 股静脉给药准备

于大鼠一侧大腿内侧股动脉搏动处剪开皮肤约 2cm，暴露股静脉，插入与注射器相连的头皮静脉注射针头，以备给药。

3. 观察、描记正常心电图

将心电针形电极按要求插入四肢皮下（红色电极－右前肢、黄色电极－左前肢，绿色电极－左后肢，黑色电极－右后肢），心电引导电极输入端插头与 BL－420 系统前面板 ECG 全导联心电接口连接好。然后用鼠标选择"输入信号"菜单中的"1 通道"以弹出"1 通道子菜单"，在"1 通道子菜单"中选择"全导联心电"菜单项，此时在显示屏左下角出现一个"心电导联对话框"，在"心电导联对话框"中选择好心电导联，使用鼠标单击工具条上的"启动波形显示"命令按钮，或从"基本功能"菜单中选择"启动波形显示"命令项，即可在显示屏上观察到实验动物的心电图。调整有关实验参数,观察、描记大鼠正常心电图。

4. 氯化钡诱发心律失常

描记一段正常心电图后,股静脉缓慢注射 0.4% 氯化钡溶液 0.1mL/100g（4mg/kg）,立即描记心电图 20s,以后每隔 1min 再描记心电图一小段,并通过显示屏对心电图连续观察、监视,直至恢复窦性节律。记录心律失常的持续时间。

5. 利多卡因的治疗作用

当心律失常出现后（早搏、二联律）,立即由股静脉注射:

(1) 甲鼠: 0.5% 利多卡因溶液 0.1mL/100g（5mg/kg）;

(2) 乙鼠: 生理盐水 0.1mL/100g。

按上述要求描记心电图,并通过显示屏对心电图连续观察、监视。

比较 2 只大鼠的心电图变化及心律失常的持续时间,以能否立即中止心律失常或心律失常持续时间有无缩短为指标,评价利多卡因对氯化钡诱发心律失常的治疗作用。

【注意事项】

1. 利多卡因拮抗氯化钡诱发心律失常的作用,奏效极快。因而在推注利多卡因期间即可开始描记心电图,以便观察心电图的变化过程。

2. 本实验中的麻醉药水合氯醛不能以戊巴比妥钠等替代,否则不易引起较恒定的心律失常。

3. 本实验中大鼠静脉给药也可通过其舌下静脉注射。

4. 本实验也可以在家兔身上进行,给药剂量分别为: 20% 乌拉坦溶液 3mL/kg 麻醉, 0.4% 氯化钡溶液 1mL/kg, 0.5% 利多卡因溶液 1mL/kg, 均从耳缘静脉注射。

5. 小鼠、大鼠、豚鼠等小动物即使发生心室纤颤,也常有自然恢复之可能。而狗、猴等大动物则不然,发生心室纤颤后多以死亡告终。

【报告要点】

报告两只大鼠前后所用药物,出现的心电图变化以及心律失常的持续时间。剪贴或复制有代表性的心电图段落。初步评价利多卡因对氯化钡诱发心律失常的拮抗作用。

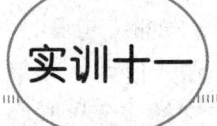 实训十一　卡托普利的降压作用

【实验目的】

观察卡托普利的降血压作用;学习用大鼠测量血压的方法。

【实验原理】
肾素-血管紧张素-醛固酮系统对血压的形成和调节起着重要的作用。卡托普利通过以下途径：①抑制血管紧张素Ⅰ转化酶，使血管紧张素Ⅱ形成减少，减弱其血管收缩作用；②减少缓激肽失活，增强其血管扩张作用；③激活磷酯酶A_2，使前列腺素合成增多，从而使血管扩张，血压降低。

【实验动物】
大鼠两只，体重250~300g。

【实验药品】
30g/L戊巴比妥钠溶液、0.8g/L卡托普利溶液、0.0003g/L血管紧张素Ⅰ溶液、0.00015g/L血管紧张素Ⅱ溶液、5g/L肝素生理盐水。

【实验器材】
大鼠手术台、二道生理记录仪、压力传感器、聚乙烯导管（PE20、PE50）、手术器械1套、注射器（10mL、5mL、1mL）、针头（6号、8号）、纱布、台式磅秤。

【实验方法】
1. 取大鼠2只，称重标记，腹腔注射戊巴比妥钠3mg/100g（按0.1mL/100g给药），麻醉后背位固定于手术台上。

2. 切开一侧腹股沟处皮肤，分离出股动脉和股静脉。先于股动脉的远端用线结扎，近心端可用丝线拉住或用动脉夹夹住，中间留有1cm，在靠近远端扎线处剪一小口，向心方向插入充满肝素生理盐水的聚乙烯导管--PE20管，用线结扎固定。而后将充满肝素生理盐水的PE50管插入股静脉（方法同插动脉插管相似），供静脉给药用。

3. 将动脉插管与压力传感器相连，接通二道生理记录仪。调好零位基线，把平均-峰谷开关拨在峰谷挡，定标为描笔偏离基线1DIV，灵敏度（增益）为40mmHg（5.3kPa）/DIV，纸速为5mm/s。

4. 术后稳定10min左右，描记一段正常血压曲线，记录血压值。依次给予下列药物：

（1）1号鼠静脉注射血管紧张素Ⅱ溶液15ng/100g（按0.1mL/100g给药）；2号鼠静脉注射血管紧张素Ⅰ溶液30ng/100g（按0.1mL/100g给药），并连续记录血压。

（2）待血压恢复正常时，两鼠分别用卡托普利0.08mg/100g（按0.1mL/100g给药）灌胃，于灌胃后20min、40min、60min对1号、2号鼠分别静注血管紧张素Ⅱ溶液15ng/100g（按0.1mL/100g给药）和血管紧张素Ⅰ溶液30ng/100g（按0.1mL/100g给药）连续描记血压曲线。

【实验结果】
复制血压曲线，标明所用药物，计算各段血压数值并绘制血压曲线图（以血压为纵坐标、时间为横坐标)。

【注意事项】
1. 压力换能器应与大鼠处于同一水平。传感器内不得有气泡或血液倒流。
2. 卡托普利溶液应临用前配制,灌胃前混匀。

【思考题】
1. 分析应用卡托普利前后 1 号、2 号鼠血压曲线的变化。
2. 从实验结果讨论卡托普利的降压作用机制、特点及临床应用。

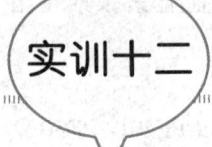

实训十二 硫酸钠的导泻作用(墨汁法)

【实验目的】
通过硫酸钠导泻作用实验,更好地理解盐类泻药的导泻机理。

【实验原理】
硫酸钠为盐类泻下药,在肠道难以吸收,大量口服形成高渗压而阻止肠内水分的吸收,扩张肠道,刺激肠壁,促进肠道蠕动。一般空腹应用,并大量饮水,1~3h 即发生泻下作用,排出液体性粪便。导泻作用剧烈,故临床主要用于排出肠内毒物及某些驱肠虫药服后连虫带药一起排出。

【实验对象】
小白鼠,体重 18~22g,雌雄都可。

【器材与药品】
1. 器材
灌胃管(1~2mL 注射器上连接玻璃灌胃管或注射针头磨钝制成灌胃管)、墨汁或红墨水、天平、手术剪子、缝合线。

2. 药品
10%硫酸钠溶液、0.9%氯化钠溶液。

【实验步骤】
1. 取禁食 6~8h、体重在 20g 左右的健康小白鼠 2 只,然后编甲、乙号。
2. 甲鼠以墨汁硫酸钠溶液 1mL 灌胃;乙鼠以墨汁氯化钠溶液 1mL 灌胃。
3. 待 30min 后,将两鼠拉颈椎脱臼处死,立即剖腹,比较两鼠的肠蠕动及肠鼓胀情况有无差别。然后分离幽门至直肠的肠系膜,将肠管小心拉成直线,测量两鼠肠管中墨汁离回盲部距离有无不同。
4. 最后将肠腔剪开,观察两鼠的粪便形状有无不同。将观察的结果写入自己设计的实验记录表格里。

【注意事项】

1. 墨汁硫酸钠溶液是以2%的墨汁为溶剂配制的10%的硫酸钠溶液，墨汁氯化钠溶液是以2%的墨汁为溶剂配制的0.9%的氯化钠溶液。

2. 甲、乙两鼠灌胃量必须相等，否则难以比较。

3. 墨汁到达距离以回盲部为界限，未达回盲部者称离回盲部多少厘米；已通过回盲部者称过回盲部多少厘米。

【思考题】

硫酸钠泻下的特点有哪些？

实训十三　硫酸镁、液体石蜡导泻原理的分析

【实验目的】

观察盐类和油类泻药的泻下作用并分析其机理以便更正确地应用泻药。

【实验原理】

硫酸镁易溶于水，水溶液中的镁离子和硫酸根离子均不易为肠壁所吸收，使肠内渗透压升高，体液的水分向肠腔移动，使肠腔容积增加，肠壁扩张，从而刺激肠壁的传入神经末梢，反射性地引起肠蠕动增加而导泻，其作用在全部肠段，故作用快而强。此外硫酸镁还有利胆作用。在临床主要用于外科手术前或结肠镜检查前排空肠内物；辅助排出一些肠道寄生虫或肠内毒物。液状石蜡为润滑性泻药，通过局部润滑并软化粪便发挥作用。

【实验对象】

健康的家兔。

【器材与药品】

1. 器材：台秤、兔手术台、手术剪子、手术刀、止血钳、缝合线、注射器、针头、酒精棉、脱脂棉。

2. 药品：20%硫酸镁溶液、生理盐水、液体石蜡。

【实验步骤】

1. 取健康家兔一只，称重，以20%乌拉坦5mL/kg耳缘静脉注射麻醉后，背部固定于兔手术台上。沿腹正中线作切口，取出回肠。于回盲区将内容物挤向结肠。并用线在回盲部近端将肠扎成3段，每段长4cm，使其互不相通。切勿损伤肠系膜血管。然后再每段肠管分别注入20%硫酸镁溶液、生理盐水、液体石蜡各2mL注射完毕，立即将肠管放回腹腔内，用线缝合腹壁（或用止血钳夹住切开的

两侧腹壁，使其关闭腹腔），并以浸有39℃生理盐水或台氏液的脱脂棉覆盖，以保持温度和湿润局部。

2. 2h后打开腹腔，观察各段肠管的变化（如肠管充盈情况与充血程度等）。最后用注射器抽取各段肠管内液体，比较其容量，并剪开肠壁，观察肠壁充血情况，将观察到的情况写入自己设计的记录表9-8内。

表9-8　　　　　　硫酸镁与液体石蜡对肠袢的作用

药物	肠段膨胀程度	肠腔液体容量/mL	肠黏膜充血程度
硫酸镁			
液体石蜡			
生理盐水			

【注意事项】

1. 打开腹腔后应尽量减少对肠管的刺激，并以少量生理盐水或台氏液湿润之。

2. 药物用量视肠段膨胀程度而定，一般以肠段中度膨胀为准，各段肠药物容量应相等。

3. 抽取肠内液体时应尽量吸净，否则影响结果比较。

4. 本实验亦可用大白鼠、小白鼠、蛙来做。实验时，肠段可用1.5~2.0cm长即可，注入药物容量为0.1mL。

【思考题】

泻药导泻作用方式有几种？硫酸钠、硫酸镁、液体石蜡为什么能导泻？各适用于什么情况？

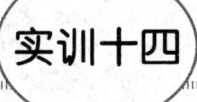

实训十四　祛痰药对纤毛上皮细胞活动的影响

【实验目的】

通过氯化铵溶液对纤毛上皮细胞活动的观察，进而了解祛痰药的祛痰作用。

【实验原理】

氯化铵对黏膜的化学性刺激，反射性地增加痰量，使痰液易于排出，有利于不易咳出的黏痰的清除。本药品被吸收后，氯离子进入血液和细胞外液使尿液酸化。氯化铵口服后本品可完全被吸收，在体内几乎全部转化降解，仅极少量随粪便排出。

【实验对象】
青蛙或蟾蜍。
【器材与药品】
1. 器材
蛙笼、蛙板、大头针、剪子、尖镊子、滴管、木屑（或滤纸片）、天平、针、线。
2. 药品
氯化铵溶液（浓度为1:3000或1:4000）、生理盐水。
【实验步骤】
1. 取蛙一只称重（在20g以上为好），腹部向上，用大头针将其四肢及上颚固定于蛙板上。用线穿过舌及下颚后，将线的另一端系于固定后肢的大头针上，使口腔大大张开。

2. 用滴管吸取生理盐水，反复冲洗上颚黏膜上的黏液，然后在两眼后侧中间处黏膜上的一点，用尖镊子放上一块浸泡过生理盐水的木屑（木屑以半颗绿豆大小即可），此时由于纤毛上皮细胞的纤毛运动，可将小木屑向食道口方向移动，待小木屑移至食道口时立即用镊子取出，以免进入食道。在木屑移动时，要准确测定木屑由始点至食道口止所需要的时间，并记录之。

3. 然后在黏膜上滴入浓度为1:3000氯化铵溶液3滴，3~5min后用生理盐水洗去药液，再将木屑置于原处，重新测定它们从某点移至食道口所需要的时间。比较用药前后木屑移动所需要的时间有何不同。

【思考题】
从实验结果试分析氯化铵的作用方式如何？临床应用时需注意哪些问题？

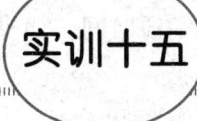

实训十五　糖皮质激素的抗休克作用

【实验目的】
观察糖皮质激素的抗休克作用，了解过敏性休克的实验方法。
【实验原理】
鸡卵蛋白对于豚鼠是一种异源性蛋白，可作为抗原刺激豚鼠机体产生相应的抗体，当豚鼠机体再次接触这一异源性蛋白时，可发生抗原-抗体反应，导致过敏性休克。糖皮质激素类药物对体液免疫和细胞免疫的多个环节均有抑制作用，可对抗过敏性休克。本实训先用鸡卵蛋白使豚鼠致敏，然后观察地塞米松的抗过敏性休克作用。

【实验对象】
豚鼠，200~250g。
【器材与药品】
注射器、大钟罩、空气压缩泵及喷雾装置；10%鸡卵蛋白生理盐水、0.5%地塞米松溶液。
【实验步骤】
1. 豚鼠2只，称重标记。以10%鸡卵蛋白生理盐水腹腔和皮下各注射1mL预先致敏，三周后可供实验。
2. 给药，一只豚鼠按照5mg/kg腹腔注射0.5%地塞米松溶液，另一只腹腔注射等体积生理盐水。记录呼吸、活动等有无变化。
3. 1~1.5h后，将两只豚鼠置于同一钟罩内，以空气压缩泵连接喷雾装置，喷雾新鲜10%鸡卵蛋白生理盐水1min，密切观察和记录动物呼吸、活动的变化及其发生时间。实验结果填入表9-9中。

表9-9　　　　　　　　　　地塞米松的抗休克作用

鼠号	预处理药物	第二次鸡蛋白攻击后反应	
		休克潜伏期/min	休克表现
1	0.5%地塞米松溶液		
2	生理盐水		

【注意事项】
1. 10%鸡卵蛋白生理盐水配制　取新鲜鸡蛋蛋清5mL，加入生理盐水45mL搅拌混匀即可。第二次抗原攻击所用10%鸡卵蛋白、生理盐水应当日配制。
2. 过敏性休克症状主要有呼吸困难、咳嗽、窒息、抽搐、跌倒和死亡。
3. 休克潜伏期是指从第二次抗原攻击至休克开始发生之间的一段时间，如果第二次鸡卵蛋白攻击后30min内未发生休克，一般不会再发生。
【思考题】
地塞米松防治过敏性休克以及其他休克的作用机制是什么？

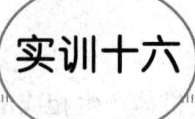

实训十六　胰岛素对家兔血糖的影响

【实验目的】
观察胰岛素对家兔血糖的影响。

【实验原理】
胰岛素通过增加血糖的利用、减少血糖来源而降低血糖，其作用环节有：促进肌肉、脂肪组织细胞转运葡萄糖进入细胞内；加速葡萄糖的氧化和酵解；促进糖原的合成和储存；抑制糖原分解和异生；促进糖转变为脂肪。

【实验对象】
家兔，体重 2.5～3kg，雌雄都可。

【器材与药品】
婴儿台秤、电子血糖仪、注射器；胰岛素、生理盐水。

【实验步骤】
1. 取家兔两只（实验前禁食不禁水 24h），分别称重并标记，应用心脏采血法采血，电子血糖仪测定初始血糖值。
2. 甲兔静脉注射胰岛素 20IU/kg，于注射后 45min 采血测定血糖值，乙兔静脉注射同体积的生理盐水，45min 后采血测定血糖值。
3. 分别比较甲、乙两兔注射胰岛素后 45min 血糖值与初始血糖值变化，并记录在表 9 – 10 中。
4. 实验结束后，实验动物耳缘静脉注射空气 20mL 将其处死。

表 9 – 10　　　　　　　　　胰岛素对家兔血糖的影响

兔号	初始血糖值	注射胰岛素后 45min 血糖值
甲兔		
乙兔		

【注意事项】
耳缘静脉注射时，应小心谨慎，因家兔受刺激易动，故需稳妥固定。

【思考题】
胰岛素导致家兔血糖过低，对全身系统有何影响？

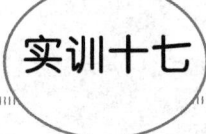

实训十七　胰岛素引起的低血糖反应及解救

【实验目的】
观察胰岛素引起家兔低血糖反应的症状，通过静脉注射葡萄糖溶液，了解其解救作用。

【实验原理】
胰岛素通过增加对血糖的利用、减少血糖来源而降低血糖，血糖浓度过低，出现一系列低血糖症状，如饥饿、疲倦、乏力、精神不集中、心悸、出汗、震颤等，严重时出现躁动、惊厥，甚至昏迷、死亡。对低血糖的处理，可给予口服葡萄糖或其他糖类，必要时静脉注射葡萄糖液和升血糖药，以快速提升血糖浓度，供给基本能量需要。

【实验对象】
家兔，体重 2.5~3kg，雌雄都可。

【器材与药品】
婴儿台秤、电子血糖仪、注射器；胰岛素、50%葡萄糖溶液。

【实验步骤】
1. 取家兔一只（实验前禁食不禁水 24h），称重并记录，应用心脏采血法采血，电子血糖仪测定初始血糖值，并观察记录下列项目：活动情况、呼吸情况、心率、瞳孔大小、肌张力及有无震颤。

2. 家兔静脉注射胰岛素 20IU/kg，于注射后 45min 采血测定血糖值，观察上述项目并记录。

3. 家兔出现上述症状时，静脉注射 50%葡萄糖溶液并于注射后 20min 采血，测定血糖浓度，同时观察上述项目至症状明显消失时，做记录。

4. 实验结束后，实验动物耳缘静脉注射空气 20mL 将其处死。

实验记录填入表 9-11 中。

表 9-11　　　　　　胰岛素引起低血糖反应及解救

药物及剂量	血糖值	活动情况	呼吸情况	心率	瞳孔	肌张力	肌震颤
用药前							
用胰岛素 45min 后							
用葡萄糖 20min 后							

【注意事项】
耳缘静脉注射时，应小心谨慎，因家兔受刺激易动，故需稳妥固定。

【思考题】
血糖过低有何其他解救方法？

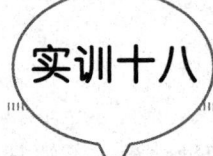

实训十八　青霉素的过敏反应

【实验目的】
1. 了解皮内注射的目的及注射部位。

2. 掌握无菌技术在皮内注射操作中的应用。
3. 掌握"三查、七对"的内容。
4. 了解皮内注射的用法及注意事项。
5. 掌握青霉素皮试液配制及皮试方法。
6. 掌握青霉素皮试方法的判断。
7. 掌握阳性结果的处理方法。

【实验原理】

过敏反应系抗原与抗体在致敏细胞上相互作用后引起组织损伤和生理功能紊乱。青霉素属于药物的半抗原物质，进入机体后，其降解产物——青霉噻唑和青霉烯酸与组织蛋白结合成全抗原——青霉噻唑蛋白，刺激机体产生特异性抗体IgE。由于IgE与组织细胞具有特殊的亲和力，故形成的抗体固定在某些组织的靶细胞上和血液中的白细胞表面，使机体呈致敏状态，当具有过敏体质的人再次接受类似抗原刺激后，即与特异性抗体（IgE）结合，发生抗原抗体反应，导致细胞破裂，释放组织胺、缓激肽、5-羟色胺等血管活性物质。这些物质作用于效应器官，使平滑肌痉挛、微血管扩张、毛细血管通透性增高、腺体分泌增加。由于血管活性物质作用的部位不同及个体差异，故临床表现也是多种多样。

【实验对象】

300g左右的健康豚鼠，雌雄都可。

【器材与药品】

1mL注射器、2~5mL注射器、4~6号针头、青霉素G 80万U/瓶、生理盐水、0.1%盐酸肾上腺素（为避免药物效价下降和降解产物增多引起过敏反应，青霉素粉剂应临用前稀释，稀释后尽快使用）。

【实验步骤】

1. 洗手、戴口罩、核对、解释、询问药物过敏史。
2. 备齐注射盘及注射用物。三查七对并检查药物质量。
3. 启开青霉素（80万U）小瓶铝盖，常规消毒，打开并消毒生理盐水安瓿。
4. 检查注射器，固定针栓。
5. 用注射器抽取4mL生理盐水，溶解青霉素。
6. 青霉素试液的配制

皮内试液以每1mL含青霉素200~500U的生理盐水溶液为标准，注入剂量为20~50U（0.1mL）。

配制步骤：（1）80万单位青霉素1支+4mL生理盐水→20万单位/mL。（2）取0.1mL+0.9mL生理盐水→2万单位/mL。（3）取0.1mL+0.9mL生理盐水→2000单位/mL。（4）取0.1mL+0.9mL生理盐水→200单位/mL即配成皮试溶液。

7. 注射器套上护针罩，放置于注射盘内放好，携物至床前。
8. 携用物至床前，核对床号、姓名、解释，说明目的。

9. 询问药物过敏史、用药史、家族史。
10. 选择前臂掌测下段1/3处皮肤。以70%乙醇消毒皮肤,再次核对、排空气。
11. 左手绷紧皮肤,右手平持注射器,针尖斜面向上与皮肤成5°角进针,针尖斜面进完。
12. 放平注射器,左手拇指固定针栓,右手推注皮试液0.1mL,使局部形成一皮丘。
13. 拔针,记下时间,15~20min后观察结果。
14. 再次核对,与病人沟通,清理用物。
15. 皮试结果判断标准

阴性:皮丘无改变,周围不红肿,无红晕、无自觉症状。阳性:皮丘隆起增大,出现红晕,直径大于1cm,周围有伪足伴局部痒感;严重时可有头晕、心慌、恶心,甚至发生过敏性休克。皮试结果有怀疑:应在对侧前臂皮内注射生理盐水0.1mL,以作对照,确认青霉素皮试结果为阴性方可用药。

16. 观察反应并记录。

【注意事项】

1. 严格执行无菌原则和查对制度,严格遵守消毒隔离原则。
2. 在皮内注射前详细询问病人用药史、药物过敏史,如做药物过敏实验,备物时另备0.1%盐酸肾上腺素。如病人对需要注射的药物有过敏史,则不可做皮试,并与医生联系,做好标记。
3. 忌用碘酊消毒,以免影响对局部反应的观察。
4. 注意进针的角度和深度,以针头斜面全面进入皮内即可,以免将药液注入皮下或药液漏出。
5. 若为药物过敏试验,同时需做对照试验,则用另一注射器及针头,在另一侧前臂向对应部位注入0.1mL 0.9%氯化钠溶液。
6. 拔针后切勿按揉皮丘或揉擦局部以免影响结果的观察。
7. 凡首次用药,停药3d后再用者,以及更换药物批号,均须按常规做过敏试验。

【思考题】

1. 如何配制青霉素皮试液?
2. 青霉素过敏试验注意事项有哪些?

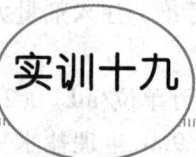

实训十九 链霉素的毒性反应及钙剂的解救(小白鼠实验法)

【实验目的】

观察硫酸链霉素的毒性反应及钙剂的拮抗作用。

【实验材料】
动物：小白鼠2只；药物：4%硫酸链霉素、1%氯化钙溶液、生理盐水；器材：托盘天平、1mL注射器、大烧杯。
【实验步骤】
1. 取体重相近的小白鼠2只，编号、称重，观察活动情况、呼吸及肌张力。
2. 甲鼠腹腔注射1%氯化钙溶液0.1mL/10g，乙鼠腹腔注射等量生理盐水。
3. 6~7min后，两鼠分别腹腔注射4%硫酸链霉素溶液0.1mL/10g，观察并记录两鼠反应记录于表9-12。

表9-12　　　　　　　　小白鼠链霉素的毒性反应及解救

小白鼠	质量/g	药物	用链霉素后反应
甲		1%氯化钙溶液	
乙		生理盐水	

【注意事项】
注射链霉素后毒性反应，一般用药10min后才出现，并逐渐加重。
【思考题】
链霉素的不良反应有哪些？钙盐可防治链霉素的哪些毒性反应？

实训二十　链霉素的毒性反应及钙剂的解救（家兔实验法）

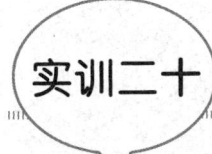

【实验目的】
观察硫酸链霉素的毒性反应及钙剂的拮抗作用。
【实验材料】
动物：家兔；药物：25%硫酸链霉素溶液、10%葡萄糖酸钙溶液、5%氯化钙溶液、生理盐水；器材：磅秤、剪刀、5mL注射器。
【实验步骤】
1. 取家兔2只，编号、称重，观察并记录两兔呼吸、肌张力及翻正反射情况。
2. 家兔均按1.6mL/kg肌内注射链霉素并观察家兔反应。
3. 当出现呼吸麻痹、翻正反射消失时，甲兔立即耳缘静脉注射10%葡萄糖酸钙溶液 2.5mL/kg（或耳缘静脉注射 5%氯化钙溶液 1.6mL/kg）抢救，乙兔则耳缘静脉注射等量生理盐水作对照。观察抢救结果。

【注意事项】
注射链霉素后毒性反应，一般用药 10min 后才出现，并逐渐加重。

【结果记录】
将实验结果记录于表 9–13 中。

表 9–13　　　　　　　　　小白鼠链霉素的毒性反应及解救

家兔	质量/kg	观察时间	呼吸/（次/min）	翻正反射
甲		正常		
		链霉素		
		钙剂		
乙		链霉素		
		钙剂		
		生理盐水		

【思考题】
链霉素的不良反应有哪些？钙盐可防治链霉素的哪些毒性反应？

参 考 文 献

1. 李元建. 药理学[M]. 北京：高等教育出版社，2008.
2. 鹿怀型. 药理学[M]. 北京：科学出版社，2003.
3. 吕圭源. 药理学[M]. 北京：中国中医药出版社，2003.
4. 李端. 药理学[M]. 上海：复旦大学出版社，2005.
5. 钱家庆，宋瑞琨. 药理学及毒理学基础[M]. 北京：人民卫生出版社，1987.
6. 杨宝峰. 药理学（第7版）[M]. 北京：人民卫生出版社，2008.
7. 吕延杰. 药理学实验指导[M]. 北京：人民卫生出版社，2008.
8. 章蕴毅. 药理学实验指导[M]. 北京：人民卫生出版社，2007.
9. 王迎新. 药理学[M]. 北京：人民卫生出版社，2005.
10. 康传亮. 实用药理学基础[M]. 北京：化学工业出版社，2011.
11. 徐红. 药理学[M]. 北京：高等教育出版社，2008.
12. 谭毓治，唐圣松. 药物毒理学[M]. 北京：科学出版社，2009.
13. 楼宜嘉. 药物毒理学[M]. 北京：人民卫生出版社，2007.
14. 王心桥. 毒理学基础[M]. 北京：人民卫生出版社，2005.
15. 顾祖维. 现代毒理学概论[M]. 北京：化学工业出版社，2005.
16. 张虹. 实用药理学基础[M]. 北京：化学工业出版社，2008.
17. 王迎新，尼曼. 药理学[M]. 北京：人民卫生出版社，2008.
18. 王玉祥. 药理学实验[M]. 北京：中国医药科技出版社，2000.
19. 刘善庭. 药理学实验[M]. 北京：中国医药科技出版社，2006.